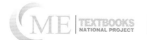 国家级继续医学教育项目教材

妇产科学新进展

——女性孕产力的保存和保护

主　编　郎景和

U0321463

中华医学会组织编著

中华医学电子音像出版社

CHINESE MEDICAL MULTIMEDIA PRESS

北　京

图书在版编目（CIP）数据

妇产科学新进展：女性孕产力的保存和保护 / 郎景和主编. —北京：中华医学电子音像出版社，2023.6
　ISBN 978-7-83005-413-7

Ⅰ. ①妇… Ⅱ. ①郎… Ⅲ. ①妇产科学-科学进展 Ⅳ. ①R71

中国国家版本馆 CIP 数据核字（2023）第 112992 号

妇产科学新进展——女性孕产力的保存和保护
FUCHANKEXUE XIN JINZHAN——NVXING YUNCHANLI DE BAOCUN HE BAOHU

主　　编：郎景和
策划编辑：秦　静
责任编辑：赵文羽
校　　对：张　娟
责任印刷：李振坤
出版发行：中华医学电子音像出版社
通信地址：北京市西城区东河沿街 69 号中华医学会 610 室
邮　　编：100052
E - mail：cma-cmc@cma.org.cn
购书热线：010-51322635
经　　销：新华书店
印　　刷：廊坊祥丰印刷有限公司
开　　本：889mm×1194mm　1/16
印　　张：14.25
字　　数：420 千字
版　　次：2023 年 6 月第 1 版　　2023 年 6 月第 1 次印刷
定　　价：100.00 元

内容提要

　　本书由中华医学会组织我国知名妇产科专家编写，从全生命周期保护、全方位诊治管理、多学科协同作战角度阐述了妇产科疾病诊治过程中的生育力保存和保护问题。全书分为5个部分，包括总论、产科疾病、普通妇科疾病、妇科肿瘤，以及生殖内分泌疾病与生育调控。本书具有权威性、学术性、先进性和实用性，是临床妇产科医师学习与再提高的学术工具书。

编委会

主　　编	郎景和
副 主 编	沈　铿　潘凌亚　朱　兰　向　阳　郁　琦
	刘俊涛　孙智晶

编　　委（以姓氏笔画为序）

于　昕	马水清	邓成艳	田秦杰	史宏辉
冯凤芝	成宁海	朱　兰	向　阳	刘欣燕
刘俊涛	刘海元	孙大为	孙爱军	孙智晶
杨佳欣	杨隽钧	吴　鸣	冷金花	沈　铿
宋亦军	宋英娜	陈　蓉	郁　琦	金　力
金　滢	周　莹	郎景和	赵　峻	高劲松
曹冬焱	樊庆泊	潘凌亚		

参编人员（以姓氏笔画为序）

丁雪松	王含必	田　昭	史精华	任　远
杨　洁	宋　爽	张国瑞	陈佳钰	胡惠英
钟晓盈	黄君婷	商　晓	蒋　芳	谢卓霖

秘　　书	周　莹

前　言

这是我们"第19届林巧稚妇产科学论坛"暨"华润会议"的结晶。我们要回答21世纪医学的一个重要问题——关于"生"的问题。

关于"生"的6个问题：想不想生？能不能生？生多少？如何生？如何生得好？如何生个好孩子？

关于"生"的3个重点：提高生育能力，避免出生缺陷，保护生殖健康。

今年的会议宗旨和本书主题是"女性孕产力的保存和保护"，用50余个讲演和30余篇文章来诠释全生命周期保护、全方位诊治管理、多学科协同作战，保护女性、母亲和孩子。

生育力或孕产力的保存和保护是一个有广泛概念与深刻内涵的命题。从生育力保存与保护的意义，生殖细胞、组织、器官与功能的基础研究，到生育力的临床表现和生育力的评估；从生育缺陷和障碍，包括阴道、子宫、卵巢、输卵管等的解剖与功能，到垂体-卵巢轴及其他内分泌腺的作用；从生殖器官与全身疾病和肿瘤对生育的影响到手术、化学治疗、放射治疗及其他各种治疗对于生育的影响；还有不育、不孕与流产，特别是重复性流产的原因和解决，也包括男方的问题；其中的热点话题是生育力重建的概念、理论和实践，人工助孕技术的发展、应用和问题，伦理、风俗与法律，群体的认知与事实；还有发育畸形与生育，其中的遗传性和非遗传性作用；少女妊娠、未婚先孕、性罪错与人文、社会、健康的相关问题及相关的关怀和保护，这些问题都在本次会议和本书中得以讨论。

此时，我们尤为感到这一选题至关重要，它涉及全生命周期的保健管理，多方位、多学科、多专业的合作，并逐渐形成技术的合理策略和体系。

当然，我们也有不少困惑与局限，需要更大的齐心协力、合作与发展。

2023 年春

出 版 说 明

　　医疗卫生事业发展是提高人民健康水平的必然要求，医药卫生人才队伍建设是推进医药卫生事业改革发展、维护人民健康的重要保障。继续医学教育作为医学终身教育体系的重要组成部分，是实施人才强卫战略和卫生人力资源开发的主要途径和重要手段。

　　《国家级继续医学教育项目教材》系列于 2006 年经全国继续医学教育委员会批准，由中华医学会组织编写，具有以下特点：一是权威性，由全国众多在本学科领域内有较深造诣和较大影响力的专家撰写；二是时效性，反映了经过实践验证的最新学术成果和研究进展；三是实用性、指导性和可操作性，能够直接应用于临床；四是全面性和系统性，以综述为主，代表了相关学科的学术共识。

　　纵观《国家级继续医学教育项目教材》系列，自 2006 年出版以来，每一分册都是众多知名专家智慧的结晶，其科学、实用的内容得到了广大医务工作者的欢迎和肯定，被全国继续医学教育委员会和中华医学会共同列为国家继续医学教育推荐教材，同时连续被列入"十一五""十二五""十三五"国家重点出版物出版规划。

　　本套教材的编辑与出版得到了全国继续医学教育委员会、国家卫生健康委员会科教司、中华医学会及其各专科分会与众多专家的支持和关爱，在此一并表示感谢！

　　限于编写时间紧迫、经验不足，本套教材会有很多不足之处，真诚希望广大读者谅解并提出宝贵意见，我们将在再版时加以改正。

《国家级继续医学教育项目教材》编委会

目　录

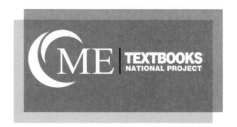

第一篇

总　　论

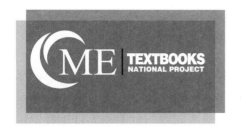

重视人口发展的战略研究

第 1 章

郎景和

中国医学科学院　北京协和医学院　北京协和医院

　　习近平总书记在党的十九大报告中提出"实施健康中国战略"，指出"人民健康是民族昌盛和国家富强的主要标志""坚持预防为主""预防控制重大疾病""加强人口发展的战略研究，积极应对人口老龄化"。这就是我们的方向，这就是我们的任务！

　　在过去几年中，关于生育的调适政策和策略研究，成为妇产科工作者的新方向、新任务；对于出生缺陷的防控研究有了新进展；以肿瘤防治为主的重大疾病防治是学科发展的关键，有了新成就；推行妇产科疾病诊治的"四化"（规范化、个体化、微创化、人性化）有了新提升。如今，尤其是关于生育水平的调适政策和策略研究，应引起妇产科工作者的高度重视和着力实施。诚然，这是一个深刻而广泛的概念和命题，涉及人口学、社会学、医学、经济学等诸多领域，是民生问题、科学问题、社会问题之综合。不仅是学术研究，也是政府行动。要对新中国成立后我国生育水平和相应政策进行系统回顾，全面地、历史地、辩证地进行评估分析，总结经验，调整实施。同时，对发达国家、发展中国家的状况进行对照、比较和分析。经过对生育现状、生育观念、生育问题进行调查，借以形成我们的战略、策略。

　　就妇产科学而论，我们需要回答"关于生的 6 个问题"，即想不想生？能不能生？生多少？如何生？如何生得好？如何生个好孩子？以及"关于生的 3 个方面"，即生殖健康、生育健康和生活健康。我们对此要有所调查、有所研究、有所对策、有所措施和技术，审慎、周全地考虑其中的民生、民族、国家、社会、科学、技术、经济、伦理、政策、法律等问题，为人口发展和人口质量的战略研究与政策制定提供依据。

　　诚如前述，适度生育水平的研究涉及广泛深刻，虽然妇产科学研究生育，却也难以"单刀赴会"，即亦涉及妇产科学和多种亚专业交叉重叠，但至少我们可以先开展当务之急的某些研究，或者关注"关于生的 3 个方面"，如高龄女性再生育问题、出生缺陷的防控问题，以及促进人口健康及某些相关疾病的防治或生殖功能的保护等。

一、我国人口老龄化问题日益突出

　　2015 年，我国老龄人口已达 15.5%。我国总生育率低下，仅为 1.4（正常更替生育水平为 2.1），人口红利下降。有生育需求的高龄女性增加，形势严峻。高龄孕产妇的并发问题及不良妊娠结局导致母胎（母儿）风险明显增加。因此，提升高龄女性助孕成功率、制定高龄孕产妇高危风险预警及管理规范迫在眉睫。

二、充分认识、高度重视出生缺陷的严重性

我国已是出生缺陷的大国，出生缺陷发生率高达 5.6%，每年新增 90 万例，近 15 年增长了 74.9%，仅单基因疾病患者约有 20 万例，国家经济耗费达 2000 亿元。出生缺陷也是 5 岁以下儿童死亡及身体和智力残疾的主要原因。因此，这不仅是重大的公共卫生问题，也关乎人口质量、民族繁衍、国家富强。近年来，我国的遗传咨询、产前诊断技术有了显著的进展，建立了孕前→孕期→围生期→小儿系列管理体系，逐渐完善了从先证复习、遗传咨询到产前诊断的规范化诊治流程。各种诊断技术精度不断提高，同时开展了包括无创技术在内的出生缺陷的筛查。但是，我们也应清醒地认识到，出生缺陷的防控依然有相当的不确定性和高度风险性，应积极、审慎地面对和解决。要构建多平台的孕前→产前→产后出生缺陷的防控网络，形成系统工程。

三、完善伦理、政策和法规处理程序

除了科学技术的研究和开发以外，还应完善伦理、政策和法规处理程序，促进人口健康和相关疾病的防治及生殖功能保护系统的建立。所有妇产科医师都应有人性化观念，即保护生理功能、保护器官功能、保护生育功能、保护精神心理健康，这对生殖健康尤为重要。在妇产科疾病、妇科肿瘤的治疗中，在手术、化学治疗、放射治疗等的实施中，对器官与功能的保护，特别是对子宫和卵巢的保护已成为我们长鸣的"警钟"。

这就是我们要不断强化解决的"关于生的 6 个问题"和"关于生的 3 个方面"。我们要把临床工作和基础研究结合起来，与社会学家、人口学家、流行病学家结合起来，把我们的专业工作和国家及社会的利益与发展，以及国家的大政方针结合起来，提升我们工作的效益和意义。应该说，这就是我们对人的善良、同情和关爱，以及用毕生力量改善人与社会健康的智慧！

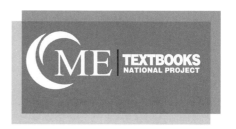

第二篇

产科疾病

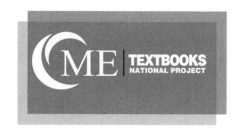

保护女性生育力的产前遗传学考量

第2章

任 远 刘俊涛
中国医学科学院 北京协和医学院 北京协和医院

女性生育力是指女性生殖系统具有正常的结构和功能，以及能够成功受孕并生育健康后代的能力。女性生育力受多种因素影响，包括遗传因素、生活方式、环境因素和心理因素等。如果存在生殖系统结构异常、功能异常或排卵异常等因素，都可能导致女性生育力下降。女性生育力保护的目标是帮助女性保持生殖系统健康，以及提高生育成功的概率。

目前，女性的生育年龄呈逐年升高趋势，女性生育力保护具有十分重要的意义。对生育力受损的女性进行早期诊断和干预，可以帮助她们充分了解自己的生育潜能，合理制订生育计划，包括组建家庭和选择妊娠时机，或选择保留生育力，如卵母细胞或卵巢组织冻存等。

随着生殖医学领域，特别是对生殖道畸形及卵巢功能早衰（premature ovarian failure，POF）相关机制研究的深入，以及产前诊断技术的发展与理念的更新，越来越多的观点建议将女性生育力保护窗口前移，希望在产前发现可能导致女性生育潜能下降的疾病，并在女性胎儿出生后尽早启动随访和干预。对于某些特定疾病，可在女性胎儿出生前即启动治疗，以期达到最佳的治疗效果。

生育力缺陷的产前诊断（又称"宫内诊断"或"出生前诊断"）可概括为"三三模式"，即3个层次——染色体疾病、X连锁遗传及单基因遗传病（孟德尔遗传病），3个维度——常规产前筛查与诊断、人群携带者筛查与产前诊断及先证者诊断明确的再次妊娠产前诊断，3个方向——植入前诊断、子宫内治疗及出生后早期干预。

本文将从3种经典遗传疾病作为切入点，对生育力缺陷的产前诊断进行介绍。

一、特纳综合征

特纳综合征（Turner syndrome，TS）又称"先天性卵巢发育不全"，是一种性染色体非整倍体疾病，年发病率约为1/2000。TS由X染色体部分或完全缺失引起，其中完全型45,XO约占50%，45,XO/46,XX嵌合体占20%~30%，其余为X染色体区域性缺失。不同的核型构成导致TS个体间表型复杂多变，但以身材矮小和卵巢发育不全与功能低下最为常见；此外，还可有先天性心血管畸形、代谢综合征、骨质疏松症和自身免疫病等。

（一）患者生育力

性腺发育不全及POF是导致TS患者不孕的主要原因。约80%的TS患者无自发性初潮，接近90%的TS患者在20岁前发生卵巢储备耗竭。TS患者的自然妊娠率较低，仅为2%~7%。法国一项针对 480 例 TS 患者为期 15 年的队列研究报道，TS 患者的自然妊娠率为 5.6%，而其自然流产率（30.8%）高于正常人群（15.0%）。嵌合型 TS 患者的自然妊娠率较高，常有自发月经初潮，可能与其卵巢功能障碍程度较轻有关，但其 POF 风险仍高于正常女性。

TS 患者的 POF 通常发生在生命早期。因此，应尽早对这些患者进行生育咨询和卵巢储备评估，以制定最为理想的生育力保护方案，最大限度地保存患者的生育力。对于尚存在卵巢储备的 TS 患者，保存生育力的方案包括卵母细胞冻存和胚胎冻存，卵巢组织冻存目前仍处于实验阶段。

1. 卵母细胞冻存　冻存自体卵母细胞，该方案最为成熟。对于青春期前的 TS 患者来说，诱导排卵方案导致的高雌激素水平可能导致其骨骺提前闭合，而经阴道取卵的方式往往无法被患者及其父母所接受，因此，卵母细胞冻存更适用于青春期后的 TS 患者。然而，处于此阶段的 TS 患者的卵巢储备通常已近耗竭。

2. 胚胎冻存　该方案要求患者具有合适的生育对象。主要适用于卵巢耗竭发生较晚的嵌合型 TS 患者。

3. 卵巢组织冻存　卵母细胞冻存和胚胎冻存两种技术限制了其在完全型或重度嵌合型 TS 患者中的应用。卵巢组织冻存尚处于实验阶段，其是唯一可以同时保存生育力和卵巢内分泌功能的方案，特别适合于卵巢储备充足但不宜进行卵母细胞冷冻保存的 TS 患者。但目前卵巢组织冻存主要用于肿瘤患者进行放射治疗或化学治疗前的生育力保存，尚无应用于 TS 患者的报道。

（二）产前诊断

早期诊断有助于 TS 患者的全生命周期管理，可改善其包括生育力、心血管、代谢及认知在内的多项临床结局，而最为理想和关键的时间节点在产前诊断。

TS 胎儿可出现胎儿颈后透明层厚度（nuchal translucency，NT）增厚、颈部水囊瘤、心血管畸形、泌尿系统畸形、生长受限等表现，可通过绒毛活检或羊水穿刺进行产前诊断。无创产前检测（non-invasive prenatal testing，NIPT）的广泛应用进一步提高了 TS 胎儿的检出率。然而，NIPT 检测 TS 的阳性预测值显著低于检测 21-三体综合征（26%~40%），为之后的遗传咨询带来一定难度。

TS 的 NIPT 假阳性来源于胎儿和母体两种因素。胎儿因素主要为限制性胎盘嵌合（confined placental mosaicism，CPM），有 1%~2% 的妊娠存在 CPM 现象。因此，所有阳性筛查结果都应通过产前诊断确认，并且羊水穿刺优于绒毛活检。如果胎儿核型为 46,XX，除 CPM 外，母体可能是 45,XO 细胞系的来源。8.6% 的 NIPT 性染色体假阳性是由母体 X 染色体数量异常造成的，包括不同程度的 X 染色体异常嵌合。此外，少数 TS 的 NIPT 假阳性来源于母亲年龄增长导致的 X 染色体丢失。研究发现，随着年龄的增长，女性的体细胞会出现 X 染色体自发丢失（30 岁以下女性 X 染色体丢失频率约为 1%，50 岁女性 X 染色体丢失频率约为 3%），从而影响 NIPT 对 X 染色体数量的计算。

（三）产前咨询

使用 NIPT 对 TS 进行产前筛查受到诸多因素影响。在妊娠期女性接受 NIPT 之前，应对 NIPT 的技术限制及可能出现的结果进行充分告知。当 NIPT 提示 TS 高风险时，应为其提供后续检测方案，并解释"真阳性"和"假阳性"结果的意义。

对于确诊的 TS 胎儿，特别是嵌合型 TS 胎儿，应由至少 1 位遗传学家和 1 位儿科内分泌学家组成的多学科诊疗团队（multi disciplinary team，MDT）提供咨询。虽然仅凭核型不能准确预测胎儿出生后的表型及预后，但核型联合超声检查可为个体化产前咨询提供指导。如果产前超声提示胎儿心脏结构异常，还应邀请心脏专科医师参与咨询。对于拒绝接受产前诊断的家庭，应在新生儿出生后进行染色体检查，以明确胎儿是否为 TS 患者，这对于改善预后具有重要意义。

如果胎儿核型正常，则应进行其他假阳性原因的评估，如母体 TS 可能。明确母体是否为 TS 患者有助于对其进行健康管理，因为除生育力相关问题外，TS 患者听力损失、主动脉根部扩张、骨折、糖尿病的患病风险增加，再次妊娠时 TS 再发风险高，主动脉夹层、子痫风险亦明显增加，早期识别与规范管理有助于减少妊娠并发症，降低妊娠期女性死亡率。

（四）小结

TS 的产前诊断能够为患者生育咨询、卵巢储备监测及生育力保护提供充足的缓冲时间。目前，TS 的诊断技术已经十分成熟，新的产前筛查技术——NIPT 的出现为提高 TS 检出率提供了有力支持，但其包含的丰富信息也对产前诊断从业者提出了更高要求，产前诊断流程的规范性及遗传咨询时的充分知情原则也更加重要。与此同时，意外发现的母体 TS 也提示人群中存在相当数量的嵌合型 TS 患者，需要进行前瞻性研究对上述患者的临床表现和生育结局进行监测，为其健康管理提供参考。

二、脆性 X 染色体综合征

（一）致病基因与临床表现

脆性 X 染色体综合征（Fragile X syndrome，FXS），又称" Martin-Bell 综合征"，是遗传性智力障碍和孤独症谱系障碍的最常见原因，也是最早被发现的与三核苷酸重复序列相关的人类疾病。

FXS 最常见的致病原因是位于 Xq27.3 的 *FMR*1 启动子区 CGG 的三核苷酸重复扩增，导致甲基化、转录沉默和脆性 X 智力低下蛋白（fragile X mental retardation protein，FMRP）表达的减少或缺乏。*FMR*1 在进化上高度保守，基因全长 38 kb，包含 17 个外显子，5′端外显子上的非翻译区有一个三核苷酸串联重复序列 CGGn（n 代表重复次数）。

根据 CGG 重复序列拷贝数差异，*FMR*1 可分为以下 4 种基因型。

1. 正常型　n 为 5~44，以 29 或 30 个拷贝最为常见。

2. 灰区　n 为 45~54，通常认为不致病，亦未有报道其在生殖细胞中发生拷贝数扩增。

3. 前突变　n 为 55~200，可导致脆性 X 相关性震颤/共济失调综合征（fragile X associated tremor ataxia syndrome，FXTAS），并可在生殖细胞中扩增为全突变传递至下一代。

4. 全突变　n>200，可导致 FXS。

FXS 为 X 染色体显性遗传疾病，人群中男性全突变携带率约为 1/5000，女性全突变携带率为 1/8000~1/4000。男性全突变携带者 100%外显，具有 FXS 经典表型，如语言和行为异常、孤独症、特殊面容及巨睾等；女性全突变携带者因发生 X 染色体随机失活，约 50%出现不同程度的智力障碍。男性前突变携带率为 1/813~1/250，女性前突变携带率为 1/270~1/110，我国育龄期女性前突变携带率约为 1/420。前突变携带者表型更加复杂，主要表现为晚发性精神障碍和 FXTAS，女性携带者常发生 POF 和不孕。

（二）遗传方式

FXS 遵循经典的 X 连锁显性遗传模式，男性携带者只能将致病基因传递给女性后代，而女性携带者后代中 50%为 FXS 患者或携带者。值得注意的是，前突变重复序列在卵母细胞减数分裂中会扩增为全突变，即女性前突变携带者可能生育全突变患者或携带者。前突变扩增为全突变的风险取决于母亲携带重复序列的大小：n 为 59 ~ 79 时，扩增风险 < 50%；n > 90 时，扩增风险高达 90%。

（三）患者生育力

FXS 是女性发生 POF 和不孕的主要原因之一，有 11.0% ~ 13.0% 的家族性 POF 及 0.8% ~ 7.5% 的散发性 POF 为前突变携带者。而在前突变携带者中，POF 风险升高 20 倍，约有 20% 的女性携带者会发生 POF，平均绝经年龄较正常女性提前 5 年，自然妊娠率降低至 5% ~ 10%。FMRP 在女性胎儿卵巢的生殖细胞中高度表达，FXS 患者中 FMRP 表达减少可能导致卵母细胞生成减少，参与 POF 的发病机制。此外，*FMR1* 突变产生的大量 CGG 重复序列可能随时间推移而产生毒性作用，导致卵泡闭锁增加及卵泡成熟障碍。然而，CGG 重复次数与卵巢功能障碍之间似乎存在非线性关联，CGG 重复次数为 80 ~ 99 的携带者发生 POF 的风险最高。

（四）产前诊断与遗传咨询

对于有 FXS 家族史及不明原因精神发育迟缓家族史的妊娠期女性，应进行遗传咨询，必要时通过产前诊断对胎儿进行遗传学检测，评估发病风险。FXS 检测主要通过三重引物聚合酶链反应（polymerase chain reaction，PCR）联合高通量毛细管电泳进行，检出率为 99%，如 CGG 重复次数 ≥ 55 时，通过 DNA 印记杂交实验确认。

FSX 胎儿的产前咨询具有一定难度，原因在于：①FXS 表型具有高异质性。在前突变携带者中，FXTAS 通常在 2 岁以上发病，主要影响男性患者，其临床表现多样且轻重程度不一，为预后评估带来诸多不确定性。②在 FXS 女性胎儿中，由于存在 X 染色体随机失活现象，预后评估更加困难。如果突变的 X 染色体优先失活，未失活的 X 染色体仍可产生 FMRP，可在一定程度上缓解表型异常。

（五）人群携带者筛查

女性前突变携带者多缺乏典型的 FXS 表现，早期难以诊断。但其中 20% 可合并 POF，并在 40 岁前进入围绝经期，并导致不孕等相关问题。因此，早期识别前突变携带者并对其进行生育咨询与指导对保护生育力具有十分重要的意义。

FXS 表型明确、人群携带率高、检测方法成熟且能够进行产前诊断，已成为人群携带者筛查的理想目标疾病。2012 年底，澳大利亚开始提供包括囊性纤维化、脊髓性肌萎缩和 FXS 在内的致病基因人群携带者筛查，此后，多个针对 FXS 的人群携带者筛查研究证实其具有较高的卫生经济学效益。

人群携带者筛查可将 FXS 的生育指导窗口前移，特别是针对前突变女性携带者，通过卵巢储备评估（如窦卵泡计数或血清抗米勒管激素、卵泡刺激素水平），能帮助她们充分了解自己的生育潜能，合理制订生育计划。

对于 FXS 携带者夫妇，最为理想的方案是进行孕前咨询，帮助其了解 FXS 的遗传方式、子代预后及可供选择的生育方式。目前 *FMR1* 前突变携带者家庭可选择的生育方式包括植入前遗传学诊断（preimplantation genetic diagnosis，PGD），或者自然受孕后通过绒毛活检或羊水穿刺进行产前诊断，也可使用供体卵母细胞。每种方法都有各自的优缺点，例如，PGD 属于一级预防，可避免反复终止妊娠的可能，但费用相对高昂；研究表明，*FMR1* 前突变女性携带者对人工周期反应能力较差，辅助生殖失败风险较高；自然受孕子代携带风险为 50%，并且存在前突变扩增为全突变的风险，增加了反复终止妊娠的概率；对于女性胎儿，产前遗传咨询的不确定性较大。

（六）小结

迄今为止，FXS 的临床症状、致病机制，以及不同基因型与表型之间的关系已得到了充分研究。*FMR1* 前突变与女性卵巢功能障碍和生育力受损有关。FXS 作为经典性染色体连锁遗传疾病，是人群携带者筛查成功应用的典范。通过人群携带者筛查，早期识别前突变携带者，实现生育力保护窗口前移，将有助于遗传咨询与生殖医学医师针对患者的生育潜能制定更加合理的方案，改善患者的生育结局。

三、先天性肾上腺皮质增生症

先天性肾上腺皮质增生症（congenital adrenal hyperplasia，CAH）是一组参与肾上腺皮质激素合成的关键酶缺乏引起的内分泌疾病，属于常染色体隐性遗传疾病。CAH 最常见的类型是类固醇 21-羟化酶（21-OH）缺乏，占 CAH 患者的 95% 以上。21-OH 是肾上腺皮质醇和醛固酮合成途径中的关键酶，当肾上腺皮质醇产生不足时，会发生肾上腺功能不全，并且丧失对下丘脑-垂体系统的负反馈机制，导致垂体分泌过多的促肾上腺皮质激素，进而刺激肾上腺增生及肾上腺来源的雄激素过量分泌。临床上存在 3 种 21-OH 缺乏相关表型：①失盐型 CAH，临床症状最严重，除雄激素过多引起的男性化表现外，还表现出低钠高钾症状，严重者可在出生后 1～4 周出现低钠血症、高钾血症、高肾素血症和失血性休克等肾上腺危象表现，在男性患儿中则更加严重；②单纯男性化 CAH，无明显失盐表现，只出现雄激素过多的临床症状；③非经典型 CAH，女性患者只在青春期后出现轻度高雄激素血症的临床表现。失盐型和单纯男性化统称为经典型 CAH，发病率为 1∶20 000～1∶10 000，人群携带率为 1∶71～1∶50。

经典型 CAH 雄激素过多引起的外生殖器男性化只出现在女性患者中，是女性两性畸形最常见的病因之一。其具体症状包括不同程度的阴蒂增大、阴唇融合和尿道下裂，但内生殖器仍为女性型。外生殖器畸形可导致尿失禁和性功能障碍，严重影响患者的生活质量；类固醇激素代谢紊乱可导致患者排卵障碍和月经紊乱，并导致不孕。

（一）致病突变与基因检测

目前，基于质谱分析的生化检测是 CAH 诊断的一线方法，通过对受试者外周血中皮质醇前体——17α-羟孕酮（17-OHP）水平进行检测，对 CAH 患者进行诊断。但不同个体间 17-OHP 水平的差异较大，影响检测的稳定性及准确率。针对 CAH 的分子遗传学检测属于二线诊断方法，但明确基因型对于判断疾病严重程度及临床决策至关重要，近年已逐渐受到重视。

编码 21-OH 的 *CYP21A2* 基因位于 6 号染色体短臂（6p21.31），包含 10 个外显子，长度为 3.1 kb，与无功能的假基因 *CYP21A1P* 相邻，两者具有 98% 的外显子同源性和 96% 的内含子同源性。从端粒到着丝粒方向，丝氨酸/苏氨酸激酶基因 *RP*、补体基因 *C4*、*CYP21A2* 基因和肌腱蛋白基因 *TNX* 串联排列，形成一个称为 "RCCX"（*RP-C4-CYP21-TNX*）的遗传模块。由于功能基因（*RP1*、*CYP21A2*、*TNXB*）与相应假基因（*RP2*、*CYP21A1P*、*TNXA*）具有高度同源性和串联重复，在减数分裂过程中可能发生错配与重排，形成无功能嵌合基因，是导致 *CYP21A2* 失活的主要原因，占所有 CAH 病因的 95% 以上。

多数 CAH 患者为杂合突变，携带 2 种不同的致病变异，表型的严重程度取决于携带较轻致病变异的等位基因。CAH 基因检测可为明确诊断和指导治疗提供参考，在生育咨询与产前诊断中也具有十分重要的作用，可协助判断胎儿是否患病，以及预测 CAH 胎儿预后。

CYP21A2 基因区域高度可变，突变涉及结构变异，因此，CAH 基因检测较其他单基因遗传疾病更为复杂，使用目前主流的二代测序（next generation sequencing，NGS）技术需要多个 PCR 反应和文库制备；此外，NGS 难以准确区分同源基因和假基因的变异，不适用于高重复基因组区域。大多数实验室通过多重连接探针扩增技术（multiplex ligation-dependent probe amplification，MLPA）联合 Sanger 测序来识别已知和常见的 CAH 致病变异，但上述方法存在一定的局限性。例如，MLPA 对 DNA 质量、探针捕获效率和实验操作极为敏感，并且在某些情况下可能会出现假阴性或假阳性结果，包括位于探针捕获区域的突变/多态性，以及被重复序列所掩盖的缺失。此外，上述方法无法精确检测大片段重复，难以对缺失类型进行精确分型。

与传统方法相比，单分子实时 DNA 测序，即三代测序技术（long-read sequencing，LRS）具有一定优势。LRS 能够在单次循环中对数十 kb 的基因进行全长测序，可直接检测单个点突变、缺失/插入、大片段重排，以及区分高度同源基因，适用于 CAH 致病突变的检测。

（二）患者生育力

生育力下降是 CAH 患者及其家庭关注的主要问题之一。CAH 患者外生殖器男性化及生殖器矫正手术并发症均可导致患者性功能障碍，降低自然妊娠率，妊娠后阴道分娩困难亦会升高剖宫产率。

此外，CAH 患者 17-OHP 水平显著升高，17-OHP 具有孕激素样作用，能够负反馈抑制下丘脑-垂体-卵巢轴，导致患者无排卵及不孕。通过适当的糖皮质激素替代治疗，必要时行双侧肾上腺切除术，可恢复排卵周期，改善生育结局。

（三）产前诊断与子宫内治疗

目前，关于 CAH 女性患者外生殖器男性化的治疗方案包括出生后早期手术矫正和子宫内治疗。

手术矫正一般在出生后第 1 年进行。因操作复杂，并发症多（瘢痕挛缩、生殖道瘘、尿失禁、性功能障碍）且治疗效果有限，已逐渐被停用。

子宫内治疗是指从妊娠第 5~7 周开始预防性口服地塞米松 [妊娠期治疗剂量为 20 μg/（kg·d），最大剂量为 1.5 mg/d]。地塞米松可穿过胎盘屏障，通过负反馈作用于下丘脑-肾上腺轴，抑制胎儿肾上腺过度分泌雄激素，阻止女性胎儿男性化。妊娠第 11 周后，通过绒毛活检或羊水穿刺对胎儿进行性别确认及 CAH 基因检测，如果胎儿是男性或未受影响的女性，则停止治疗。研究证实，产前预防性应用地塞米松能成功阻止 CAH 女性胎儿男性化，但因具有潜在风险，该治疗方法仍处于争议之中。

为了最大限度发挥产前治疗的作用，地塞米松治疗必须在妊娠第 9 周前、胎儿外生殖器分化之前启动，但此时尚无法通过超声或绒毛活检确认胎儿性别，这意味着绝大多数胎儿（包括所有男性胎儿和 75% 的女性胎儿）接受了 5~10 周的非必要治疗。若干研究发现，孕妇产前应用地塞米松可能影响胎儿神经系统发育，增加胎儿出生后远期认知行为异常、高血压、代谢综合征的发病风险。因此，瑞典暂停了产前低剂量地塞米松治疗；而另外部分国家要求在治疗前必须取得孕妇及其配偶的充分知情同意，并通过医疗机构伦理委员会审查。

尽管如此，产前地塞米松治疗仍是目前唯一可供选择的、治疗效果最理想的、不良反应相对较少的干预方案，因此，尽量缩短非必要治疗时间成为优化治疗方案的研究方向。通过检测孕妇外周血中胎儿游离 DNA 的 Y 染色体序列，可对胎儿进行性别鉴定，最早可在妊娠第 6 周进行，可避免对男性胎儿进行不必要的地塞米松治疗。目前已有若干研究证实了该方案应用于临床的准确性及可行性。需注意的是，无创胎儿性别鉴定并不能取代有创产前诊断，高危孕妇仍需要接受绒毛活检或羊水穿刺以确认胎儿是否为 CAH 患者，用以指导出生后治疗。

（四）植入前遗传学诊断

对于明确携带 CAH 致病突变的夫妇，可对辅助生殖技术产生的胚胎进行基因检测，挑选未受影响的胚胎进行植入，从而避免女性反复终止妊娠，以及胎儿接受非必要地塞米松治疗的问题。在排除目标单基因疾病的同时，对胚胎非整倍体进行检测可进一步提高胚胎质量，改善妊娠结局。

在受精后 5~6 天，囊胚细胞数量接近 120 个，并已分化出滋养层与内细胞群，因此，目前 PGD 首选对囊胚滋养层进行活检（5~10 个细胞）和基因检测，取代了原先的卵裂球活检方案。PGD 胚胎活检可能造成潜在的胚胎致死性损伤，但这一损伤符合"全或无"规律，即胚胎或死亡，或正常发育，故 PGD 胎儿畸形率并无显著增加。

（五）小结

综上所述，LRS 为 CAH 的遗传学诊断提供了新的平台，PGD 是实现 CAH 一级预防最有效的方法，产前地塞米松治疗是目前预防 CAH 女性胎儿男性化最为理想的方案，而 NIPT 为优化子宫内治疗提供了新的方向，但仍需在符合医学伦理原则的前提下谨慎使用。

参考文献

［1］GRAVHOLT C H, VIUFF M H, BRUN S, et al. Turner syndrome: mechanisms and management［J］. Nat Rev Endocrinol, 2019, 15（10）：601-614.

［2］HREINSSON J G, OTALA M, FRIDSTRÖM M, et al. Follicles are found in the ovaries of adolescent girls with Turner's syndrome［J］. J Clin Endocrinol Metab, 2002, 87（8）：3618-3623.

［3］BERNARD V, DONADILLE B, ZENATY D, et al. Spontaneous fertility and pregnancy outcomes a-mongst 480 women with Turner syndrome［J］. Hum Reprod, 2016, 31（4）：782-788.

［4］GRYNBERG M, BIDET M, BENARD J, et al. Fertility preservation in Turner syndrome［J］. Fertil Steril, 2016, 105（1）：13-19.

［5］WANG Y, CHEN Y, TIANF, et al. Maternal mo-saicism is a significant contributor to discordant sex chromosomal aneuploidies associated with noninvasive prenatal testing［J］. Clin Chem, 2014, 60（1）：251-259.

［6］DENG C C, ZHU Q, LIU S, et al. Clinical appli-cation of noninvasive prenatal screening for sex chro-mosome aneuploidies in 50, 301 pregnancies: initial experience in a Chinese hospital［J］. Sci Rep,

2019, 9（1）：7767.

［7］BIANCHI D W. Turner syndrome: New insights from prenatal genomics and transcriptomics［J］. Am J Med Genet C Semin Med Genet, 2019.

［8］FLEDDERMANN L, HASHMI S S, STEVENS B, et al. Current genetic counseling practice in the United States following positive non-invasive prenatal testing for sex chromosome abnormalities［J］. J Genet Couns, 2019, 28（4）：802-811.

［9］DOWLUT-MCELROY T, DAVIS S, HOWELL S, et al. Cell-free DNA screening positive for monosomy X: clinical evaluation and management of suspected maternal or fetal Turner syndrome［J］. Am J Obstet Gynecol, 2022, 227（6）：862-870.

［10］HAGERMAN R J, BERRY-KRAVIS E, HAZLETT H C, et al. Fragile X syndrome［J］. Nat Rev Dis Primers, 2017, 3：17065.

［11］COFFEE B, KEITH K, ALBIZUA I, et al. Inci-dence of fragile X syndrome by newborn screening for methylated FMR1 DNA［J］. Am J Hum Genet, 2009, 85（4）：503-514.

［12］HUNTER J, RIVERO-ARIAS O, ANGELOV A, et al. Epidemiology of fragile X syndrome: a systematic review and meta-analysis［J］. Am J Med Genet A，2014，164A（7）：1648-1658.

［13］ MARLBOROUGH M，WELHAM A，JONES C， et al. Autism spectrum disorder in females with fragile X syndrome：a systematic review and meta-analysis of prevalence［J］. J Neurodev Disord， 2021，13（1）：28.

［14］ MA Y，WEI X，PAN H，et al. The prevalence of CGG repeat expansion mutation in FMR1 gene in the northern Chinese women of reproductive age［J］. BMC Med Genet，2019，20（1）：81.

［15］ SULLIVAN A K，MARCUS M，EPSTEIN M P， et al. Association of FMR1 repeat size with ovarian dysfunction［J］. Hum Reprod，2005，20（2）： 402-412.

［16］ ENNIS S，WARD D，MURRAY A. Nonlinear association between CGG repeat number and age of menopause in FMR1 premutation carriers［J］. Eur J Hum Genet，2006，14（2）：253-255.

［17］ MARTIN J R，ARICI A. Fragile X and reproduction ［J］. Curr Opin Obstet Gynecol，2008，20（3）： 216-220.

［18］ FINK D A，NELSON L M，PYERITZ R，et al. Fragile X associated primary ovarian insufficiency （FXPOI）：case report and literature review［J］. Front Genet，2018，9：529.

［19］ ZHANG L，BAO Y，RIAZ M，et al. Population genomic screening of all young adults in a healthcare system：a cost-effectiveness analysis［J］. Genet Med，2019，21（9）：1958-1968.

［20］ ARCHIBALD A D，SMITH M J，BURGESS T，et al. Reproductive genetic carrier screening for cystic fibrosis，fragile X syndrome，and spinal muscular atrophy in Australia：outcomes of 12 000 tests［J］. Genet Med，2018，20（5）：513-523.

［21］ HUNG C C，LEE C N，WANG Y C，et al. Fragile X syndrome carrier screening in pregnant women in Chinese Han population［J］. Sci Rep，2019，9 （1）：15456.

［22］ AVRAHAM S，ALMOG B，RECHES A，et al.

The ovarian response in fragile X patients and premutation carriers undergoing IVF-PGD：reappraisal ［J］. Hum Reprod，2017，32（7）：1508-1511.

［23］ AUER M K，NORDENSTRÖM A，LAJIC S，et al. Congenital adrenal hyperplasia［J］. Lancet， 2023，401（10372）：227-244.

［24］ SPEISER P W，ARLT W，AUCHUS R J，et al. Congenital adrenal hyperplasia due to steroid 21-hydroxylase deficiency：an endocrine society clinical practice guideline［J］. J Clin Endocrinol Metab， 2018，103（11）：4043-4088.

［25］ HANNAH-SHMOUNI F，CHEN W，MERKE D P. Genetics of congenital adrenal hyperplasia［J］. Endocrinol Metab Clin North Am，2017，46（2）： 435-458.

［26］ LIU Y D，CHEN M M，LIU J，et al. Comprehensive analysis of congenital adrenal hyperplasia using long-read sequencing［J］. Clin Chem，2022，68 （7）：927-939.

［27］ VAN'T WESTEINDE A，KARLSSON L，MESSINA V，et al. An update on the long-term outcomes of prenatal dexamethasone treatment in congenital adrenal hyperplasia［J］. Endocr Connect，2023， 12（4）：e220400.

［28］ NOWOTNY H，NEUMANN U，TARDY-GUI-DOLLET V，et al. Prenatal dexamethasone treatment for classic 21-hydroxylase deficiency in Europe［J］. Eur J Endocrinol，2022，186（5）：K17-K24.

［29］ SIMPSON J L，RECHITSKY S. Prenatal genetic testing and treatment for congenital adrenal hyperplasia［J］. Fertil Steril，2019，111（1）： 21-23.

［30］ CHAN J，O'DONOGHUE K，DE LA FUENTE J， et al. Human fetal mesenchymal stem cells as vehicles for gene delivery［J］. Stem Cells，2005， 23（1）：93-102.

［31］ SIMPSON J L. Children born after preimplantation genetic diagnosis show no increase in congenital anomalies［J］. Hum Reprod，2010，25（1）：6-8.

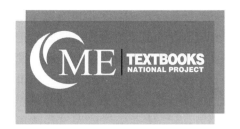

复发性流产的诊治进展

中国医学科学院　北京协和医学院　北京协和医院

复发性流产（recurrent abortion，RA）称"反复妊娠丢失（recurrent pregnant loss，RPL）"或"反复自然流产（recurrent spontaneous abortion，RSA）"，严重影响女性的身心健康和家庭幸福，已成为女性生殖健康领域的重要问题之一。本文参考近期文献对 RSA 相关问题加以总结，希望对 RSA 的诊治有所帮助。

一、定　　义

与同一配偶连续发生 2 次及以上在妊娠第 28 周之前的妊娠丢失定义为 RSA，包括生化妊娠。

二、病　　因

流行病学调查显示，年龄和既往流产次数是 RSA 的主要危险因素。回顾性研究表明，20～29 岁女性发生流产的风险最低，30 岁之后显著上升，45 岁以后流产的风险可达 50% 以上。仅有 1 次流产史的女性，其再次发生流产的风险较低；而随着流产次数的增加，再次流产的发生风险将显著增加，尤其是发生 3 次及以上流产的女性，其流产再发风险可达 40% 以上。

RSA 的病因复杂，主要包括男女双方染色体或基因异常、女方的子宫解剖结构异常（包括先天性和获得性）、自身免疫病、血栓前状态（prethrombotic state，PTS）、内分泌因素、感染因素、男方因素、环境心理因素等。排除以上因素的 RSA 称为原因不明复发性流产（unexplained recurrent spontaneous abortion，URSA）。建议详细询问男女双方的病史，包括年龄、月经史、生育史、既往疾病史、家族史及手术史等，询问并记录其有无不良生活习惯（吸烟、饮酒等）、有无不良环境暴露；对既往所有妊娠情况均应详细记录（包括妊娠次数及每次妊娠的结局）；如有既往流产史，需要记录流产的次序、周数、伴随症状、治疗措施和相关检查结果（如胚胎染色体核型分析）等。

（一）染色体或基因异常

1. 胚胎染色体异常　早期流产胚胎中的染色体异常比例可达 50%～60%，是自然流产最常见的原因。胚胎染色体异常主要为数目异常，如非整倍体（除 1 号染色体外，其他染色体及性染色体的三体，以及非整倍体等）；少部分为染色体结构异常，如染色体区段性缺失或重复。现有证据表明，早期流产的胚胎染色体异常概率明显高于晚期流产；在 35 岁以上流产人群中，胚胎染色体异常的概率也明显升高。

2. 男女双方染色体异常　男女双方的异常染色体可通过减数分裂产生的配子遗传给胚胎，进而导致流产的发生。RSA男女双方的染色体异常比例为3%~6%。RSA男女双方染色体异常主要为结构异常（如染色体易位、倒位、微缺失和微重复等），少部分为数目异常（如嵌合体和性染色体数目异常等）。随着流产次数的增加，非遗传因素在RSA发生中的作用逐渐凸显。

3. 基因异常　传统的染色体核型分析技术仅能发现染色体的数目及结构异常，随着二代测序（next-generation sequencing，NGS）技术在临床上的应用，多项研究通过全外显子组测序（whole exome sequencing，WES）或全基因组测序（whole genomesequencing，WGS）发现了可能与流产相关的基因，基因异常可能是导致RSA的重要因素之一。这些流产相关基因主要与母体的凝血功能、免疫代谢，以及胚胎的着床、生长发育相关，但具体的分子机制有待深入研究。

（二）子宫解剖结构异常

1. 先天性子宫畸形　包括纵隔子宫、弓形子宫、双角子宫、单角子宫、双子宫等。RSA患者的子宫畸形率约为16%，明显高于正常人群。纵隔子宫和弓形子宫是较为常见的子宫畸形。

2. 获得性子宫解剖结构异常　包括子宫腔粘连、子宫肌瘤和子宫腺肌病等。其中，子宫腔粘连与多次清宫及子宫腔感染有关。

3. 子宫颈（简称"宫颈"）功能不全　宫颈无法维持其形态和功能至胎儿足月分娩，由先天性或后天损伤（如宫颈锥切术、引产术中的机械性损伤等）造成。主要临床表现为中、晚期妊娠宫颈管无痛性扩张，胎儿过早娩出，导致晚期流产和早产，是解剖因素导致晚期流产的主要原因。近年的研究提示，采用辅助生殖技术妊娠的女性宫颈功能不全的发生风险可能增加，但原因不详。

（三）自身免疫病

自身免疫病是指机体产生的自身抗体、自身反应性淋巴细胞及细胞因子攻击自身正常细胞和组织，导致组织器官损伤及其功能障碍的一组疾病。常见的妊娠合并自身免疫病包括抗磷脂综合征（antiphospholipid syndrome，APS）、系统性红斑狼疮（systemic lupus erythematosus，SLE）、干燥综合征（sicca syndrome，SS）等。APS是以血液循环中存在可引起血栓或病理妊娠等不良后果的抗磷脂抗体（antiphospholipid antibody，aPL）为主要特征的一种自身免疫病，与RSA关系密切。aPL包括狼疮抗凝物（lupus anticoagulant，LA）、抗心磷脂抗体（anticardiolipin antibody，ACA）和抗 β_2-糖蛋白 I 抗体（anti-β_2-GP I Ab）等。

以病理妊娠为主要临床特征的APS称为产科APS（OAPS）。OAPS在RSA人群中的发病率约为15%，使用肝素和阿司匹林治疗可改善这部分RSA患者的预后。

除了APS，其他自身免疫病如SLE、SS、类风湿关节炎（rheumatoid arthritis，RA）、系统性硬化（systemic scleredema，SSc）及未分化结缔组织病（undifferentiated connectivetissue disease，UCTD）也与不良妊娠结局相关。在妊娠过程中，免疫系统会发生一系列复杂的变化，加之激素水平变化的影响，会加重大多数自身免疫病所导致的局部组织或全身免疫炎症损伤，引发血管内皮损伤，促使血栓形成，进而影响胎盘的供血和胎儿发育，导致流产、死胎、早产、先兆子痫和胎儿生长受限等诸多不良妊娠结局。

（四）血栓前状态

PTS是指因血液中抗凝或促凝因子的数量、功能改变，使得血液呈高凝状态，从而易于导致血栓形成的一种病理状态。临床上主要分为遗传性PTS和获得性PTS。

1. 遗传性 PTS　是一类由抗凝蛋白、凝血因子及与纤溶蛋白有关的基因突变造成的 PTS。主要包括抗凝蛋白，如蛋白 C、蛋白 S、抗凝血酶（antithrombin，AT）的缺乏，凝血因子基因［如凝血因子 V 基因 Leiden（*FVL* 基因）］的突变，亚甲基四氢叶酸还原酶（*MTHFR*）基因突变引起的遗传性高同型半胱氨酸血症（hereditaryhyperhomo-cysteinemia，HHcy）。

2. 获得性 PTS　主要包括 APS、获得性 HHcy 及其他易于导致血栓形成的疾病。许多研究已表明 PTS 与流产风险的增加有关。*FVL* 基因突变在 RSA 人群中的发生率增高，多见于西方人群。抗凝蛋白（包括蛋白 C、蛋白 S、AT）缺乏是我国及其他亚洲国家常见的遗传性 PTS 发生因素。

（五）内分泌因素

与 RSA 相关的内分泌因素主要包括甲状腺功能异常、高催乳素血症、黄体功能不足、多囊卵巢综合征（polycystic ovarian syndrome，PCOS）等。内分泌功能对妊娠的建立和维持至关重要，内分泌功能紊乱可能扰乱蜕膜反应过程，导致包括流产在内的各种不良妊娠结局。

1. 高催乳素血症　催乳素对于维持黄体功能、促进孕激素分泌有一定作用。高催乳素血症可能通过抑制下丘脑-垂体-卵巢轴（hypothalamic-pituitary-ovarian axis，HPO），导致卵泡发生、卵母细胞成熟受损及黄体期缩短，进而导致流产。虽然高催乳素血症在 RSA 人群中的总体发生率与正常人群无显著差异，但使用溴隐亭治疗伴有高催乳素血症的 RSA 患者可显著降低其流产率。

2. 黄体功能不足　是指卵巢排卵后，黄体期孕激素分泌不足或黄体过早衰退，分泌型子宫内膜难以维持的一种状态，表现为黄体期缩短（≤10 天）。已有研究证实，黄体功能不足可使子宫内膜向分泌型转化的过程与卵泡发育不同步，影响胚胎着床、发育，从而导致流产。

3. PCOS　是育龄期女性常见的内分泌紊乱症，但 RSA 与 PCOS 并无直接相关，可能与 PCOS 的并发症（包括肥胖、代谢综合征、高胰岛素血症及高雄激素血症等）有关。

（六）感染因素

严重感染可导致流产的发生。慢性子宫内膜炎的发生率在不孕、胚胎反复种植失败及 RSA 患者中明显升高，口服抗生素治疗可改善这部分患者的妊娠预后，但尚缺乏足够的高质量研究证实，相关的临床研究正在进行中。妊娠期 TORCH 感染（包括弓形虫、风疹病毒、巨细胞病毒、单纯疱疹病毒及其他可引起不良妊娠结局或胎儿出生缺陷的病原体感染）与 RSA 的关系尚不明确。

（七）男方因素

RSA 的男方因素是指因男方精子的染色体或基因异常导致胚胎染色体或基因异常。常见原因包括遗传学异常、免疫学异常、泌尿生殖系统感染、精索静脉曲张、社会环境及药物影响等。

（八）其他因素

多个国内外指南或共识都指出，不良生活习惯及心理因素与流产具有相关性，建议 RSA 男女双方接受必要的心理疏导，并注意戒烟，避免酗酒，保持合适的体重。

（九）原因不明的复发性流产

URSA 也称同种免疫型 RSA，目前尚无统一的诊断标准，筛查排除已知的病因后才能诊断。生殖免疫学研究证据显示，URSA 与母胎界面的免疫失衡有关。母胎界面免疫微环境的稳定对于妊娠的维持非常重要，若母胎界面免疫平衡发生异常则会引发流产。母胎界面免疫微环境涉及子宫蜕膜间质细胞、滋养细胞与自然杀伤（natural killer，NK）细胞、T 细胞、巨噬细胞等免疫细胞之间的相互作用关系，具体机制复杂，是近年研究的热点。

三、筛查及治疗

（一）筛查原则

对于仅有 1 次流产史的患者不建议进行全面病因筛查；对于 RSA 患者，建议进行系统性病因筛查，尽早干预以降低再次妊娠流产的风险。

（二）遗传学筛查

建议对每一次流产胚胎组织都进行染色体核型分析，有条件者可联合染色体微阵列分析。对 RSA 男女双方进行染色体核型分析，建议染色体异常的 RSA 男女双方再次妊娠前进行遗传咨询。同源染色体罗伯逊易位携带者应选择避孕，以免反复流产或分娩畸形儿；对于常染色体平衡易位及非同源染色体罗伯逊易位携带者，应行产前诊断，如发现胎儿存在严重的染色体异常或畸形，应考虑终止妊娠，再次妊娠前可考虑进行胚胎植入前遗传学检测（preimplantation genetic testing, PGT）；对于反复出现胚胎或胎儿染色体异常的 RSA 患者，可考虑 PGT，建议进行 PGT 的 RSA 患者同时对其他 RSA 病因进行筛查和治疗，以降低流产再发风险。

（三）解剖结构筛查和治疗

RSA 患者应常规行盆腔超声检查，必要时结合三维超声、磁共振成像或宫腹腔镜明确诊断。建议对晚期妊娠的 RSA 患者进行宫颈功能的评估。宫颈功能不全主要依靠患者的病史、连续超声监测和体格检查来综合诊断。

对于单角子宫患者，应加强妊娠监护。对于纵隔子宫或双角子宫的 RSA 患者，可行子宫纵隔切开或宫体融合术。对于子宫腔粘连患者，可行宫腔粘连松解术。对于子宫黏膜下肌瘤患者，宜在妊娠前行子宫肌瘤剔除术。对于宫颈功能不全的单胎妊娠患者，可于妊娠第 12~16 周行经阴道预防性宫颈环扎术，或在超声监测发现宫颈进行性缩短时实施宫颈紧急环扎术；在进行宫颈环扎术前，需完善产前筛查，若无创产前检测及胎儿颈部透明层检查无异常，可于妊娠第 12~16 周行宫颈环扎术。

（四）自身免疫病筛查和治疗

推荐对 RSA 患者或发生 1 次妊娠第 10 周或以上原因不明的流产患者采用经典 aPL 检测进行初筛，包括检测 LA、aCL 及 anti-β_2-GP Ⅰ Ab。OAPS 的诊断标准参考 2020 年《产科抗磷脂综合征诊断与处理专家共识》。OAPS 根据病理妊娠的临床标准和实验室标准符合情况分为典型 OAPS 和非典型 OAPS。推荐在对 RSA 患者进行 APS 筛查的同时，进行其他自身免疫病的初步筛查，如抗核抗体、抗双链 DNA 抗体、抗核抗体谱（包括抗可提取核抗原抗体及类风湿因子）等，以排除 SLE、SS、RA 等自身免疫病。对于初步筛查阳性或可疑合并自身免疫病的 RSA 患者，推荐在具备诊断条件的医疗机构联合风湿免疫专科医师进行诊断。不推荐抗精子抗体、抗子宫内膜抗体、抗卵巢抗体等作为常规检查。

典型 OAPS 的标准治疗方案为小剂量阿司匹林（low dose aspirin, LDA）联合低分子量肝素（low molecular weight heparin, LMWH），必要时加用羟氯喹或糖皮质激素治疗。非典型 OAPS 则根据患者的 ACL 谱，是否伴有 SLE，以及妊娠丢失或血栓形成情况进行个体化治疗。给药原则和方案遵循《低分子肝素防治自然流产中国专家共识》和《产科抗磷脂综合征诊断与处理专家共识》。OAPS 患者应由有经验的产科医师与风湿免疫专科医师共同管理。

（五）血栓前状态筛查和治疗

建议对 RSA 患者进行遗传性 PTS 筛查，检查项目包括凝血常规、蛋白 C、蛋白 S、抗凝血酶-Ⅲ（antithrombin Ⅲ，AT-Ⅲ）、血清同型半胱氨酸及血小板聚集率检测，其中蛋白 C、蛋白 S、AT-Ⅲ 及血小板聚集率检测建议在非妊娠期进行。除非合并 PTS 的高危因素，不推荐常规行血栓弹力图、凝血因子、*MTHFR* 基因或其他凝血因子基因的检测。推荐同时进行经典的 aPL 检测以排除 APS 相关的获得性 PTS。

RSA 合并 PTS 的治疗目的是通过减少或消除血栓形成以减少流产及其他产科并发症的发生。常使用 LMWH 或联合 LDA 进行抗凝治疗。我国《复发性流产合并血栓前状态诊治中国专家共识》建议，遗传性 PTS 首选治疗药物为 LMWH，分为预防剂量和治疗剂量进行使用。对于无近期血管栓塞表现的低危患者，推荐使用预防剂量；对于有近期血管栓塞表现的高危患者，则推荐使用治疗剂量。妊娠期使用 LMWH 对于母胎均有较好的安全性，但也可引起母体的不良反应，需要对药物不良反应进行监测。LDA 治疗过程中要注意监测血小板计数、凝血及纤溶等指标。

（六）内分泌因素筛查和治疗

可对 RSA 患者行三碘甲状腺原氨酸（triiodothyronine，T_3）、甲状腺素（thyroxine，T_4）、游离三碘甲腺原氨酸（free triiodothyronine，FT_3）、游离甲状腺素（free thyroxine，FT_4）、促甲状腺激素（thyroid stimulating hormone，TSH）和甲状腺自身抗体检测，以及性激素 6 项检测。有可疑糖尿病或胰岛素抵抗者可行空腹及餐后血糖筛查，必要时进行口服葡萄糖耐量试验（oral glucose tolerance test，OGTT）和胰岛素释放试验。

对于甲状腺功能亢进症（简称"甲亢"）患者，需控制病情后再备孕，妊娠期用药需由专业医师指导。对于甲状腺功能减退症（简称"甲减"）或亚临床性甲状腺功能减退症（subclinical hypothyroidism，SCH）患者，妊娠前及妊娠期均需补充甲状腺素，以将 TSH 水平控制在合适范围。对于糖代谢异常患者，可通过运动、口服降糖药和注射胰岛素等改善血糖代谢水平，不推荐使用二甲双胍治疗。对于高催乳素血症患者，建议使用溴隐亭治疗，将催乳素水平控制在正常范围之后再备孕。对于黄体功能不足患者，建议在排卵后开始黄体支持治疗。孕激素的用药途径有口服、肌内注射、局部应用（阴道用药）等。

（七）感染因素筛查与治疗

生殖系统的病毒、细菌及其他病原体感染与 RSA 的关系尚不明确，没有足够证据支持 RSA 患者常规进行 TORCH 及其他病原体的筛查。妊娠期有发热、异常宫缩等感染症状时，需进行感染相关因素检查。进行紧急宫颈环扎术前建议先排除感染。

（八）男方因素筛查与治疗

尽管多个研究已发现在 RSA 男女双方中，男方精子中染色体二倍体及 DNA 碎片的发生率增高，但与胚胎组织遗传物质异常的发生率并不一致，精子质量与 RSA 之间的关系暂不明确。目前多不建议常规检测精子 DNA 或 DNA 片段。

（九）原因不明复发性流产的筛查与治疗

URSA 是排除性诊断。患者首先应符合 RSA 的诊断标准，同时排除自身免疫病、易栓症、生殖系统解剖学异常、内分泌及遗传因素等。

目前不推荐对 URSA 患者常规进行封闭抗体筛查和外周血淋巴细胞亚群、人类白细胞抗原（human leucocyte antigen，HLA）多态性及细胞因子谱检测。由于缺乏足够证据，不推荐常规使用静脉注射免疫球蛋白（intravenous immunoglobulin，IVIg）、脂肪乳、淋巴细胞主动免疫治疗、抗凝治疗（LDA 或 LMWH），以及应用糖皮质激素、环孢素（cyclosporine A，CsA）、粒细胞集落刺激因子（granulocyte colony-stimulating factor，G-CSF）、肿瘤坏死因子-α（tumor necrosis factor-α，TNF-α）抑制剂等治疗方法。建议依据 URSA 患者的具体情况，鼓励其参加 URSA 治疗相关的临床研究。

目前采用的治疗方法评价如下。

1. IVIg 纳入多个随机对照试验（randomized controlled trial，RCT）的荟萃分析显示，IVIg 并不能提高 URSA 患者的活产率。但亚组分析提示，继发性 RSA 人群可能获益。

2. 脂肪乳 可通过降低 NK 细胞活性、抑制炎症细胞因子的释放促进妊娠的维持。已有临床研究证明了脂肪乳对 URSA 及反复种植失败患者的有效性。目前针对 URSA 治疗仍缺乏设计严谨的 RCT 研究，其治疗效果还需要更多研究证实。

3. 淋巴细胞主动免疫治疗 淋巴细胞主动免疫治疗是选择配偶或第三方作为淋巴细胞供体的主动免疫治疗方法。多项荟萃分析发现，淋巴细胞主动免疫治疗可改善部分 URSA 患者的活产率，但仍需更多的 RCT 研究证实。目前，多国指南认为 RSA 患者不应接受淋巴细胞主动免疫治疗。

4. LDA 或 LMWH 治疗 LDA 或 LMWH 治疗在 URSA 患者中的效果存在争议。荟萃分析发现，其针对已排除 ACL 的 URSA 患者治疗效果甚微，目前多数指南不推荐常规使用。

5. CsA CsA 作为一种免疫抑制剂，其安全性已在妊娠期器官移植患者中得以证明。小样本量研究提示，CsA 可使 Th1/Th2 比例增高的 URSA 患者获益，但仍缺乏 RCT 研究证实。

6. 糖皮质激素 常用于妊娠合并自身免疫病的治疗。已有 RCT 研究证实，糖皮质激素可提高子宫 NK 细胞水平异常 URSA 患者的活产率。考虑到目前的 RCT 证据较少，而且长期使用糖皮质激素有一定的不良反应，故目前多不推荐 URSA 患者常规使用。

7. G-CSF 2019 年，一项纳入 150 例 URSA 患者的 RCT 显示，使用 G-CSF 并不能改善 URSA 患者的活产率。G-CSF 对于 URSA 的治疗效果仍需要更多研究来证明。目前，多数指南不推荐 URSA 患者使用 G-CSF 来预防再次流产。

8. TNF-α 抑制剂 TNF-α 作为一种炎症调控因子已被发现参与了胚胎的着床及发育过程，但 TNF-α 过多分泌会增加流产风险。TNF-α 抑制剂是一类新型生物制剂，目前主要用于 RSA、溃疡性结肠炎、克罗恩病等的治疗。已有研究通过使用 TNF-α 抑制剂联合其他药物（如 IVIg、LMWH 等）来提高 RSA 患者的活产率，但仍缺少足够的 RCT 证据。目前，不推荐将应用 TNF-α 抑制剂作为 URSA 患者的常规治疗方法。

四、妊娠后监测

建议 RSA 患者在妊娠第 6 周进行超声监测，排除异位妊娠并确定宫内妊娠生长情况。定期监测血清人绒毛膜促性腺激素（human chorionic gonadotrophin，hCG）水平（1~2 次/周），结合超声检查评估胚胎生长状况。定期复查异常的 RSA 相关指标，根据检测结果给予相应干预措施。

参考文献

［1］中华医学会妇产科学分会产科学组. 复发性流产诊治的专家共识［J］. 中华妇产科杂志，2016，51（1）：3-9.

［2］低分子肝素防治自然流产中国专家共识编写组. 低分子肝素防治自然流产中国专家共识［J］. 中华生殖与避孕杂志，2018，38（9）：701-708.

［3］中华医学会围产医学分会. 产科抗磷脂综合征诊断与处理专家共识［J］. 中华围产医学杂志，2020，23（8）：517-522.

［4］复发性流产合并风湿免疫病免疫抑制剂应用中国专家共识编写组. 复发性流产合并风湿免疫病免疫抑制剂应用中国专家共识［J］. 中华生殖与避孕杂志，2020，40（7）：527-534.

［5］自然流产诊治中国专家共识编写组. 自然流产诊治中国专家共识（2020 年版）［J］. 中国实用妇科与产科杂志，2020，36（11）：1082-1090.

［6］国家妇幼健康研究会生殖免疫学专业委员会专家共识编写组. 复发性流产合并血栓前状态诊治中国专家共识［J］. 中华生殖与避孕杂志，2021，41（10）：861-875.

［7］DIMITRIADIS E，MENKHORST E，SAITO S，et al. Recurrent pregnancy loss［J］. Nat Rev Dis Primers，2020，6（1）：98.

［8］MAGNUS M C，WILCOX A J，MORKEN N H，et al. Role of maternal age and pregnancy history in risk of miscarriage：prospective register based study［J］. BMJ，2019，39（4）：191-192.

［9］PYLYP L Y，SPYNENKO L O，VERHOGLYAD N V，et al. Chromosomal abnormalities in products of conception of first-trimester miscarriages detected by conventional cytogenetic analysis：a review of 1000 cases［J］. J Assist Reprod Genet，2018，35（2）：265-271.

［10］HARDY K，HARDY P J，JACOBS P A，et al. Temporal changes in chromosome abnormalities in human spontaneous abortions：results of 40 years of analysis［J］. Am J Med Genet A，2016，170（10）：2671-2680.

［11］WU H，HUANG Q，ZHANG X，et al. Analysis of genomic copy number variation in miscarriages during early and middle pregnancy［J］. Front Genet，2021，12：732419.

［12］VERDONI A，HU J，SURTI U，et al. Reproductive outcomes in individuals with chromosomal reciprocal translocations［J］. Genet Med，2021，23（9）：1753-1760.

［13］GARRIDO-GIMENEZ C，ALIJOTAS-REIG J. Recurrent miscarriage：causes，evaluation and management［J］. Genet Med，2021，23（9）：1753-1760.

［14］LAISK T，SOARES A，FERREIRA T，et al. The genetic architecture of sporadic and multiple consecutive miscarriage［J］. Nat Commun，2020，11（1）：5980.

［15］RAJCAN-SEPAROVIC E. Next generation sequencing in recurrent pregnancy loss-approaches and outcomes［J］. Eur J Med Genet，2020，63（2）：103644.

［16］PASSOS I，BRITTO R L. Diagnosis and treatment of müllerianmalformations［J］. Taiwan J Obstet Gynecol，2020，59（2）：183-188.

［17］KIM M A，KIM H S，KIM Y H. Reproductive，obstetric and neonatal outcomes in women with congenital uterine anomalies：a systematic review and meta-analysis［J］. J Clin Med，2021，10（21）：4797.

［18］BROWN R，GAGNON R，DELISLE M F. No. 373：cervical insufficiency and cervical cerclage［J］. J Obstet Gynaecol Can，2019，41（2）：233-247.

［19］GÖKÇE A，ÜKÜR Y E，Özmen B，et al. The association between operative hysteroscopy prior to assisted reproductive technology and cervical insufficiency in second trimester［J］. Arch GynecolObstet，2021，303（5）：1347-1352.

［20］XOURGIA E，TEKTONIDOU M G. An update on antiphospholipid syndrome［J］. CurrRheumatol Rep，2022，23（12）：84.

［21］DE JESÚS G R，BENSON A E，CHIGHIZOLA C B，et al. 16th international congress on antiphospholipid antibodies task force report on obstetric antiphospholipid syndrome［J］. Lupus，2020，29（12）：1601-1615.

［22］VAN DEN BOOGAARD E，COHN D M，KOREVAAR J C，et al. Number and sequence of preceding miscarriages and maternal age for the prediction of antiphospholipid syndrome in women with recurrent miscarriage [J]. FertilSteril, 2013, 99 (1): 188-192.

[23] VAN DIJK M M, KOLTE A M, LIMPENS J, et al. Recurrent pregnancy loss: diagnostic workup after two or three pregnancy losses? a systematic review of the literature and meta-analysis [J]. Hum Reprod Update, 2020, 26 (3): 356-367.

[24] MARDER W, LITTLEJOHN E A, SOMERS E C. Pregnancy and autoimmune connective tissue diseases [J]. Best Pract Res ClinRheumatol, 2016, 30 (1): 63-80.

[25] RADIN M, SCHREIBER K, CUADRADO M J, et al. Pregnancy outcomes in mixed connective tissue disease: a multicentre study [J]. Rheumatology (Oxford), 2019, 58 (11): 2000-2008.

[26] SERGI C, JISHI T, WALKER M. Factor V Leiden mutation in women with early recurrent pregnancy loss: a meta-analysis and systematic review of the causal association [J]. Arch Gynecol Obstet, 2015, 291 (3): 671-679.

[27] NAHAS R, SALIBA W, ELIAS A, et al. The prevalence of thrombophilia in women with recurrent fetal loss and outcome of anticoagulation therapy for the prevention of miscarriages [J]. Clin Appl Thromb Hemost, 2018, 24 (1): 122-128.

[28] ESLAMI M M, KHALILI M, SOUFIZOMORROD M, et al. Factor V Leiden 1691G>A mutation and the risk of recurrent pregnancy loss (RPL): systematic review and meta-analysis [J]. Thromb J, 2020, 18: 11.

[29] 国家妇幼健康研究会生殖免疫学专业委员会专家共识编写组. 复发性流产合并血栓前状态诊治中国专家共识 [J]. 中华生殖与避孕杂志, 2021, 41 (10): 861-875.

[30] SOKHADZE K, KVALIASHVILI S, KRISTESASHVILI J. Reproductive function and pregnancy outcomes in women treated for idiopathic hyperprolactinemia: a non-randomized controlled study [J]. Int J Reprod Biomed, 2020, 18 (12): 1039-1048.

[31] Practice Committees of the American Society for Reproductive Medicine and the Society for Reproductive Endocrinology and Infertility. Diagnosis and treatment of luteal phase deficiency: a committee opinion [J]. Fertil Steril, 2021, 115 (6): 1416-1423.

[32] CSAPO A I, PULKKINEN M O, WIEST W G. Effects of luteectomy and progesterone replacement therapy in early pregnant patients [J]. Am J Obstet Gynecol, 1973, 115 (6): 759-765.

[33] PLUCHINO N, DRAKOPOULOS P, WENGER J M, et al. Hormonal causes of recurrent pregnancy loss (RPL) [J]. Hormones (Athens), 2014, 13 (3): 314-322.

[34] EL HACHEM H, CREPAUX V, MAY-PANLOUP P, et al. Recurrent pregnancy loss: current perspectives [J]. Int J Womens Health, 2017, 9: 331-345.

[35] KIMURA F, TAKEBAYASHI A, ISHIDA M, et al. Review: Chronicendometritis and its effect on reproduction [J]. J Obstet Gynaecol Res, 2019, 45 (5): 951-960.

[36] YANG F, ZHENG Q, JIN L. Dynamic function and composition changes of immune cells during normal and pathological pregnancy at the maternal-fetal interface [J]. Front Immunol, 2019, 10: 2317.

[37] KRIEG S, WESTPHAL L. Immune function and recurrent pregnancy loss [J]. Semin Reprod Med, 2015, 33 (4): 305-312.

[38] JAYAPRAKASAN K, OJHA K. Diagnosis of congenital uterine abnormalities: practical considerations [J]. J Clin Med, 2022, 11 (5): 1251.

[39] American College of Obstetricians and Gynecologists. ACOG Practice Bulletin No. 142: Cerclage for the management of cervical insufficiency [J]. Obstet Gynecol, 2014, 123 (2Pt1): 372-379.

[40] SHENNAN A H, STORY L. Cervical cerclage: green-top guideline No. 75 [J]. BJOG, 2022, 129 (7): 1178-1210.

[41] GREEN K A, PATOUNAKIS G, DOUGHERTY M P, et al. Sperm DNA fragmentation on the day of fertilization is not associated with embryologic or clinical outcomes after IVF/ICSI [J]. J Assist Reprod Genet, 2020, 37 (1): 71-76.

[42] Practice Committee of the American Society for Reproductive Medicine. Evaluation and treatment of recurrent pregnancy loss: a committee opinion [J]. Fertil Steril, 2012, 98 (5): 1103-1111.

[43] EGERUP P, LINDSCHOU J, GLUUD C, et al. The effects of intravenous immunoglobulins in women with recurrent miscarriages: a systematic review of randomised trials with meta-analyses and trial

sequential analyses including individual patient data [J]. PLoS One, 2015, 10 (10): e0141588.

[44] MENG L, LIN J, CHEN L, et al. Effectiveness and potential mechanisms of intralipid in treating unexplained recurrent spontaneous abortion [J]. Arch Gynecol Obstet, 2016, 294 (1): 29-39.

[45] DAKHLY D M, BAYOUMI Y A, SHARKAWY M, et al. Intralipid supplementation in women with recurrent spontaneous abortion and elevated levels of natural killer cells [J]. Int J GynaecolObstet, 2016, 135 (3): 324-327.

[46] LIU Z, XU H, KANG X, et al. Allogenic lymphocyte immunotherapy for unexplained recurrent spontaneous abortion: a meta-analysis [J]. Am J Reprod Immunol, 2016, 76 (6): 443-453.

[47] SARNO M, CAVALCANTE M B, NIAG M, et al. Gestational and perinatal outcomes in recurrent miscarriages couples treated with lymphocyte immunotherapy [J]. Eur J Obstet Gynecol Reprod Biol X, 2019, 3: 100036.

[48] YAN X, WANG D, YAN P, et al. Low molecular weight heparin or LMWH plus aspirin in the treatment of unexplained recurrent miscarriage with negative antiphospholipidantibodies: a meta-analysis of randomized controlled trial [J]. Eur J Obstet Gynecol Reprod Biol, 2022, 268: 22-30.

[49] ZAFFAR N, SOETE E, GANDHI S, et al. Pregnancy outcomes following single and repeat liver transplantation: an international 2-center cohort [J]. Liver Transpl, 2018, 24 (6): 769-778.

[50] AZIZI R, AHMADI M, DANAII S, et al. Cyclosporine A improves pregnancy outcomes in women with recurrent pregnancy loss and elevated Th1/Th2 ratio [J]. J Cell Physiol, 2019, 234 (10): 19039-19047.

[51] TANG A W, ALFIREVIC Z, TURNER M A, et al. A feasibility trial of screening women with idiopathic recurrent miscarriage for high uterine natural killer cell density and randomizing to prednisolone or placebo when pregnant [J]. Hum Reprod, 2013, 28 (7): 1743-1752.

[52] BENDER ATIK R, CHRISTIANSEN O B, ELSON J, et al. ESHRE guideline: recurrent pregnancy loss [J]. Hum Reprod Open, 2018, 2018 (2): 4.

[53] EAPEN A, JOING M, KWON P, et al. Recombinant human granulocyte-colony stimulating factor in women with unexplained recurrent pregnancy losses: a randomized clinical trial [J]. Hum Reprod, 2019, 34 (3): 424-432.

[54] ALIJOTAS-REIG J, ESTEVE-VALVERDE E, FERRER-OLIVERAS R, et al. Tumor necrosis factor-alpha and pregnancy: focus on biologics. An updated and comprehensive review [J]. Clin Rev Allergy Immunol, 2017, 53 (1): 40-53.

[55] FU J, LI L, QI L, et al. A randomized controlled trial of etanercept in the treatment of refractory recurrent spontaneous abortion with innate immune disorders [J]. Taiwan J Obstet Gynecol, 2019, 58 (5): 621-625.

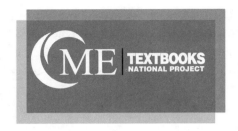

少女、未婚、性罪错与妊娠相关问题、流产及流产后关爱

第4章

黄君婷　金　力
中国医学科学院　北京协和医学院　北京协和医院

一、优化生育政策背景下的生殖健康服务

2021年，《中共中央、国务院关于优化生育政策促进人口长期均衡发展的决定》第十二条强调"促进生殖健康服务融入妇女健康管理全过程"。同时，《中国妇女发展纲要（2021—2030年）》将"生殖健康和优生优育知识全面普及，促进健康孕育，减少非意愿妊娠"列入女性与健康发展目标。女性孕产力的保存与保护在个人及国家视角中愈发重要。

"生殖健康"的概念在1994年埃及开罗召开的"国际人口与发展大会"上首次提出。生殖健康是指与人类生殖活动有关的所有方面，在身体、精神和社会适应性上的完好与和谐的状态，而不仅仅是没有疾病或不虚弱。因此，生殖健康意味着广大群众都能实现以下目标：①有满意和安全的性生活；②具备正常的生育功能；③自主、负责任地决定是否生育、何时生育及生育期间隔的长短；④知情选择获得安全、有效、负担得起、可接受和有尊严的计划生育服务；⑤女性能够安全地妊娠，并生育健康的婴儿；⑥满足青少年等弱势人群的生殖健康服务需求。1995年制定的《北京行动纲要》中特别谈到了意外妊娠和人工流产相关问题，强调改善计划生育服务是提升生殖健康的主要方法。在过去几十年中，生殖健康服务已取得了巨大进步，新时期还要继续进行下去，因为今后的5年，世界将有6亿多女孩达到性成熟，仍有对生殖健康保健的巨大需求。

"促进生殖健康服务融入妇女健康管理全过程"着重强调满足不同生命发展阶段女性的生殖健康需求。将生殖健康服务融入青春期、育龄期、更年期和老年期女性的健康管理中。对于青春期少女，保健的重点在于加强性与生殖健康教育，提高自我保护能力，增强男女两性性道德、性健康、性安全意识，倡导共担避孕责任，防止非意愿妊娠及人工流产的伤害，保护生育力，加强性传播感染的防治；对于育龄期女性，重点围绕生育、节育、不孕开展生殖保健服务，并及时落实产后、流产后及哺乳期避孕；对于更年期、老年期女性，应关注其避孕需求及性健康需求，保护女性健康。本文将着重关注青春期少女和育龄期女性的生殖健康保护，尤其是少女、未婚、性暴力受害人群的妊娠相关问题及流产后关爱（post-abortion care，PAC）服务。

二、加强青春期性与生殖健康教育

（一）青少年生殖健康现状

第七次全国人口普查数据显示，2020年，我国总生育率已经下降到1.3左右，远远低于更替水平（2.1）。在今后一段时期内，我国生育水平将面临继续下行的压力。不孕不育是目前我国面临的生殖健康突出问题之一。据世界卫生组织（World Health Organization，WHO）统计，全球不孕不育的发病率约为 15%。这就意味着，每 7 对育龄夫妇中就有 1 对受到不孕不育的影响。不孕不育的发病率比 30 年前暴增了 3 倍多。据国家权威部门统计，我国目前有近 4000 万对不孕不育夫妇患者，而且每年以数十万对的速度递增。其中，女方原因占 50%，男方原因占 30%，男女双方原因占 10%，未查出病因者占 10%。女方不孕因素可分为由内分泌因素导致的排卵功能障碍，输卵管因素（如输卵管堵塞）、盆腔因素（如盆腔炎症等）导致精卵结合障碍，子宫因素（如子宫腔粘连、子宫发育不良）等。人工流产手术的泛滥也是导致不孕高发的重要原因。目前，我国每年约进行 1300 万人次人工流产手术，重复流产率超过一半，而且年轻未育者占比高。每年 24 岁以下未婚青少年人工流产数占我国人工流产总数的 40% 以上。在使用辅助生殖技术的患者中，有人工流产史者占 88.2%。人工流产手术及其近、远期并发症严重影响了女性的生育力，这也是国内不孕不育发生率逐年增高的主要原因之一。

目前，我国 15~24 岁青少年人群共计 2.27 亿，占全国总人口的 17%。2010 年，我国第一次全国青少年生殖健康调查报告显示，青少年人群中有 22.4% 的人有性经历，其中超过半数者在首次性行为时未使用任何避孕方法。在有性行为女孩中，21.3% 的女孩曾妊娠过，其中超过 90% 的女孩进行了人工流产手术，甚至其中 4.9% 的女孩曾多次妊娠。从 2020 年全国大学生性与生殖健康调查结果来看，当代大学生普遍性观念较为开放，但性知识较缺乏，只有 1/2 左右的同学表示在学校接受过正规的性教育，还有近 20% 的同学不清楚自己是否在学校接受过性教育。在未婚青少年生殖健康服务需求方面，约有 60% 的咨询需求和超过 50% 的治疗需求未能实现，主要原因是青少年认为"不好意思"或自己觉得"问题不严重"。

让人揪心且可惜的是，在临床诊疗及社会调研中均显示青少年对人工流产手术危害性的认识远远不足。实际上，即便是"无痛人流"，虽然"感觉不到疼痛"，但伤害依然存在。

（二）"无痛"人工流产手术依旧有"痛"

人工流产，尤其是重复人工流产对女性健康和生育功能损害严重。人工流产手术的近期并发症主要是流产不全、出血、感染、子宫颈管或子宫腔粘连等，后两者是导致继发不孕的主要原因。其原因在于：①人工流产术后继发子宫内膜炎、附件炎、盆腔炎等感染性疾病，可能影响输卵管的功能，从而导致继发不孕。其相关因素包括重复人工流产次数、手术机构等级、流产后感染、子宫损伤、不全流产、流产后出血 2 周以上等。输卵管阻塞的发生率随人工流产次数增多而上升，有 3 次及以上人工流产史者发生输卵管阻塞的概率是 1 次人工流产史者的 2 倍以上。②子宫内粘连和薄型子宫内膜是子宫内膜损伤后修复异常引起的常见疾病，且宫腔粘连松解术后复发率较高。人工流产后，子宫颈或子宫腔粘连的比例与手术操作水平和重复人工流产次数相关。手术相关危险因素包括负压过大、吸引过度、带负压进出子宫颈等。重复人工流产，尤其是近期人工流产使得子宫内膜基底层损伤风险大大提高。随着手术技术的升级和操作指南的更新，目前，术后子宫颈或子宫腔粘连的发生率已经显著下降。

此外，一般认为，多次重复人工流产导致再次妊娠时流产、早产、胎儿宫内生长受限、产时产后出血、胎盘粘连（植入）、子宫破裂等不良妊娠结局的风险更高。由于混杂因素过多，目前尚无全球性的大样本数据明确人工流产导致这些并发症发生的危险系数，但仍不乏区域性高级别证据。芬兰一项基于全国出生医学登记数据库的回顾性队列研究收集了 1996—2008 年登记的 300 858 例初产妇。调查研究显示，有人工流产史者发生围生儿死亡和流产（胎龄<28 周）的风险更高，且流产发生风险与人工流产次数呈正相关，有 1 次、2 次、3 次人工流产史者流产的 *OR* 分别为

1.19（95%CI 0.98~1.44）、1.69（95%CI 1.14~2.51）、2.78（95%CI 1.48~5.24）。此外，人工流产次数>3 次者发生早产（胎龄<37 周：OR = 1.35，95%CI 1.07~1.71）和出生体重过轻（<2500 g：OR = 1.43，95%CI 1.12~1.84）；<1500 g：OR = 2.25，95%CI 1.43~3.52）的风险也显著增高。国内研究显示，人工流产对妊娠结局造成不利影响。一项回顾性队列研究也显示，有人工流产史组比无人工流产史组的产时并发症发生率更高，如产后出血（4.8% vs. 2.3%）、胎盘粘连（4.6% vs. 1.8%）、早产（7.3% vs. 2.0%）和胎儿宫内窘迫（8.3% vs. 3.6%），两组间差异有统计学意义（P<0.05）。

需要强调的是，流产并发症对于成年女性的损害尚且如此，对于青少年来说，因其身体尚未完全发育成熟，影响则更甚。流产不仅危害女性的身心健康，还可能由此继发不孕并将影响其家庭和谐和幸福。为避免青少年因非意愿妊娠、流产对生殖系统器官、功能和生育力的伤害，以及因对人工流产认识不到位而导致的反复流产，应当在全社会普及生殖健康理念，开展生殖健康科普，树立青少年群体生育力保护意识。全面的性教育是在人口层面破除性行为、性健康和生殖健康服务（如避孕）普遍污名的主要方式。通过提前提供紧急避孕知识和妊娠时的医疗选择，减少意外妊娠可能，在全国范围内提高计划生育服务的可接受性和使用率，可将生育力保护与修护的关口前移。

三、重视性罪错与妊娠相关问题

（一）性罪错与相关问题

儿童和青少年可能成为性虐待和性骚扰的受害者。根据 WHO 数据，约 1.5 亿女性在童年时期成为性暴力和性剥削的受害者。性暴力受害者表现出各种慢性和急性问题，尤其是生殖系统和泌尿系统症状，如性传播疾病（sexually transmitted disease，STD）、盆腔炎、尿路感染和意外妊娠等。此外，骨折、严重瘀伤、烧伤等身体虐待也很常见。除身体疾病外，由于被骚扰前和期间经历的慢性创伤，她们还可能患有创伤后应激障碍、抑郁和焦虑等精神疾病，影响生殖健康。

2002 年 10 月至 2003 年 1 月，研究人员在我国 8 个城市对 2002 名自愿要求进行人工流产手术的未婚青年女性进行问卷调查和 STD 的实验室检测。研究发现，其中 14% 的人报告曾遭受性暴力。性暴力的施暴者中最常见的是其男朋友（78%）。在性暴力受害者中，有 46% 的人被证实患有 STD（包括滴虫性阴道炎、念珠菌性阴道炎、沙眼衣原体感染、淋病、尖锐湿疣、生殖器疱疹）。研究显示，性暴力受害者中有 STD 感染史和目前有 STD 感染的比例明显高于无性暴力的青年女性，差异有极显著性（P< 0.01）；与未遭受性暴力的青年女性相比，性暴力受害者目前有 STD 感染的风险增加了 1.3 倍。此外，性暴力经历、首次性交年龄<18 岁、性伴侣数>2 个、不使用避孕方法、父母关系不良是未婚人工流产青少年女性是否感染 STD 的预测因子。

非自愿性交后发生直肠阴道瘘的案例报道也不少见，该类患者平均年龄为 21.4 岁。2021 年，法国报道 1 例非自愿性交后因急性盆腔疼痛就医的女性患者，在对其进行骨盆检查过程中，检测到阴道内有液体粪便存在，并发现阴道右后壁有 2 cm 的伤口；肛门检查发现肛门外括约肌和肛门内括约肌前部断裂。患者接受手术治疗，缝合了肛门括约肌和直肠阴道壁的伤口，未进行结肠造口术。规定卧床休息 10 天。1 个月后检查显示愈合良好，无相关并发症或肛门失禁症状。

对幼儿进行性虐待检查仍是一项巨大挑战，需要进行广泛了解和鉴别诊断，包括尿道脱垂和会阴中线融合失败（即会阴沟）等罕见疾病，但同时要避免不必要的诊断和治疗。

（二） 紧急避孕和安全人工流产服务

目前，部分国家将人工流产视为非法行为。19 岁的尼加拉瓜少女安娜（化名）因被强奸而妊娠，只能在非法场所进行人工流产。流产当晚出现发热、失血性休克症状，险些死于不安全人工流产导致的子宫穿孔。在遭到侵犯之前，她无法获得有关性与生殖健康、健康关系及如何应对性暴力行为的信息；在被侵犯后，她无法获得强奸后护理、紧急避孕、安全人工流产服务或心理健康服务来帮助处理这一创伤。

2016 年 4 月，人口理事会（the Population Council，PC）与 WHO 和国际流产和避孕专业人士联合会联合召开一次区域会议，会议重点讨论发展中国家的具体行动点，以改善获得紧急避孕和安全人工流产服务的机会，特别是对于性暴力幸存者。与会者的主要行动要点包括：①加强有关预防妊娠、紧急避孕、安全人工流产和获得可用性暴力服务的公共教育（同时将这些视为公共卫生问题）；②更新性暴力指南和培训，以反映最新 WHO 指南；③将紧急避孕和安全人工流产问题纳入现有的性暴力和计划生育培训、协议和文件；④分散紧急避孕服务，扩大年轻人和农村社区人群获得紧急避孕的机会；⑤扩大公共部门在卫生设施中采购和分发专用紧急避孕药。

紧急避孕措施主要包括放置宫内节育器和口服紧急避孕药。按效果递减顺序排列依次为含铜宫内节育器、左炔诺孕酮宫内节育系统（levonorgestrel-releasing intrauterine device，LNG-IUD）、醋酸乌利司他（ulipristalacetat，UPA；一种选择性孕激素受体调节剂）、左炔诺孕酮（levonorgestrel，LNG）、米非司酮、复方口服避孕药（Yuzpe 法）。含铜宫内节育器是最有效的紧急避孕方式，第 1 周期妊娠率为 0.1%，一般推荐在无保护性行为后 5 天内置入含铜宫内节育器（加拿大妇产科医师协会认为在无保护性交或避孕失败后 7 天内也可使用，但越早越好）。LNG-IUD 的意外妊娠率为 0.3%，其紧急避孕效果与含铜宫内节育器相比没有统计学差异，但其具有可治疗月经出血量过多、减轻子宫内膜异位症相关盆腔痛等额外效果。

口服紧急避孕药因便捷而被常用。LNG 和 UPA 紧急避孕药的主要作用机制是干扰排卵。单次无保护性交或避孕失败后应用 LNG 的单周期妊娠率为 1.7%~2.6%；单次口服 1.50 mg，或第一次口服 0.75 mg，间隔 12 h 再口服 0.75 mg。在 72 h 内，越早服用 LNG，避孕效果可能越好；也可在超过 72 h 后使用（超适应证），最晚在 120 h（即 5 天）内使用均有明确避孕效果。LNG 对已存在的妊娠无效，也不增加流产概率。早期关于 UPA 的研究数据也表明其对已存在的妊娠无效。2019 年的一篇荟萃分析报道，在无保护性行为后 3 天内口服米非司酮 10~25 mg 的避孕有效性与 LNG 相同。复方口服避孕药（Yuzpe 法）仅推荐在可买到复方口服避孕药，但无法在 2~3 天获得专用于紧急避孕产品的患者使用。

四、普及流产后关爱

（一） 开展流产后关爱的背景

2002 年，WHO 提出并推荐 PAC 项目，内容包括流产后并发症医疗服务、流产后计划生育服务、流产后咨询服务、流产后社区服务及流产后生殖健康综合服务。近年来，人工流产的数量逐渐增多，我国每年约有 1300 万人行人工流产。接受人工流产手术的女性中，低龄者和未育者占比较大，重复人工流产比例高（达 50%）。当前导致人工流产高发的原因主要有以下两方面：①育龄人群缺乏避孕节育的科学知识，避孕措施缺失，导致意外妊娠；②避孕方法咨询指导不到位，育龄人群采用高效避孕方法不足，避孕失败率高。为贯彻新时期卫生与健康工作方针，推进预防为主、避孕为主服务的落实，指导接受人工流产的女性即时落实高效避孕措施，减少重复流产，保障女性健康和生育功能，促进母婴安全，国家卫生健康委员会组织制定了《人工流产后避孕服务规范（2018 版）》。围绕女性接受人工流产术的时机，提供避孕服务，指导落实避孕措施有以下 3 个有利因素：①针对性强。因意外妊娠接受人工流产术的女性正是避孕措施缺失或避孕措施使用不当的人群。②可及性好。服务对象已经主动来到医疗机构，便于为其提供避孕节育服务。③接受度高。接受人工流产术前后，女性会经历身心痛苦，更易于接受医务人员关于避孕方法的咨询指导，也更易于落实避孕措施。为此，加强人工流产术后避孕服务非常重要。

目前数据表明：①PAC 服务能有效提高流产后"立即避孕"的比例。通过一对一会诊，分析流产女性避孕失败的原因，充分了解流产女性术后生育要求、身体状况及剖宫产史，推荐合适的避孕方法。②PAC 服务提升了女性的避孕认知。意外妊娠是由于对各种避孕方法和专业知识，以及对传统避孕方法缺乏了解。通过 PAC 服务，流产后女性可以了解各种避孕方法的作用机制、优缺点、适应证和禁忌证，充分了解和获取避孕信息，自主选择和使用高效的避孕方法。③PAC 服务有效降低重复流产率，达到了有效避免短期复发性流产的目的。因此，开展 PAC 服务很有必要。

（二）流产后关爱服务的内容

PAC 服务涉及术前初诊、手术当日和术后随访等环节，服务内容包括宣传教育、一对一咨询、指导人工流产后即时落实高效避孕措施等服务。其中，术前初诊、术后首次随访提供的 2 次一对一咨询服务最为重要。术前初诊开展一对一咨询，目的是指导服务对象在术前选定避孕方法，以便在服务对象离开医疗机构前即时落实一项避孕措施；术后首次随访提供一对一咨询，目的是再次指导服务对象坚持和正确使用避孕方法。

（三）采用高效避孕方法的重要性

WHO 将常用避孕方法分为高效避孕方法和非高效避孕方法两类。某种避孕方法每百名女性规范使用 1 年发生非意愿妊娠的人数< 1，即为高效避孕方法。常见的高效避孕方法包括宫内节育器、皮下埋植剂、女性绝育术、男性绝育术、长效避孕针、复方短效口服避孕药等。高效避孕方法以外的其他避孕方法均为非高效避孕方法，例如，外用避孕药（膜剂、栓剂、凝胶），即使在规范使用的情况下，每百名女性使用 1 年发生非意愿妊娠的人数仍>18；避孕套在一般使用情况下，每百名女性使用 1 年发生非意愿妊娠的人数>15。

未采用高效避孕方法是避孕失败的重要原因之一。因此，开展 PAC 服务需通过健康教育和一对一咨询，指导服务对象即时落实高效避孕方法，减少再次非意愿妊娠，减少重复流产。

（四）流产后关爱的推广

1. 加强人员培训　熟练掌握避孕节育基本知识和技能，掌握人际交流和咨询沟通技巧，是开展 PAC 服务的重要基础。各级卫生健康部门应开展针对性培训，提升医护人员相应服务能力和水平。

2. 促进男性参与　在开展术前初诊、术后随访服务时，都应告知服务对象男性参与的重要性。要创造条件，促进配偶（伴侣）共同接受避孕方法咨询指导，促进服务对象术后即时落实避孕措施。

3. 优先提供免费避孕药具　我国自 20 世纪 70 年代建立了避孕药具免费供应制度，政府财政出资集中采购避孕药具，免费向育龄群众发放。2017 年，免费提供避孕药具专项纳入国家基本公共卫生服务项目。在开展人工流产后避孕服务时，应当优先向有需求的服务对象提供免费避孕药具。各级卫生健康部门要加强工作统筹和指导，保障免费避孕药具进入综合医院、妇产专科医院、妇幼保健计划生育服务机构和基层医疗卫生机构。

　　当今社会，人们面临着很多严峻的健康挑战，对控制自己生育力的需求要比其他任何健康问题所涉及的生命时期更多，它对女性的健康，尤其是对于女性的生殖健康至关重要。妇产科医师的任务仍任重而道远。

参考文献

［1］国家卫生健康委关于贯彻落实《中共中央、国务院关于优化生育政策促进人口长期均衡发展的决定》的通知（国卫人口发〔2021〕24 号）［J］.中华人民共和国国务院公报，2021（7）：15-17.

［2］国务院关于印发中国妇女发展纲要和中国儿童发展纲要的通知国发〔2021〕16 号［J］.中华人民共和国国务院公报，2021（29）：13-52.

［3］王广州，胡耀岭.从第七次人口普查看中国低生育率问题［J］.人口学刊，2022，44（6）：1-14.

［4］李晓宇，顾向应.我国生育力现状及面临的挑战［J］.中国计划生育和妇产科，2020，12（1）：3-6，97-98.

［5］刘庆.优化生育政策背景下的生殖健康服务［J］.中国实用妇科与产科杂志，2021，37（11）：1081-1083.

［6］郑晓瑛，陈功.中国青少年生殖健康可及性调查基础数据报告［J］.人口与发展，2010，16（3）：2-16.

［7］刘晓瑷.人工流产与继发不孕［J］.中国实用妇科与产科杂志，2009，25（10）：749-751.

［8］KLEMETTI R，GISSLER M，NIINIMÄKI M，et al. Birth outcomes after induced abortion：a nation-wide register-based study of first births in Finland［J］. Hum Reprod，2012，27（11）：3315-3320.

［9］吴尚纯，张文，顾向应.人工流产对生殖健康的不利影响［J］.中国计划生育学杂志，2016，24（1）：7-10.

［10］SALADINO V，ELEUTERI S，ZAMPARELLI E，et al. Sexual violence and trauma in childhood：a case report based on strategic counseling［J］. Int J Environ Res Public Health，2021，18（10）：5259.

［11］QUINCY B L，FALTEISEK K，JOHNSTON J. Recognizing and responding to sex-trafficked minors in the healthcare setting［J］. JAAPA，2020，33（9）：43-47.

［12］MAKIEVA S，SAUNDERS P T，NORMAN J E. Androgens in pregnancy：roles in parturition［J］. Hum Reprod Update，2014，20（4）：542-559.

［13］MARCHAND E，MARTRILLE L，HEDOUIN V. Traumatic rectovaginal fistula after sexual intercourse following a non-consensual anal penetration：a case report and a review of the literature［J］. Forensic Sci Med Pathol，2021，17（4）：679-683.

［14］SCHAUL M，SCHWARK T. Rare（uro-）genital pathologies in young girls mimicking sexual abuse［J］. Int J Legal Med，2022，136（2）：623-627.

［15］LUFFY S M，EVANS D P，ROCHAT R W. " Regardless, you are not the first woman "：an illustrative case study of contextual risk factors impacting sexual and reproductive health and rights in Nicaragua［J］. BMC Womens Health，2019，19（1）：76.

［16］THOMPSON J，UNDIE C C，AMIN A，et al. Harmonizing national abortion and pregnancy prevention laws and policies for sexual violence survivors with the Maputo Protocol：proceedings of a 2016 regional technical meeting in sub-Saharan Africa［J］. BMC Proc，2018，12（Suppl 5）：5.

［17］CHABBERT-BUFFET N，MARRET H，AGOSTINI A，et al. Clinical practice guidelines for contraception by the French National College of Gynecologists and Obstetricians（CNGOF）［J］. J Gynecol Obstet Hum Reprod，2019，48（7）：441-454.

［18］国家卫生健康委《人工流产后避孕服务规范（2018 版）》文件解读［J］.中国计划生育学杂志，2018，26（10）：888-891.

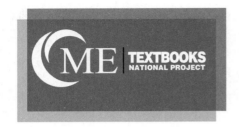

胎盘植入性疾病的保留生育功能治疗

第 5 章

胡惠英　高劲松

中国医学科学院　北京协和医学院　北京协和医院

胎盘植入性疾病（placenta accrete spectrum disorders，PAS）是一组疾病的统称，最早由 Luke 于 1966 年提出。根据胎盘侵入子宫肌层的深度，PAS 可分为侵入性胎盘（placenta accreta）、植入性胎盘（placenta increta）和穿透性胎盘（placenta percreta）三型，每 10 000 名孕妇中约有 1.7 人会发生 PAS。

PAS，尤其是重度 PAS（植入性胎盘和穿透性胎盘植入）的最大风险为灾难性的产后出血，可导致产后出血相关并发症及孕产妇死亡。此外，国外文献报道 PAS 患者的子宫切除率超过50%。近年来，国外出版多部 PAS 相关指南均提出，对于 PAS 患者，在剖宫产同时进行子宫切除是首选式式，但国内近年报道了越来越多的保守性手术治疗成功病例。多中心大样本回顾性研究表明，我国 PAS 患者的子宫切除率低于 20%，当 PAS 患者有强烈保留生育功能的意愿时，应进行个体化评估和治疗，在风险可控的基础上，可先尝试保守性手术治疗，如失败则进行子宫切除，以降低子宫切除率。

本文将重点讨论 PAS 的术前评估和保留生育功能的适应证把握及相关处理方式。

一、胎盘植入性疾病的高危因素

剖宫产史和前置胎盘是 PAS 的主要高危因素，尤其是当两者同时存在时。在过去 40 年里，全球剖宫产率从 10% 上升到 40%；与此同时，PAS 的发病率也升高了 10 倍，并随着前次剖宫产次数的增加而升高（从 1 次剖宫产史的 4.5% 升高到 4 次或更多剖宫产史的 44.9%）。剖宫产数的增加也导致前置胎盘发生率的升高，超过 90% 的女性被诊断患有 PAS 时也同时患有前置胎盘。一些研究报道，当前置胎盘和 PAS 同时存在时，孕产妇的死亡率高达 7%。前置胎盘合并 PAS 的发生率随着剖宫产次数的增加而升高。在一项纳入 723 例前置胎盘患者的前瞻性研究中，第 1 次（首次）剖宫产时 PAS 的发生率为 3%，第 2 次剖宫产时为 11%，第 3 次剖宫产时为 40%，第 4 次剖宫产时为 61%，第 5 次或更多次剖宫产时为 67%。而在未患前置胎盘的情况下，PAS 在剖宫产分娩女性中的发生率低很多，第 1 次（首次）剖宫产时 PAS 的发生率为 0.03%，第 2 次剖宫产时为 0.20%，第 3 次剖宫产时为 0.10%，第 4 次或第 5 次剖宫产时为 0.80%，第 6 次或更多次剖宫产时为 4.70%。

其他危险因素还包括子宫手术史（如进入子宫腔的肌瘤剔除术、宫腔镜下切除子宫腔粘连、子宫角妊娠手术、扩宫和刮宫术、子宫内膜切除术等）、孕妇年龄>35 岁、经产、盆腔放射治疗（简称"放疗"）史、人工剥离胎盘史、产后子宫内膜炎史、不孕和/或针对不孕的操作及多胎妊娠。有研究表明，对于经体外受精技术辅助妊娠，特别是使用冷冻胚胎的女性，PAS 的风险增加 4~13 倍。

二、胎盘植入性疾病的筛查和诊断

准确的 PAS 产前诊断可提供关于疑似胎盘异常的信息，并可据此计划相应的分娩地点和操作准备。如出现假阴性结果，可能会导致医师采用常规的低位横切子宫切口，甚至在胎儿娩出前出现大量胎盘失血；如出现假阳性诊断，则会导致医师采用不必要的中线皮肤切口和子宫底切口，增加术中和术后并发症的风险。因此，此类患者应及时诊断，并将其转诊到有诊治经验和多学科诊疗团队（multi disciplinary team，MDT）的医疗中心，尽量减少由于并发症而需要紧急手术、大量输血和再次手术的可能。一篇纳入 11 项研究共 700 例妊娠期女性的荟萃分析显示，与分娩时才诊断为 PAS 的孕产妇相比，分娩前已确诊的孕产妇失血量显著减少（平均相差 0.9 L），输注的红细胞也更少（平均相差 1.5 U）。

（一）筛查时机

前置胎盘或前壁胎盘位置较低且具有子宫手术史的女性，应在妊娠第 18~24 周对胎盘与子宫肌层交界处进行全面经腹和经阴道超声评估，可在产前诊断或排除 PAS，其准确率接近 90%。但遗憾的是，在人群研究中，仍有 1/2~2/3 的患者未能在产前获得诊断。此外，持续使用针对性筛查方案可能有用。

对于有 1 次或多次既往剖宫产后发生前置胎盘或低置胎盘的患者，若影像学检查提示胎盘异常植入，则极有可能诊断为 PAS；若影像学检查未提示胎盘异常植入，则可合理排除 PAS。

（二）影像学检查

1. 超声评估　由技术熟练的操作者进行超声检查被认为在检测 PAS 方面具有很高的准确性。最近的一项系统回顾和荟萃分析发现，在回顾性和前瞻性研究中，由技术熟练的操作者进行超声检查以检测 PAS 的敏感性分别为 88% 和 97%。彩色多普勒超声和三维能量多普勒超声也已应用于临床，以提高灰度超声的敏感性。

妊娠第 9 周前，如超声检查发现孕囊位于子宫下段前壁，尤其当与既往剖宫产瘢痕龛影重合时，应怀疑 PAS；若之后在此区域出现胎盘发育，也应怀疑 PAS。胎盘陷窝结构、膀胱线中断和子宫下段血供增多等特征性中期妊娠表现也可能在早期妊娠的后期出现。

在中、晚期妊娠，与 PAS 有关的经腹和经阴道超声表现包括胎盘陷窝结构、膀胱线中断、透明层缺失、肌层变薄、血管系统异常、子宫轮廓异常、外生性包块等。但 PAS 的诊断并不需要所有表现同时存在，其中许多表现可因胎盘位于后壁而被掩盖。彩色多普勒超声联合上述其他超声表现有助于确诊 PAS，具体表现包括陷窝血液湍流（>15 cm/s）、桥接血管、弥漫性或局灶性胎盘实质内血流、子宫浆膜-膀胱交界处血流丰富、胎盘下静脉明显复杂。三维能量多普勒超声也已成功用于评估 PAS，具体表现包括不规则胎盘内血管形成伴横跨胎盘宽度的扭曲汇合血管及子宫浆膜层-膀胱壁交界处血供增多。

2. 磁共振成像评估　磁共振成像（magnetic resonance imaging，MRI）在下述 3 种临床情况中比超声更具价值：①评估可能的后壁 PAS。因为无法通过膀胱识别胎盘-子宫肌层交界处。②评估子宫肌层及宫旁组织的侵入深度。若为前壁胎盘，还需评估膀胱受累情况。③评估子宫切口最外侧的子宫肌层和胎盘。经阴道超声无法清晰显示该区域，仅可显示子宫肌层和胎盘的中心部位。

目前，尚未证实 MRI 的诊断准确性是否高于超声检查。一项研究发现，MRI 将正确超声 PAS 诊断误诊的可能性与其纠正超声错误诊断的概率相当。实现诊断高效能的关键是确保 MRI 与超声结果联合解读，并均由熟悉相关领域的医师进行解读。此外，有专家组认为，妊娠第 24～30 周是植入性胎盘进行 MRI 诊断的理想妊娠周数，因为早于或晚于该时间范围进行 MRI 诊断的假阳性率和假阴性率更高。

MRI 下 PAS 的预测指标包括子宫膨入膀胱（胎盘/子宫膨出）、膀胱壁中断、T_2WI 显示胎盘后低信号线消失、胎盘床血管形成异常、T_2WI 显示胎盘内暗带、子宫肌层变薄及局灶外生性包块。阳性表现数量越多，则提示预后越差。一项研究纳入了 100 例接受 MRI 检查的前置胎盘女性，存在 15 个 MRI 特征中至少 3 个则提示 PAS，此类患者发生复杂性分娩的风险较高（$OR>19$）；存在至少 6 个特征时发生分娩时大出血的风险更高（$OR>90$）。MRI 诊断的准确性高度依赖于阅片医师的专业水平和经验。

3. 术中临床评估 分娩过程中提示 PAS 可能的临床预测征象包括：①手取胎盘困难；②虽经双手按摩子宫、脐带牵引和使用缩宫素等积极处理，产后 20～30 min 胎盘仍未剥离；③阴道分娩时胎盘有部分残留，需进行清宫；④剖宫产时胎盘剥离部位大量出血。

在进行开腹手术时，下列征象有助于识别和诊断 PAS：①检查子宫和盆腔的外观，胎盘着床部位异常蓝色/紫色外观，沿着子宫下段浆膜的血管分布增多且血管迂曲，有显著扩张的子宫下段向盆腔侧壁膨出或明显侵及子宫浆膜面；②胎儿娩出后，轻轻牵引脐带使子宫壁向内回缩，胎盘未剥离，且胎盘床以外的子宫收缩；③若前两个步骤未提示 PAS，尝试用手指轻柔探查子宫和胎盘之间是否存在分离面，如无分离面即可诊断为 PAS。

临床上，PAS 应注意与"子宫窗"和"胎盘滞留"等相鉴别。子宫窗是指前次剖宫产术后子宫肌层裂开，术中胎盘在浆膜下可见。胎盘滞留是指与 PAS 相比，胎盘是从子宫壁正常剥离，但由于子宫颈强烈或强直收缩导致胎盘嵌顿在子宫内。

三、胎盘植入性疾病手术处理策略的制定

（一）术前准备

根据患者的危险因素预估需行子宫切除术的可能性，确保患者产前准备充分并接受相关咨询、制订详尽手术计划，尽可能避免急诊手术。术前根据患者病情而制订计划至关重要，该计划应包括 MDT 和计划性分娩，且分娩机构应具有处理大出血和复杂盆腔手术的资源和人员。对于泌尿道损伤风险大的重度 PAS 患者，可在术前放置输尿管支架帮助术中识别输尿管以降低损伤泌尿系统的风险。对于出血风险极高的患者，可使用球囊导管或动脉栓塞术等预防性血管腔介入治疗来减少分娩时或分娩后的出血风险，但其利弊及效果尚不确定。

（二）手术方式的选择

根据 PAS 的程度、患者的生育意愿、术者的经验和客观条件，可选择子宫切除或保留生育功能的保守性手术。

1. 保留生育功能的保守性手术 当患者有强烈的保留生育功能意愿时，应进行个体化治疗，在风险可控的基础上，先尝试保守性手术治疗，如失败，则再行子宫切除，以降低子宫切除率。保守性手术治疗 PAS 的措施涉及术中胎盘的处理方式和各种止血技术的结合。胎盘处理包括胎盘

原位保留、胎盘局部切除和胎盘完全清除。在保留子宫的保守性手术过程中，应在血管阻断（止血带或止血钳临时阻断血流）、子宫腔填塞或介入放射治疗（栓塞或球囊阻断）等缓解出血的基础上，灵活采用多种缝合止血方法，有效减少胎盘剥离面出血，以达到保留子宫的目的。

对于保守性手术，无论选择哪种手术方式，都需要具备以下条件：①患者有保留生育功能的强烈意愿，并知晓高并发症风险，能接受紧急子宫切除术；②医疗中心需有丰富的诊治经验，有专业团队进行治疗及随访，有条件进行介入放射治疗及施行紧急子宫切除术，能支持大量输血方案；③患者理解 PAS 的高复发率，医患双方在产前就是否同时行输卵管结扎术达成共识。

2. 子宫切除术　对于严重 PAS 患者，原位保留胎盘并行子宫切除术可减少术中出血及其他并发症发生的概率。

对于必须进行子宫切除的患者，应立即手术（而非采用多种非手术措施后再手术），以降低输血需求并减少并发症。此外，术前耽误的时间越长，患者失血量就越多。因此，非手术治疗措施应快速衔接，当患者大出血或病情不稳定时，应立即准备进行子宫切除术。

术中若不能止血，可能需要进行盆腔填塞、暂时关腹并转入重症监护病房（intensive care unit，ICU）。应按需准备 ICU 病床进行术后管理。对于部分患者，可能需要采用血管升压素支持治疗和有创性血流动力学监测。子宫切除术后患者可能发生术后出血，若能通过介入放射学进行盆腔深部血管的造影栓塞术，进而避免再次手术，则可改善患者安全管理。

围生期子宫切除后并发症主要包括发热性疾病、出血、尿道损伤、凝血病、肠麻痹或肠梗阻，以及再次手术。紧急手术比计划手术的并发症发生率更高。

3. 非预期 PAS 的处理　行剖宫产术时，若在切开子宫前已怀疑有 PAS，应尽量避免或减少对子宫或延伸至子宫外（如膀胱后壁等部位）胎盘的操作，以防引发危及生命的出血。在娩出胎儿前，若产妇未发生大出血且母胎稳定，如不能立即获取处理 PAS 的必要资源，可行子宫热敷并延迟手术，直至相应人员和资源就位；如当地无法配备所需资源，则应关腹，并迅速将患者转运至可处理相关情况的医疗机构，但必须考虑转运途中大出血的风险。若产妇发生大出血和/或胎儿窘迫，最佳选择是经远离胎盘的子宫切口分娩，随后关闭子宫并将胎盘留在原位，待相关人员和资源就位后再行下一步处理。术中用带无菌套的探头进行超声检查可提示胎盘位置。若没有时间进行超声检查，大多数情况下，可在子宫后壁或子宫底做切口，往往能避开胎盘。若产妇出现大出血或其他方面不稳定，应在临床条件允许的情况下给予最佳处理方式，包括液体和血制品复苏，实施控制出血的标准手术并压迫出血部位，如采用手指压迫法或腹盆腔填塞法。当出血危及患者生命时，可采取肾下腹主动脉压迫或主动脉横断钳闭术。对于穿透性胎盘，应避免直接压迫或谨慎压迫，以防增加出血面积。对于大量出血的 PAS 产妇，大量输血方案有用。

在阴道分娩产妇中，偶有清除残留胎盘时首次发现局部或完全 PAS。子宫肌层与整个胎盘或胎盘局部之间没有分离面，可能发生危及生命的出血，应酌情补液和输血，同时做好开腹手术的准备。

四、总　　结

近年来，随着剖宫产数量的增加，PAS 的发病率也逐年上升，已经成为女性产后出血和围生期子宫切除的主要原因。PAS 的手术风险大，通过做好高危因素的排查和诊断、对严重患者进行及时转诊、选择合适的手术时机、组建 MDT、做好可靠的术前评估和充分的术前准备、制定合理的手术方案和抢救预案、由有经验医师实施手术等措施，可将风险降低至最低。对患者临床诊治的规范化管理将有助于改善妊娠结局，降低子宫切除率，降低孕产妇严重并发症的发生率和死亡率。

参考文献

[1] CLAUSEN C, LÖNN L, LANGHOFF - ROOSJ. Management of placenta percreta: a review of published cases [J]. Acta Obstet Gynecol Scand, 2014, 93（2）138-143.

[2] ZHANG H J, DOU R C, YANG H X, et al. Maternal and neonatal outcomes of placenta increta and percreta from a multicenter study in China [J]. J Matern Fetal Neonatal Med, 2019, 32（16）: 2622-2627.

[3] BATEMAN B T, MHYRE J M, CALLAGHAN W M, et al. Peripartum hysterectomy in the United States: nationwide 14 year experience [J]. Am J Obstet Gynecol, 2012, 206（1）: 63. e1-8.

[4] ANANTH C V, SMULIAN J C, VINTZILEOS A M, et al. The association of placenta previa with history of cesarean delivery and abortion: ametaanalysis [J]. Am J Obstet Gynecol, 1997, 177（5）: 1071-1078.

[5] GUROL-URGANCI I, CROMWELL D A, EDOZIEN L C, et al. Risk of placenta previa in second birth after first birth cesarean section: a population-based study and meta-analysis [J]. BMC Pregnancy Childbirth, 2011 , 21, 11: 9.

[6] JAUNIAUX E, BHIDEA. Prenatal ultrasound diagnosis and outcome ofplacenta previa accreta after cesarean delivery: a systematic review and meta-analysis [J]. Am J Obstet Gynecol, 2017, 217（1）: 27-36.

[7] SOLHEIM K N, ESAKOFF T F, LITTLE S E, et al. The effect of cesarean delivery rates on the future incidence of placenta previa, placenta accreta, and maternal mortality [J]. J Matern Fetal Neonatal Med, 2011, 24（11）: 1341-1346.

[8] SILVER R M, LANDON M B, ROUSE D J, et al. Maternal morbidity associated with multiple repeat cesarean deliveries [J]. Obstet Gynecol, 2006, 107（6）: 1226-1232.

[9] JAUNIAUX E, JURKOVIC D. Placenta accreta: Pathogenesis of a 20th century iatrogenic uterine disease [J]. Placenta, 2012, 33（4）: 244-251.

[10] BALDWIN H J, PATTERSON J A, NIPPITA T A, et al. Antecedents of abnormally invasive placenta in primiparous women: risk associated with gynecologic procedures [J]. Obstet Gynecol, 2018, 131（2）: 227-233.

[11] JAUNIAUX E, FOX A M, COLLINS K A, et al. New evidence - based diagnostic and management strategies for placenta accreta spectrum disorders [J]. Best Pract Res Clin Obstet Gynaecol, 2019, 61: 75-88.

[12] SHAMSHIRSAZ A A, FOX K A, SALMANIANB, et al. Maternal morbidity in patients with morbidly adherent placenta treated with and without a standardized multidisciplinary approach [J]. Am J Obstet Gynecol, 2015, 212（2）: 218. e1-9.

[13] ROBERT M S, FOX K A, BARTON J R, et al. Center of excellence for placenta accreta [J]. Am J Obstet Gynecol, 2015, 212（5）: 561-568.

[14] BUCA D, LIBERATI M, CALÌ G, et al. Influence of prenatal diagnosis of abnormally invasive placenta on maternal outcome: systematic review and meta-analysis [J]. Ultrasound Obstet Gynecol, 2018, 52（3）: 304-309.

[15] FITZPATRICK K E, SELLERS S, SPARK P, et al. The management and outcomes of placenta accreta, increta, and percreta in the UK: a population-based descriptive study [J]. BJOG, 2014, 121（1）: 62-70.

[16] BAILIT J L, GROBMAN W A, RICE M M, et al. Morbidly adherent placenta treatments and outcomes [J]. Obstet Gynecol, 2015, 125（3）: 683-689.

[17] THURN L, LINDQVIST P G, JAKOBSSON M, et al. Abnormally invasive placenta-prevalence, risk factors and antenatal suspicion: results from a large population-based pregnancy cohort study in the Nordic countries [J]. BJOG, 2016 , 123（8）: 1348-1355.

[18] MELCER Y, JAUNIAUX E, MAYMON S, et al. Impact of targeted scanning protocols on perinatal outcomes in pregnancies at risk of placenta accreta spectrum or vasa previa [J]. Am J Obstet Gynecol, 2018, 218（4）: 443.

[19] JAUNIAUX E, ALFIREVIC Z, BHIDE A G, et al. Placenta praevia and placenta accreta: diagnosis

and management green-top guideline no. 27a rcog green-top guidelines placenta praevia and placenta accreta：diagnosis and management［J］. BJOG, 2019, 126（1）：e1-e48.

［20］JAUNIAUX E, BHIDE A, KENNEDY A, et al. FIGO consensus guidelines on placenta accreta spectrum disorders：prenatal diagnosis and screening ［J］. Int J Gynaecol Obstet, 2018, 140（3）：274-280.

［21］BALLAS J, PRETORIUS D, HULL A D, et al. Identifying sonographic markers for placenta accreta in the first trimester［J］. J Ultrasound Med, 2012, 31（11）：1835-1841.

［22］ABINADER R R, MACDISI N, MOUDDEN I E, et al. First-trimester ultrasound diagnostic features of placenta accreta spectrum in low-implantation pregnancies［J］. Ultrasound Obstet Gynecol, 2022, 59（4）：457-464.

［23］MALDJIAN C, ADAM R, PELOSI M, et al. MRI appearance of placenta percreta and placenta accreta ［J］. Magn Reson Imaging, 1999, 17（7）：965-971.

［24］KIRKINEN P, HELIN-MARTIKAINEN H L, VANNINEN R, et al. Imaging by gray-scale and contrast-enhanced color Doppler sonography and magnetic resonance imaging［J］. J Clin Ultrasound, 1998, 26（2）：90-94.

［25］CARNIELLO M, BRITO L, SARIAN L O, et al. Diagnosis of placenta accreta spectrum in high-risk women using ultrasonography or magnetic resonance imaging：systematic review and meta-analysis［J］. Ultrasound Obstet Gynecol, 2022, 59（4）：428-436.

［26］EINERSON B D, RODRIGUEZ C E, KENNEDY A M, et al. Magnetic resonance imaging is often misleading when used as an adjunct to ultrasound in the management of placenta accreta spectrum disorders［J］. Am J Obstet Gynecol, 2018, 218（6）：618.

［27］KILCOYNE A, SHENOY-BHANGLE A S, RO-

BERTs D J, et al. MRI of Placenta Accreta, Placenta Increta, and Placenta Percreta［J］. Pearls and Pitfalls, 2017, 208（1）：214.

［28］BOURGIOTI C, ZAFEIROPOULOU K, FOTOPOULOS S, et al. MRI prognosticators for adverse maternal and neonatal clinical outcome in patients at high risk for placenta accreta spectrum（PAS）disorders ［J］. J Magn Reson Imaging, 2019, 50（2）：602-618.

［29］GIELCHINSKY Y, ROJANSKY N, FASOULIOTIS S J, et al. Placenta accreta-summary of 10 years：a survey of 310 cases［J］. Placenta, 2002, 23（2-3）：210-214.

［30］SHEINER E, LEVY A, KATZ M, et al. Identifying risk factors for peripartum cesarean hysterectomy. a population-based study［J］. J Reprod Med, 2003, 48（8）：622-626.

［31］KLAR M, LAUB M, SCHULTE-MOENTING J, et al. Clinical risk factors for complete and partial placental retention-a case-control study［J］. J Perinat Med, 2013, 41（5）：529-534.

［32］WOODRING T C, KLAUSER C K, BOFILL J A, et al. Prediction of placenta accreta by ultrasonography and color doppler imaging［J］. J Matern Fetal Neonatal Med, 2011, 24（1）：118-121.

［33］COLLINS S L, ALEMDAR B, BEEKHUIZEN H V, et al. Evidence-based guidelines for the management of abnormally invasive placenta recommendations from the International Society for Abnormally Invasive Placenta［J］. Am J Obstet Gynecol, 2019, 220（6）：511-526.

［34］JAUNIAUX E, COLLINS S, BURTON G, et al. Placenta accreta spectrum：pathophysiology and evidence-based anatomy for prenatal ultrasound imaging ［J］. Am J Obstet Gynecol, 2018, 218（1）：75-87.

［35］BRIERY C M, ROSE C H, HUDSON W T, et al. Planned vs emergent cesarean hysterectomy［J］. Am J Obstet Gynecol, 2007, 197（2）：154. e1-5.

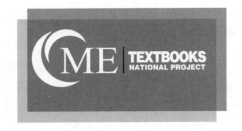

宫颈上皮内瘤变手术后的妊娠相关问题

第 **6** 章

宋英娜
中国医学科学院　北京协和医学院　北京协和医院

在过去的 30 年里，随着对子宫颈（简称"宫颈"）癌筛查技术的改进，越来越多的育龄期宫颈上皮内瘤变（cervical intraepithelial neoplasia，CIN）患者得到了及时的诊断和治疗。2013—2014 年，英国约有 360 万例 25～64 岁女性参加了宫颈癌筛查，进行了超过 23 800 例 CIN 相关手术。在美国，每年 CIN 新发患者约 40 万例。我国由于人口基数大，每年宫颈癌新发患者占全世界的 1/5，但目前并无全国每年进行 CIN 手术治疗的确切数字。

CIN 的手术治疗与后续不良生育结局相关。其可能的机制有以下几方面：①切除/破坏大部分宫颈基质导致瘢痕形成，宫颈丧失可塑性（宫颈狭窄），进而影响宫颈功能。例如，胎膜更易受到剪切力从而发生足月前胎膜早破或分娩时出现宫颈扩张困难。②切除/破坏大部分宫颈基质造成胶原基质的破坏，进而降低宫颈拉伸强度，后续妊娠过程中可能会出现宫颈过早扩张。③切除/破坏宫颈腺体减少宫颈黏液含量，或减少黏液中抗菌化合物的分泌，进而改变宫颈黏液。宫颈黏液发生改变、宫颈基质拉伸强度降低后，宫颈阴道菌群在妊娠期更容易通过胎膜导致上行感染。

一、对妊娠及分娩结局的影响

1. 对生育功能的影响　CIN 的手术治疗似乎不会影响患者的生育功能。2006 年的一项荟萃分析表明，与未接受过宫颈病变治疗的女性相比，曾接受过宫颈锥切术或宫颈环形电切术（loop electrosurgical excision procedure，LEEP）治疗的女性在实现妊娠所需要的时间及各时间段内的总妊娠次数方面没有差别。在有妊娠意向的女性中，接受过宫颈病变手术者与未手术者之间的妊娠率也没有差异（88% *vs.* 95%，*RR* = 0.93，95%*CI* 0.80～1.08）。芬兰的一项研究发现，在接受过 CIN 手术治疗（无论是 LEEP 还是宫颈锥切术）的女性中，通过体外受精实现的妊娠率与一般人群通过体外受精的妊娠率相似（1.6% *vs.* 1.5%）。

2. 早、中期妊娠流产的风险　既往 CIN 治疗史似乎与中期妊娠流产风险增加有关，但不影响早期妊娠的流产风险。一篇荟萃分析纳入了 15 项研究（主要是回顾性研究），比较 CIN 所有治疗类型与不治疗患者的妊娠结局。结果显示，治疗和未治疗患者的中期妊娠流产风险分别为 1.6% 和 0.4%（*RR* = 2.60，95%*CI* 1.45～4.67），而早期妊娠流产风险分别为 9.8% 和 8.4%（*RR* = 1.16，95%*CI* 0.80～1.69）。Kyrgiou 的研究结果也得出了一致结论，即接受宫颈病变手术治疗和未接受治疗患者的总流产率（4.6% *vs.* 2.8%，*RR* = 1.04，95%*CI* 0.90～1.21）相似。Albrechtsen 等的一项队列研究结果显示，与孕前未行宫颈锥切术的女性相比，宫颈锥切术后妊娠女性的中期妊娠流产风险明显增高，妊娠第 12~24 周流产的 *RR* 为 4.0（95%*CI* 3.3~4.8），妊娠第 24~27 周分娩的 *RR* 为 4.4（95%*CI* 3.8~5.0）；而未行宫颈锥切术的女性与分娩后行宫颈锥切术的女性中期妊娠流产率相似。随后一项基于挪威登记数据的大型人群研究评估了 CIN 特定治疗相关的妊娠结局，研究发现，既往宫颈切除手术治疗组患者妊娠第 16~22 周的流产风险高于不治疗组（0.5% *vs.* 0.2%，*RR*=2.6，95%*CI* 1.7~3.8），尤其是行 LEEP（0.4% *vs.* 0.2%，*RR*=3.0，95%*CI* 1.8~5.3）或宫颈锥切术后（0.6% *vs.* 0.2%，*RR*=2.3，95%*CI* 1.3~4.0）。

3. 早产及胎膜早破的风险　2016 年，一项纳入 71 个研究（共 6 338 982 例女性，其中 65 082 例接受过宫颈病变治疗，6 292 563 例未接受宫颈病变治疗）的荟萃分析显示，宫颈病变治疗显著增加女性早产的总体风险。接受宫颈病变治疗组中的女性在妊娠<37 周的早产风险为 10.7%，而未接受宫颈病变治疗组女性的早产总体风险为 5.4%（*RR*=1.78，95%*CI* 1.60~1.98）。接受宫颈病变治疗组和未接受宫颈病变治疗组中女性，在妊娠<32 周的早产风险分别为 3.5% 和 1.4%（*RR*=2.40，95%*CI* 1.92~2.99），在妊娠<28 周的早产风险分别为 1.0% 和 0.3%（*RR*=2.54，95%*CI* 1.77~3.63）。单独分析不同治疗方式后可见宫颈冷刀锥切后女性的早产风险最大，妊娠<37 周早产的 *RR* 为 2.70（95%*CI* 2.14~3.40），妊娠<32 周早产的 *RR* 为 3.07（95%*CI* 1.72~5.49），妊娠<28 周早产的 *RR* 为 4.52（95%*CI* 0.83~24.54）。接受宫颈病变治疗后，患者发生自发性早产、胎膜早破、宫内感染、低出生体重、新生儿入住重症监护病房和围生期死亡率也显著增加。

瑞典的一项队列研究采用未经治疗的 CIN 患者作为对照组，探讨 CIN 手术治疗后女性与宫颈细胞学正常的女性及妊娠期有 CIN 的女性在早产等产科不良结局和新生儿不良结局方面的风险。结果表明，所有宫颈病变的手术治疗都与早产和足月前胎膜破裂风险增加有关。与妊娠期 CIN 组相比，接受过宫颈病变手术治疗的女性发生早产（*aOR*=1.60，95%*CI* 1.21~2.12）、自发性早产（*aOR* 1.95，95%*CI* 1.40~2.72）和早产胎膜破裂（*aOR*=2.74，95%*CI* 1.66~4.51）的风险增加，而宫颈细胞学正常组女性的上述并发症发生风险与妊娠期 CIN 组接近。随后一项观察性队列研究纳入荷兰某病理登记系统中的 31 000 余例女性，研究发现，CIN 治疗组女性的自发性早产率高于 CIN 未治疗组（9.5% *vs.* 6.9%，*OR*=1.5，95%*CI* 1.3~1.8）和对照组（9.5% *vs.* 4.8%，*OR*=2.1，95%*CI* 1.9~2.3）。

二、对妊娠及分娩结局影响因素的分析

多项研究认为，宫颈锥切深度与早产风险增加密切相关。丹麦人群大样本统计发现，宫颈锥切深度每增加 1 mm，早产风险升高 6%；与未行 LEEP 者相比，2 次或多次行 LEEP 的女性早产风险升高约 4 倍。英国 Sasieni 教授团队进行了一项巢式病例对照研究，统计发现，与宫颈活体组织检查（简称"活检"）相比，宫颈锥切深度<10 mm 时，早产风险并未升高（7.5% *vs.* 7.2%），但随着宫颈锥切深度的增加，早产率也逐渐升高。当宫颈锥切深度达到 10~14 mm 时，早产率为 9.6%；当宫颈锥切深度达到 15~19 mm 时，早产率为 15.3%；当宫颈锥切深度≥20 mm 时，早产率上升到 20%。来自挪威的大样本数据研究也支持这一观点。除宫颈锥切深度外，也有文献报道了宫颈锥切体积对早产的影响。与宫颈锥切体积<3 cm³ 相比，宫颈锥切体积≥3 cm³ 的女性早产率升高（15.0% *vs.* 7.3%）；与宫颈锥切体积<6 cm³ 相比，宫颈锥切体积≥6 cm³ 的女性早产率升高更加显著（50.0% *vs.* 8.1%）。此外，宫颈病变手术治疗的次数也与早产风险增加有关，未接受宫颈病变手术治疗的女性后续早产风险为 4.2%，接受单次宫颈病变手术治疗者早产风险为 7.5%，接受 2 次及以上宫颈病变手术治疗者早产风险升高至 13.2%。

三、病例资料

收集 2007—2017 年在北京协和医院产科分娩的无明显妊娠合并症和并发症，且既往有宫颈锥切术史（锥切组）的 129 例患者资料，随机选择同期分娩的 407 例正常女性作为对照组，回顾性队列分析两组女性的早产率差异。在 129 例有宫颈锥切术史的女性中，有 67 例能获得完整的宫颈锥切病理资料，进一步进行单因素回归分析该 67 例宫颈锥切术后妊娠女性引起早产的高危因素。结果显示，与对照组相比，锥切组女性的早产率显著升高（13.2% *vs.* 5.2%，$P=0$）。锥切组中有 20 例（15.5%）出现胎膜早破，其中 4 例（3.1%）为未足月胎膜早破。对照组中有 61 例（15.0%）出现胎膜早破，其中 16 例（3.9%）为未足月胎膜早破。两组相比，胎膜早破和未足月胎膜早破发生率差异均无统计学意义（$P=0.888$，$P=0.795$）。在 67 例宫颈锥切术后女性中，有 40 例宫颈锥切深度>15 mm，34 例宫颈锥切体积>3 cm³，52.2% 的女性宫颈病变程度为 CIN3。卡方检验表明，宫颈锥切深度≤15 mm 的女性早产率为 3.7%，而宫颈锥切深度>15 mm 的女性早产率为 20%，差异无统计学意义（$P=0.055$）。将宫颈锥切体积=3 cm³ 作为界值进行划分，发现宫颈锥切体积>3 cm³ 组的早产率虽有升高，但差异无统计学意义（17.6% *vs.* 9.1%，$P=0.305$），可能由于样本量较小，检验差异均无统计学意义。CIN3 患者的早产率为 25.7%（9/35），而 CIN1 和 CIN2 患者的早产率为 0（0/32），差异有统计学意义（$P=0.008$）。运用 Logistic 单因素回归分析发现，CIN3 是宫颈锥切术引起早产的高危因素（$P=0.006$）。北京协和医院单中心、小样本的研究结果与国外文献报道结论基本一致，对妇科及产科临床咨询及工作有一定指导意义。但由于样本量小，对于宫颈锥切术引起早产的风险因素分析存在局限，后续还需进一步扩大样本量以获得更可靠的结论。

四、妊娠期间的产科管理建议

1. CIN 治疗后的最佳受孕时机　一些大型研究或注册研究报道，早产风险与 LEEP 后的等待时间无关。与之相反，一项人群研究发现，宫颈切除术后 12 个月内分娩者的早产风险最高（$RR=3.26$，$95\%CI\ 1.41\sim7.53$）。因此，目前尚无确切数据说明宫颈病变手术后获得最佳妊娠结局的时机。学者们普遍认同的观点是至少等待术后 3 个月再考虑妊娠。具体到某一患者，还需要充分考虑其年龄，手术类型（宫颈切除术 *vs.* 宫颈消融术），切除组织的深度、体积等因素，进行个体化决策。

2. CIN 手术治疗后妊娠的产科处理　对于有 CIN 治疗史（切除或破坏宫颈组织）的女性，应告知其关于早产和中期妊娠流产的风险。应注意的是，这些风险与切除或破坏组织的重量和体积呈正相关。因此，有宫颈切除术史［宫颈冷刀锥切术、LEEP/宫颈移行区大环切除术（large loop excision of the transformation zone，LLETZ）、宫颈激光锥切术］的女性风险较高。除了进行常规产前检查以外，还可考虑连续经阴道超声监测宫颈长度，以预测后续早产的风险。不建议单纯依据 CIN 手术史就实施预防性宫颈环扎术，因为这种情况下行宫颈环扎术的作用并不十分明确，且与围生期风险相关；也不建议仅凭 CIN 手术史就常规补充孕激素来降低早产风险。对于监测中发现的短宫颈患者，可考虑进行经阴道使用孕激素或行宫颈环扎术以降低早产风险。虽然宫颈持续狭窄可能导致分娩时难产，但宫颈锥切术史并非剖宫产的适应证，在该类女性产程中应加强监测观察，避免用力扩张子宫口，以防撕裂宫颈和子宫下段。若子宫口持续不扩张，则推荐进行剖宫产。

参考文献

［1］ Cervical screening：programme overview, Information on the NHS Cervical Screening Programme, including commissioning, quality assurance, education and training. 2015. http：//www. cancer-screening. nhs. uk/cervical/.

［2］ HENK H J, INSINGA R P, SINGHAL P K, et al. Incidence and costs of cervical intraepithelial neoplasia in a US commercially insured population ［J］. J Low Genit Tract Dis, 2010, 14（1）：29-36.

［3］ KYRGIOU M, KOLIOPOULOS G, MARTIN-HIRSCH P, et al. Obstetric outcomes after conservative treatment for intraepithelial or early invasive cervical lesions：systematic review and meta-analysis ［J］. Lancet, 2006, 367（9509）：489-498.

［4］ KYRGIOU M, MITRA A, ARBYN M, et al. Fertility and early pregnancy outcomes after treatment for cervical intraepithelial neoplasia：systematic review and meta-analysis ［J］. BMJ, 2014, 349：g6192.

［5］ JAKOBSSON M, GISSLER M, TIITINEN A, et al. Treatment for cervical intraepithelial neoplasia and subsequent IVF deliveries ［J］. Hum Reprod, 2008, 23（10）：2252-2255.

［6］ MANLEY K M, DRAYCOTT T. Uncertainty remains about early pregnancy outcomes after treatment for cervical intraepithelial neoplasia ［J］. Evid Based Med, 2015, 20（2）：72.

［7］ ALBRECHTSEN S, RASMUSSEN S, THORESEN S, et al. Pregnancy outcome in women before and after cervical conisation：population based cohort study ［J］. BMJ, 2008, 337：a1343.

［8］ BJØRGE T, SKARE G B, BJØRGE L, et al. Adverse pregnancy outcomes after treatment for cervical intraepithelial neoplasia. obstet gynecol ［J］. Obstet Gynecol, 2016 , 128（6）：1265-1273.

［9］ KYRGIOU M, ATHANASIOU A, PARASKEVAIDI M, et al. Adverse obstetric outcomes after local treatment for cervical preinvasive and early invasive disease according to cone depth：systematic review and meta-analysis ［J］. BMJ, 2016, 354：i3633.

［10］ WIIK J, KÄRRBERG C, NILSSON S, et al. Associations between cervical intraepithelial neoplasia during pregnancy, previous excisional treatment, cone-length and preterm delivery：a register-based study from western Sweden ［J］. BMC Med, 2022, 20（1）：61.

［11］ LOOPIK D L, VAN DRONGELEN J, BEKKERS R L M, et al. Cervical intraepithelial neoplasia and the risk of spontaneous preterm birth：A Dutch population-based cohort study with 45, 259 pregnancy outcomes ［J］. PLoS Med, 2021, 18（6）：e1003665.

［12］ NOEHR B, JENSEN A, FREDERIKSEN K, et al. Depth of cervical cone removed by loop electrosurgical excision procedure and subsequent risk of spontaneous preterm delivery ［J］. Obstet Gynecol, 2009, 114（6）：1232-1238.

［13］ CASTANON A, LANDY R, BROCKLEHURST P, et al. Risk of preterm delivery with increasing depth of excision for cervical intraepithelial neoplasia in England：nested case-control study ［J］. BMJ, 2014, 349：g6223.

［14］ Erratum in：BMJ. 2014；349：g7406. Chin, S ［corrected to China, S］. PMID：25378384；PM-CID：PMC4220819.

［15］ 尹健, 宋英娜. 子宫颈锥切术后妊娠早产的高危因素分析 ［J］. 实用妇产科杂志, 2018, 34（9）：678-681.

［16］ CONNER S N, CAHILL A G, TUULI M G, et al. Interval from loop electrosurgical excision procedure to pregnancy and pregnancy outcomes ［J］. Obstet Gynecol, 2013, 122（6）：1154-1159.

［17］ HEINONEN A, GISSLER M, RISKA A, et al. Loop electrosurgical excision procedure and the risk for preterm delivery ［J］. Obstet Gynecol, 2013, 121（5）：1063-1068.

［18］ WEINMANN S, NALEWAY A, SWAMY G, et al. Pregnancy outcomes after treatment for cervical cancer precursor lesions：an observational study ［J］. PLoS One, 2017, 12（1）：e0165276.

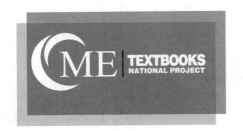

自身免疫性风湿病与妊娠

第 7 章

宋亦军
中国医学科学院　北京协和医学院　北京协和医院

自身免疫性风湿病可累及全身脏器与器官，给患者造成较大危害，其中以系统性红斑狼疮（systemic lupus erythematosus，SLE）、原发性干燥综合征（primary Sjögren syndrome，PSS）最为常见。这些疾病主要发生在育龄期女性，妊娠会引起此类患者的病情发生变化，这些疾病本身又会对妊娠转归产生一定影响。因此，对自身免疫性风湿病妊娠期女性的围生期管理是产科医师面临的挑战。

一、雌激素与系统性红斑狼疮

人类的免疫系统由非特异性免疫（又称"固有免疫"）和特异性免疫（又称"获得性免疫"）组成，两者的异常会引发自身免疫病。体液免疫是 B 细胞接受某种抗原刺激后，经活化、增殖、分化为浆细胞，并由此合成和分泌能与相应抗原结合的特异性抗体，即免疫球蛋白。B 细胞表面有雌激素受体，当雌激素与 B 细胞表面的雌激素受体结合后，会活化 B 细胞内的信号传导途径，导致基因表达发生改变，引起抗体合成增加。有研究发现，雌激素可刺激淋巴细胞和巨噬细胞增殖，雌二醇可上调激活的 Toll 样受体（toll-like receptor，TLR）的表达，TLR 的表达是 SLE 患者中抗核抗体产生所必需的。给 SLE 小鼠喂食雌二醇后，小鼠体内抗核抗体合成增加，加剧 SLE 的自身免疫病理过程。

二、系统性红斑狼疮与不良妊娠结局

SLE 是一种系统性自身免疫病，高发于育龄期女性，可累及全身所有脏器和组织，以肌肉骨骼系统、皮肤、肾脏、神经系统、血液系统等受累最为常见，以出现多种自身抗体，如抗核抗体、抗双链 DNA（dsDNA）抗体、抗 Sm 抗体、抗 SSA 抗体、抗 SSB 抗体等为突出特点，不仅可导致受累脏器的严重损害，也会引起多种严重不良妊娠结局。

（一）系统性红斑狼疮患者的妊娠转归

随着 SLE 临床诊治水平的不断提高，SLE 患者的存活率已显著提高。SLE 患者的生育功能是正常的，但妊娠期性激素水平的改变可对 SLE 病情产生不利影响，导致 SLE 患者在妊娠期出现病情复发或加重；同时，SLE 患者合并的重要脏器损害、自身抗体、服用药物等多种因素可能影响妊娠期患者自身及胎儿的健康。国内外多项大样本临床研究均证实，SLE 患者妊娠相关并发症，如复发性流产、胚胎停育、早产、先天心脏传导阻滞、胎儿生长受限（fetal growth restriction，FGR）、胎死宫内等的发生率均显著高于非 SLE 患者。美国近期一项研究显示，在 13 555 次 SLE 患者的妊娠中，孕产妇死亡率较健康妊娠人群高出 20 倍，以剖宫产终止妊娠的风险增加 1.7 倍，早产风险增加 2.4 倍，发生子痫前期的风险增加 3 倍。有 13%~35% 的 SLE 患者妊娠期伴有子痫前期，而美国普通女性妊娠期的子痫前期发生率仅有 5%~8%。北京协和医院在 2008 年总结了 94 例 SLE 患者的妊娠资料，其中发生胎儿妊娠丢失 7 例次（9%），发生新生儿死亡 3 例，SLE 产妇死亡 4 例，总的母婴死亡率为 8.9%。来自中国 SLE 诊治协作组（Chinese SLE Treatment and Research Group，CSTAR）的注册队列数据资料显示，我国 SLE 患者总的胎儿妊娠丢失率为 3%。这些数据表明，目前与健康女性相比，SLE 患者的妊娠属于高危妊娠。

（二）系统性红斑狼疮与妊娠的相互影响

1. SLE 会增加患者发生不良妊娠结局的风险　尤其当合并抗磷脂综合征（antiphospholipid syndrome，APS）时，其复发性流产的发生率明显增高，SLE 合并肾脏和血液系统受累的患者发生早产、子痫前期和子痫的风险也明显升高。妊娠期雌激素水平的变化也会导致 SLE 患者免疫功能紊乱状态恶化，进而加重病情或导致原有疾病复发。13.5%~65.0% 的 SLE 患者在妊娠期会出现病情活动，大多数病情活动表现为轻、中度活动，只有 15%~30% 的患者可出现严重的病情活动。SLE 患者在妊娠期最常见的病情活动是皮肤病变（25%~90%）、血液系统异常（10%~40%）、关节炎（20%）及肾脏受累（4%~30%）。SLE 患者妊娠期疾病复发或加重可发生在妊娠的任何阶段，部分患者甚至在分娩后短期内也会出现。

2. SLE 患者妊娠期疾病严重程度会影响妊娠结局　有研究发现，妊娠期病情不活动或病情为轻度的 SLE 患者和病情为中重度的 SLE 患者的死胎发生率分别为 5% 和 16%，妊娠 28 周前早产发生率分别为 6% 和 17%，妊娠 28 周后早产发生率分别为 26% 和 49%，小于胎龄儿的发生率分别为 21% 和 30%。SLE 病情与妊娠之间相互影响且互为不利因素，因此，控制 SLE 患者的病情，使患者在妊娠前一定时间内达到疾病稳定、不活动，并选择合适的妊娠时机是减少 SLE 患者不良妊娠结局发生风险的重要环节。

（三）系统性红斑狼疮患者妊娠时机的选择

临床研究发现，发生不良妊娠结局的危险因素包括妊娠期出现 SLE 病情活动、妊娠期新发 SLE、合并 APS、抗 dsDNA 抗体阳性、血小板减少、高血压、狼疮肾炎病史，以及在妊娠前 3 个月内出现蛋白尿。此外，在妊娠前 6 个月内处于 SLE 病情活动状态和在妊娠期停用羟氯喹也是发生胎儿妊娠丢失的危险因素。高龄（>40 岁）SLE 患者、合并高血压或糖尿病、肥胖 [体重指数（body mass index，BMI）≥35 kg/m^2]，以及在妊娠期持续使用糖皮质激素剂量相当于泼尼松 20 mg/d 等，均是导致 SLE 患者不良妊娠结局的危险因素。

关于 SLE 患者妊娠的最佳时机和禁忌证，目前并无高质量的循证医学证据支持，主要基于临床观察研究结果与临床专家共识推荐。根据《2022 中国系统性红斑狼疮患者生殖与妊娠管理指南》，SLE 患者在同时满足下述条件时方可考虑妊娠：①SLE 病情稳定 ≥6 个月；②口服泼尼松 ≤15 mg/d（或等效剂量的不含氟类糖皮质激素）；③停用可能致畸药物（如环磷酰胺、甲氨蝶呤、吗替麦考酚酯、来氟米特、雷公藤等）至所需时间；④24 h 尿蛋白定量 ≤0.5 g 且无重要脏器损害。不推荐有如下任意情况者妊娠：①肺动脉高压；②重度限制性肺疾病 [如用力肺活量（forced vital capacity，FVC）<1 L]；③严重心力衰竭；④慢性肾衰竭（血肌酐 ≥247 μmol/L）；⑤既往有严重的子痫或子痫前期，以及难以控制的 HELLP 综合征导致胎儿妊娠丢失；⑥既往 6 个

月内曾出现 SLE 病情活动或卒中。

事实上，尽管患者满足了可考虑妊娠的条件，但仍有部分患者在妊娠期会出现疾病复发或加重，并导致不良妊娠结局。因此，SLE 患者在妊娠期间需密切监测病情变化。

（四）系统性红斑狼疮患者的避孕措施

由于妊娠可加重 SLE 的病情，因此，对于所有育龄期 SLE 患者，无论有无生育需求，在计划妊娠前均应采取严格的避孕措施。SLE 患者可采取的避孕措施包括工具避孕法、宫内节育器（intrauterine device，IUD）、口服避孕药及皮下埋植避孕药等。

1. 工具避孕法　所有 SLE 患者均可选择工具避孕法。单独工具避孕通常无法达到严格避孕的效果，应配合其他避孕措施共同使用。

2. IUD　IUD 也是一种有效的避孕措施。临床研究发现，对于仅有单一性伙伴且除小剂量糖皮质激素外未使用免疫抑制剂的 SLE 患者，使用 IUD 是安全的，不会升高子宫腔感染的发生率。

3. 口服避孕药　SELENA 研究结果显示，服用由雌激素和孕激素组成的口服避孕药不仅不会增加疾病复发的风险或加重病情，还能减少 SLE 患者疾病复发的次数。由于避孕药物有增加血栓形成的风险，因此，禁用于抗磷脂抗体（anti-phospholipid antibody，aPL）阳性的 SLE 患者、SLE 病情不稳定患者、严重狼疮肾炎引起肾病综合征的患者，以及既往曾有血栓病史或处于高凝状态的患者。推荐没有禁忌证的患者使用口服避孕药物来避孕。

（五）系统性红斑狼疮患者的妊娠期管理

1. 妊娠期监测　SLE 患者在妊娠期的任何阶段都可能出现病情复发或加重，在妊娠期前 3 个月内出现的重度病情活动对患者的妊娠转归影响很大，而晚期妊娠雌激素水平的升高也会对 SLE 患者的病情产生不良影响，甚至可能危及 SLE 患者自身和胎儿的生命。因此，SLE 患者在整个妊娠期间都应进行密切监测。

目前，尚缺乏循证医学证据支持 SLE 患者的最佳妊娠期监测频率。SLE 患者在确定妊娠后，应根据具体情况考虑妊娠期间的随诊频率。《2022 中国系统性红斑狼疮患者生殖与妊娠管理指南》推荐，妊娠第 28 周前，每 4 周随诊 1 次；自妊娠第 28 周开始，每 2 周随诊 1 次。但由于患者在妊娠第 28 周后的病情变化较快，故随诊间隔应由风湿免疫科和产科医师根据具体情况共同商讨确定。SLE 患者在确定妊娠后，需行胎儿彩色多普勒超声检查，明确胎儿的确切胎龄。

产科随访内容包括常规产科检查、血压监测和胎心监测，并在妊娠第 16 周后定期行胎儿彩色多普勒超声检查，以监测胎儿的生长情况及是否发生畸形。如出现 FGR 或子痫前期表现，则应缩短随诊间隔。在妊娠第 28 周后，每 2 周行 1 次脐带动脉血流多普勒超声检查，监测胎儿血供情况；自妊娠第 28 周开始，原则上每 2 周进行 1 次胎儿监测。如有异常，可每周行脐带动脉血流多普勒超声检查和胎儿监测。如抗 SSA 抗体和/或抗 SSB 抗体阳性，在条件允许的情况下，从妊娠第 16 周开始，定期行胎儿超声心动图检查，监测胎儿心脏结构及传导情况。

在对 SLE 患者的妊娠期随访中，医师应对其进行详细的问诊、体格检查及相应的实验室检查，以评估病情变化，并与可能出现的产科并发症进行鉴别诊断。建议在每次随访的实验室检查中进行血常规、尿沉渣和 24 h 尿蛋白定量、血生化和电解质水平、血尿酸水平、抗 dsDNA 抗体滴度与定量检查、血清补体水平检查等；对于合并 APS 的患者，应进行凝血相关检查，并定期进行相关 aPL 检查。建议在每次随诊时均根据系统性红斑狼疮妊娠疾病活动指数（systemic lupus erythematosus pregnancy disease activity index，SLEPDAI）和医师整体评估（physician global assessment，PGA）来评估 SLE 病情活动度，如出现病情变化则应缩短监测间隔。

2. 妊娠期 SLE 病情复发的处理　SLE 患者在妊娠期出现病情活动，应根据疾病活动度及受累器官类型和严重程度制定个体化糖皮质激素及免疫抑制剂治疗方案。对于轻度病情活动者，推荐使用小剂量非氟化糖皮质激素（如泼尼松≤20 mg/d），可联用免疫抑制剂，以减小糖皮质激素妊娠期的累积使用剂量，降低发生远期不良反应的风险。对于中度病情活动者，推荐使用相当于泼尼松 1 mg/（kg·d）的非氟化糖皮质激素或甲泼尼龙冲击治疗，同时联合免疫抑制剂治疗。妊娠期可安全使用的免疫抑制剂包括硫唑嘌呤、环孢素或他克莫司等。使用糖皮质激素和免疫抑制剂时，应根据疾病活动及妊娠周数等对剂量进行酌情调整。相当于泼尼松>10 mg/d 的糖皮质激素剂量可增加早产、胎膜早破和 FGR 风险，病情控制后，应尽快将糖皮质激素减至最小有效剂量。妊娠期还可选择应用静脉注射免疫球蛋白（intravenous immunoglobulin，IVIg），可部分改善 SLE 患者血液系统及肾脏损害。羟氯喹可降低 SLE 妊娠患者的疾病活动度及复发风险，改善妊娠结局，并预防新生儿心脏传导阻滞，且对新生儿无明确不良影响。未使用羟氯喹的患者应加用，推荐剂量为每次 200 mg，2 次/天。如果 SLE 患者在妊娠前 3 个月内出现重度病情活动，建议终止妊娠。

3. SLE 患者终止妊娠与分娩方式的选择　当 SLE 患者病情稳定、妊娠满 39 周且胎儿发育成熟时，建议终止妊娠；如无剖宫产适应证，建议采取阴道试产。出现如下任意情况时，建议尽早终止妊娠：妊娠前 3 个月内出现明显的 SLE 病情活动、SLE 病情严重危及母体安全、妊娠期监测发现胎盘功能低下危及胎儿健康、重度妊娠高血压、精神和/或神经异常、脑血管意外事件、弥漫性肺疾病伴呼吸衰竭、重度肺动脉高压、24 h 尿蛋白定量≥3 g。对于在妊娠期病情复发或加重的患者，可适当放宽剖宫产适应证，在胎儿成熟的情况下尽早终止妊娠；对于妊娠满 38 周且胎儿发育成熟者，可以终止妊娠。

4. 伴有 APS 的 SLE 患者的妊娠期处理　APS 是一种以反复血管性血栓事件、复发性自然流产、血小板减少等为主要临床表现，并伴有 aPL 持续中度或高度阳性的自身免疫病。APS 通常分为原发性 APS 和继发性 APS，后者多继发于 SLE、PSS 等结缔组织病。根据产科临床表现不同，以及既往有无血栓病史和病理妊娠史，可考虑选用小剂量阿司匹林、低分子量肝素，或者阿司匹林联合低分子量肝素治疗。通常经过合理的治疗后，超过 70% 的 APS 妊娠患者可顺利分娩。

（1）对于既往无血栓病史的早期复发性流产或晚期妊娠胎儿丢失的 APS 患者：通常建议在尝试妊娠时开始应用低剂量阿司匹林治疗（50~100 mg/d），并在证实宫内孕后开始应用预防量的低分子量肝素。与单独应用阿司匹林相比，低分子量肝素联合阿司匹林能够显著降低妊娠丢失风险，并且升高新生儿活产率。妊娠相关并发症（早产、子痫前期、胎儿发育迟缓）的风险两者无显著差异。

（2）对于既往无血栓病史的胎盘功能不全相关早产 APS 患者：建议从早期妊娠开始应用低剂量阿司匹林治疗（50~100 mg/d），并持续整个妊娠期；建议同时联合应用预防量的低分子量肝素。当低剂量阿司匹林治疗失败，或当胎盘检查提示大量蜕膜细胞炎症，或血管病变和/或血栓形成时，建议应用低剂量阿司匹林联合治疗量的低分子量肝素进行抗血小板聚集及抗凝治疗。

（3）对于既往有血栓史的 APS 患者：对于非妊娠期患者，建议长期接受华法林治疗，并且在妊娠期给予治疗量的低分子量肝素进行抗凝治疗。如果患者合并 APS 相关病理妊娠史，建议在妊娠期采用治疗量的低分子量肝素联合低剂量阿司匹林治疗。

（4）对于无相关临床表现的 aPL 阳性携带者：在不接受任何治疗的情况下，超过 50% 的女性可获得成功妊娠。可考虑单用低剂量阿司匹林治疗（50~100 mg/d）。

（5）对于在妊娠期一直服用阿司匹林的 SLE 患者：在妊娠第 36 周后可随时停用阿司匹林，理想情况下需要在分娩前 7~10 天停用；分娩前 12~24 h 需停用低分子量肝素，分娩时尽可能减少分娩相关出血。

（6）对于难治性产科 APS 患者：通常是指经过规范的低剂量阿司匹林联合低分子量肝素治疗

后仍发生不良妊娠结局的 APS 患者。对于此类患者，目前尚无高级别循证医学证据证实有效的二线治疗方案。建议在妊娠前开始使用阿司匹林和羟氯喹的基础上，在妊娠期前 3 个月考虑加用小剂量（≤10 mg/d）泼尼松或等效剂量的糖皮质激素。有限的研究结果显示，静脉应用丙种球蛋白和治疗性血浆置换可能是有效的治疗手段，但尚需大样本量、良好设计的临床研究来证实。大剂量糖皮质激素和其他细胞毒性药物（如环孢素等）等应用于该类患者均被证实无效且有不良反应发生。此外，激素治疗有增加产科不良事件和母体后遗症的风险，包括胎膜早破、早产、胎儿发育迟缓、感染、子痫前期（也称"先兆子痫"）、妊娠糖尿病及母体骨量减少等。

（7）对于合并子痫前期和胎盘功能不良临床表现的 APS 患者：可根据产科适应证进行处理。既往血栓事件的 APS 患者建议终生接受华法林抗凝治疗，停用抗凝治疗时间不建议超过 48 h。在产褥期应尽早恢复抗凝。对于无血栓事件的产科 APS 患者，建议产后继续进行至少 6 周的预防性抗凝治疗。

5. SLE 患者围手术期的激素使用　　长期使用糖皮质激素会抑制患者肾上腺的分泌功能，造成内源性肾上腺激素分泌功能低下。当患者处于应激状态下，如分娩过程中和手术时，可诱发肾上腺危象，危及母胎健康。因此，对于长期使用糖皮质激素治疗的患者，在分娩和剖宫产手术时需要对其使用的糖皮质激素剂量进行调整，以补充内源性糖皮质激素分泌不足，避免发生肾上腺危象。

对病情稳定且口服糖皮质激素剂量相当于泼尼松 ≤5 mg/d（或等效剂量其他糖皮质激素的）患者行人工流产、中期引产、正常分娩或剖宫产手术时，建议继续使用原剂量糖皮质激素。如患者长期口服糖皮质激素剂量相当于泼尼松 >5 mg/d（或等效剂量的其他糖皮质激素）或存在库欣综合征，建议围手术期依据应激程度补充糖皮质激素以预防肾上腺皮质功能不全。对行人工流产、中期引产手术或正常分娩者，在使用原糖皮质激素的基础上，在手术当日或产程启动时服用泼尼松 5 mg 或静脉注射氢化可的松 25 mg，次日恢复原口服剂量即可；对于行剖宫产手术者，在使用原糖皮质激素的基础上，手术当日术前或术中增加静脉注射氢化可的松 50～75 mg，术后次日改为增加静脉注射氢化可的松 20 mg，每 8 小时 1 次，术后第 3 天恢复原口服剂量即可。

（六）系统性红斑狼疮患者的哺乳

若 SLE 产妇本人有意愿且无禁忌证，应鼓励其进行母乳喂养。建议产后应用哺乳期可使用的药物来维持病情稳定，包括口服糖皮质激素、羟氯喹、硫唑嘌呤、钙调蛋白酶抑制剂（表 7-1）。

有证据表明，口服小剂量糖皮质激素不会对婴儿造成不良影响，建议每天口服泼尼松<20 mg（或等效剂量的糖皮质激素）者正常母乳喂养。如 SLE 患者口服泼尼松>20 mg（或等效剂量的糖皮质激素），为减少婴儿的糖皮质激素暴露风险，建议服药 4 h 后再进行哺乳。羟氯喹可降低产后 SLE 复发风险，且在乳汁中含量很少，对婴儿发育无明确不良影响，故建议产后继续服用。硫唑嘌呤代谢产物为 6-巯基嘌呤在乳汁中含量极少，哺乳期可继续应用，但应注意监测不良反应。乳汁中环孢素和他克莫司浓度很低，哺乳期可继续使用，必要时监测血药浓度。环磷酰胺、吗替麦考酚酯、来氟米特、甲氨蝶呤可能对婴儿发育产生影响，且缺乏相关安全性数据，故建议哺乳期禁用。利妥昔单抗、贝利尤单抗等生物制剂由于相关数据有限，哺乳期应尽量避免使用。

表 7-1　欧洲抗风湿病联盟（EULAR）2016 年关于风湿病患者妊娠与哺乳期的用药推荐

药物	妊娠期使用推荐	哺乳期使用推荐	注意事项
非选择性 NSAID	目前证据显示未升高畸胎率，可在妊娠前 3 个月和前 6 个月使用	可以哺乳	弱酸性，乳汁中分泌少。在新生儿期最好使用半衰期短的药物

（续　表）

药物	妊娠期使用推荐	哺乳期使用推荐	注意事项
选择性 NSAID	目前证据不足，妊娠期应避免使用	仅塞来昔布有足够的证据显示可在哺乳期使用，其他选择性 NSAID 应避免使用	仅有塞来昔布的数据
泼尼松	目前证据显示未升高畸胎率，在整个妊娠期可继续按最小有效剂量使用	可以哺乳	在泼尼松剂量>50 mg/d 时，应在服药 4 h 后再哺乳
羟氯喹	目前证据显示未升高畸胎率，在整个妊娠期均可使用	可以哺乳	无
氯喹	目前证据显示未升高畸胎率，在整个妊娠期均可使用	可以哺乳	无
柳氮磺吡啶	目前证据显示未升高畸胎率，在整个妊娠期均可按 2 g/d 的剂量使用，同时应补充叶酸	健康足月婴儿可以哺乳	对早产儿、葡萄糖-6-磷酸脱氢酶缺乏症和高胆红素血症的婴儿要谨慎
来氟米特	目前在计划妊娠中的安全性证据不足，在妊娠前应进行完全洗脱，妊娠期禁用	没有在乳汁中分泌的数据，哺乳期应避免使用	无
硫唑嘌呤	目前证据显示未升高畸胎率，在整个妊娠期均可按 2 mg/(kg·d) 的剂量使用	可以哺乳	在巯基嘌呤甲基转移酶（TPMP）基因阳性患者中慎用
甲氨蝶呤	目前证据显示会升高畸胎率，在妊娠前 1~3 个月停用	仅有少量出现在乳汁中，但因为数据不重复，故哺乳期避免使用	在生理 pH 时为非脂溶性的，乳汁中分泌有限
环磷酰胺	目前证据显示会升高畸胎率，在妊娠前 1~3 个月停用，在中晚期妊娠出现危及生命的病情时可以使用	避免使用	会对哺乳的婴儿引起不良反应
环孢素	目前证据显示未升高畸胎率，在整个妊娠期均可按最小有效剂量使用	可以哺乳	无
他克莫司	目前证据显示未升高畸胎率，在整个妊娠期均可按最小有效剂量使用，用谷浓度来判断	可以哺乳	无
霉酚酸酯	目前证据显示会升高畸胎率，在妊娠前 1.5 个月停用	避免使用	阻断嘌呤代谢，抑制淋巴细胞增殖
秋水仙碱	目前证据显示未升高畸胎率，在整个妊娠期均可按 1 mg/d 的剂量使用	可以哺乳	如果婴儿出现腹泻应考虑是否继续哺乳
人丙种球蛋白	整个妊娠期均可使用	可以哺乳	易出现在乳汁中
托法替布	目前证据不足，妊娠前 2 个月应停用		

注：NSAID. 非甾体抗炎药。

（七）系统性红斑狼疮患者分娩后的临床随访

由于 SLE 患者在终止妊娠后仍可能出现疾病复发或加重，尤其是在终止妊娠后的前 3 个月，疾病复发的风险很高。对于妊娠期有肾脏疾病复发或加重患者，即使终止妊娠，患者的肾脏病变仍会持续或者加重。因此，对于分娩或终止妊娠的患者，应在产后密切监测病情变化。如 SLE 患者分娩时病情稳定，建议产后维持原治疗方案，产后 4~6 周随访，进行病情评估后酌情调整治疗方案，并密切随诊至产后 6~12 个月。对于 APL 阳性者，建议产后 12~24 h 重新启动抗凝治疗，预防性抗凝治疗至产后 4~6 周。既往有血栓病史者产后恢复原长期抗凝治疗方案。

三、原发性干燥综合征与妊娠

由于 PSS 进展缓慢，脏器受累的发生率相对较低，因此，临床上很少观察到患者在妊娠后发生病情变化。来自我国国家风湿病数据中心（Chinese Rheumatism Data Center，CRDC）注册数据库的资料显示，我国 PSS 患者不良妊娠结局的发生率为 8.6%，明显高于健康女性。田新平等报道了北京协和医院 1998—2012 年的 39 例确诊 PSS 患者的住院分娩转归，这 39 例中共有 76 次妊娠，其中 1/3 的患者有流产史，3 例（7.6%）有胎儿妊娠丢失史，39 例共有 41 次分娩，其中死胎 1 例（2.4%）；有 25 例次（60.9%）出现产科并发症或胎儿异常，4 例次（9.8%）出现早产，8 例次（19.5%）发生胎儿妊娠丢失，6 例（14.6%）胎儿为低体重儿，4 例（9.8%）胎儿出现宫内发育迟滞，8 例（19.6%）胎儿出现宫内窘迫，6 例（14.6%）患者发生胎膜早破，1 例（2.4%）患者出现先兆子痫，产科并发症的发生率高达 61%；2 例（4.8%）胎儿出现畸形。此外，由于 78% 以上的 PSS 患者血清中抗 SSA 抗体阳性，而抗 SSA 抗体阳性患者中有 2%~3% 的患者会发生胎儿心脏发育异常，尤其是房室传导阻滞，更增加了这些患者发生胎儿妊娠丢失的风险，临床需要重点关注。

2%~3% 的血清中抗 SSA 或抗 SSB 抗体或抗 RNP 抗体阳性的 PSS 和 SLE 患者发生胎儿心脏发育异常，称为新生儿狼疮，可出现心脏传导阻滞、内膜病变、心肌受累和心脏各瓣膜病变，尤其是心脏传导阻滞，可引起胎儿胎死宫内，严重威胁胎儿健康。对于血清中存在抗 SSA 或 SSB 或 RNP 抗体的妊娠期患者，建议在妊娠前或妊娠后立即开始服用羟氯喹，推荐剂量为每次 200 mg，2 次/天，可降低胎儿心脏房室传导阻滞的发生率；从妊娠第 16 周开始，每 2 周进行 1 次胎儿心脏超声检查，密切监测 AV 间期，直至妊娠第 26 周。若在此期间出现一度或二度房室传导阻滞，则应立即使用地塞米松 8 mg/d 或 4 mg/d 治疗，2 周后减量至 4 mg/d，直至胎儿分娩；对于出现三度房室传导阻滞者，则应密切监测胎儿心室率，大多数发生三度房室传导阻滞的胎儿在出生后需要安装永久心脏起搏器。对于妊娠期曾发生过胎儿房室传导阻滞的女性，其再次妊娠后胎儿发生房室传导阻滞的发生率将会升至 20%，是预防治疗的重点人群。目前推荐使用的预防胎儿发生心脏房室传导阻滞的药物为羟氯喹，推荐剂量为每次 200 mg，2 次/天，整个妊娠期均需服用。

四、总　结

风湿病是一种全身性的慢性炎症性自身免疫病，可造成患者多种脏器损伤，部分风湿病以处于育龄期的年轻女性为主要高发人群，会对这些患者的生育功能和妊娠与胎儿转归产生不同影响。在临床工作中，应重视不同风湿病对妊娠的不同影响，根据每个患者的具体病情进行个体化的生育咨询与妊娠管理至关重要，这不仅关系到风湿病患者的个人健康与家庭幸福，也关系到整个社会的和谐，应该引起广大风湿科和妇产科医师的重视。

参考文献

[1] YOUNG N A, WU L C, BURD C J, et al. Estrogen modulation of endosome-associated toll-like receptor 8：an IFNα-independent mechanism of sex-bias in systemic lupus erythematosus ［J］. Clin Immunol, 2014, 151（1）：66-77.

[2] CHAN K L, MOK C C. Development of systemic lupus erythematosus in a male-to-female transsexual：the role of sex hormones revisited ［J］. Lupus, 2013, 22（13）：1399-1402.

[3] WU J Y, MA J H, BAO C D, et al. Pregnancy outcomes among Chinese women with and without systemic lupus erythematosus：a retrospective cohort study ［J］. BMJ Open, 2018, 8（4）：e020909.

[4] GEORGE S, ALAN N B. Flares of systemic lupus erythematosus during pregnancy and the puerperium：prevention, diagnosis and management ［J］. Expert Rev Clin Immunol, 2012, 8（5）：439-453.

[5] 宋亦军, 刘冬舟, 刘俊涛, 等. 妊娠合并系统性红斑狼疮 94 例临床分析 ［J］. 中华内科杂志, 2008, 47（12）：1008-1011.

[6] TIAN X P, LI M T, YE Z Z, et al. Related factors of fetal loss in Chinese women with systemic lupus erythematosus：data from Chinese SLE Treatment and Research Group registry Ⅳ ［J］. Int J Rheum Dis, 2015, 18（6）：654-660.

[7] RUIZ-IRASTORZA G, KHAMASHTA M A. Lupus and pregnancy：ten questions and some answers ［J］. Lupus, 2008, 17（5）：416-420.

[8] 国家皮肤与免疫疾病临床医学研究中心, 国家妇产疾病临床医学研究中心, 中国风湿免疫病相关生殖及妊娠研究委员会, 等. 2022 中国系统性红斑狼疮患者生殖与妊娠管理指南 ［J］. 中华内科杂志, 2022, 61（11）：1184-1205.

[9] PETRI M. The Hopkins Lupus pregnancy center：ten key issues in management ［J］. Rheum Dis Clin North Am, 2007, 33（2）：227-235.

[10] PETRI M, KIM M Y, KALUNIAN K C, et al. Combiner oral contraceptives in women with systemic lupus erythematosus ［J］. N Eng J Med, 2005, 353（24）：2550-2558.

[11] 中华医学会围产医学分会. 产科抗磷脂综合征诊断与处理专家共识 ［J］. 中华围产医学杂志, 2020, 23（8）：517-522.

[12] 陈澄, 禤璇, 田新平. 原发性干燥综合征患者妊娠转归与相关因素分析 ［J］. 中华风湿病学杂志, 2015, 19（6）：380-383.

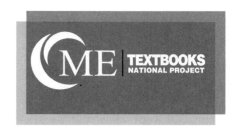

第三篇

普通妇科疾病

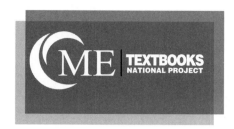

加速康复外科在妇产科领域的实施和研究进展

第 8 章

孙大为

中国医学科学院　北京协和医学院　北京协和医院

一、加速康复外科概述

加速康复外科（enhanced recovery after surgery，ERAS）的概念最早由丹麦麻醉科医师 Henrik Kehlet 提出，其通过优化围手术期处理，减轻手术应激，缩短患者术后恢复时间。ERAS 在结直肠外科应用最为广泛，并逐渐辐射至血管外科、心胸外科、肝胆外科、骨科等领域。多个研究表明，ERAS 项目能够显著缩短患者平均住院日，降低术后患病率及术后并发症的发生率，降低死亡率，节省住院费用，并提高患者的生活质量。2014 年的一篇荟萃分析对 ERAS 应用于结直肠外科、骨科、泌尿外科等手术中的围手术期结局进行总结，研究纳入 38 个随机对照试验，共 5099 例患者。结果表明，ERAS 患者住院日平均缩短 1.14 天（95%CI -1.45~-0.85），术后 30 天并发症风险降低 29%（RR = 0.71，95%CI 0.60~0.86），而再次住院率（RR = 0.96，95%CI 0.59~1.58）及术后主要并发症（RR = 0.95，95%CI 0.69~1.31）并无明显变化。

二、加速康复外科的经济效益

据英国国家医疗服务体系（National Health Service，NHS）推算，在英国，ERAS 每年能通过增加收容而节省 140 000~200 000 个住院日。因流程简化、住院日缩短及围手术期并发症减少，与标准围手术期患者相比，每一例 ERAS 患者的住院费用可节省 2800~5900 美元。

ERAS 在妇产科良、恶性疾病手术中的研究起步较晚，但已有若干研究显示其在妇产科手术中具有积极的意义。

三、加速康复外科在妇产科手术中的应用

（一）加速康复外科在妇产科手术中的执行要素

2013 年，美国 ERAS 协会基于当前的证据支持，制定了 ERAS 指南，主要内容包括以下几方面。

1. 入院前患者 ERAS 宣教（包括至少术前 4 周戒烟酒）。
2. 纠正术前贫血及营养不良。

3. 不建议常规行肠道准备，即使计划行肠切除术。

4. 术前 6 h 禁食、2 h 禁饮，术前 2 h 给予含糖饮料以减轻胰岛素抵抗。

5. 不建议术前常规给予镇静药物。

6. 术前停用激素替代治疗（hormone replacement therapy，HRT）及口服避孕药；对于静脉血栓栓塞（venous thromboembolism，VTE）高风险患者，术前接受预防性抗凝治疗，同时穿着弹力袜。

7. 皮肤切开前 60 min 预防性给予抗生素。

8. 使用短效麻醉药。

9. 应用 2 种以上止吐药以预防术后恶心、呕吐。

10. 尽量采用微创手术方式。

11. 不建议常规放置鼻胃管，或在患者麻醉苏醒前拔除鼻胃管。

12. 术中采取保温措施以预防低体温的发生，并优化液体管理（目标导向性补液，必要时使用有创血流动力学监测，指导补液）。

13. 对于恶性肿瘤患者，术后继续进行 28 天抗凝治疗。

14. 术后 24 h 内停止静脉补液，补液首选平衡盐溶液。

15. 术后当日开始常规饮食。

16. 术后适当应用轻泻药。

17. 术后咀嚼口香糖以促进肠道功能恢复。

18. 维持术后血糖在 10 mmol/L（180 mg/dl）以下，必要时应用胰岛素，但需警惕低血糖。

19. 术后采用多模式镇痛方案，非甾体抗炎药（nonsteroidal anti-inflammatory drug，NSAID）、加巴喷丁、地塞米松交替应用。

20. 不建议常规放置腹腔引流管，即使对于接受淋巴清扫或肠道手术的患者，也不建议放置。

21. 应在术后 24 h 内拔除尿管。

22. 鼓励患者术后 24 h 内开始离床活动。

23. 应系统审查 ERAS 的每一个项目是否被严格执行。

术后咀嚼无糖口香糖 3 次/天，每次 5~45 min，可缩短肠道功能恢复时间。其原理是，咀嚼口香糖可通过"假饲"作用，使迷走神经兴奋，释放胃肠激素，促进肠道功能恢复。2008 年的一篇荟萃分析表明，接受结直肠切除术的患者中，与术后未嚼口香糖组患者相比，术后嚼口香糖组患者排气时间缩短 0.66 天（95%CI −1.11~−0.20，P=0.005），排便时间缩短 1.10 天（95%CI −1.79~−0.42，P=0.002），住院时间缩短 2.46 天（95%CI −3.14~−1.79，P=0.002）。

（二）加速康复外科在妇产科良性疾病手术中的应用

关于 ERAS 在妇产科手术中的应用尚缺乏随机对照试验数据，一些前瞻性队列研究和回顾性研究证明，ERAS 能够在不升高再次住院率及并发症发生率的前提下，缩短患者平均住院日并降低住院费用。

1. 平均住院日　Dickson 等回顾性分析了因妇产科良性疾病接受开腹子宫全切术的 400 例患者的临床资料，患者接受了术前咨询、椎管内麻醉，术后早期活动，并未严格禁食、禁饮。研究结果显示，患者的平均住院日由 ERAS 干预前的 3 天（1~12 天）缩短至 ERAS 干预后的 1 天（1~17 天）（P<0.001），而术中出血量、手术时间及术后并发症发生率无明显差异。Relph 等的一项有关阴式子宫全切术的病例对照研究显示，患者接受了术前咨询、局部应用短效麻醉药、避免阴道填塞和防止尿管、预防低体温及术后早期活动等在内的 ERAS 干预，平均住院日由 ERAS 干预前的

42.9 h 缩短至 ERAS 干预后的 23.5 h（$P<0.05$）。另一项来自 Yoong 等关于阴式子宫全切术的病例对照研究显示，患者的平均住院日由 ERAS 干预前的 45.5 h 缩短至 ERAS 干预后的 22.0 h（$P<0.01$）。

2. 术后疼痛　理想的术后疼痛管理有利于减少患者手术应激及器官功能障碍，加快胃肠功能恢复，尽早恢复饮食，并可促进患者术后尽早活动。因此，良好的术后疼痛管理是 ERAS 项目中不可或缺的组成部分。ERAS 术后疼痛管理的基本方案是多模式镇痛，即切口局部阻滞联合系统应用 NSAID 或阿片类药物，主要应用于轻至中度术后疼痛；而对于更为严重的术后疼痛，应用局部麻醉药联合小剂量阿片类药物的持续硬膜外麻醉较为理想。患者自控镇痛（patient controlled analgesia，PCA）有较高的患者满意度，但与活动相关的疼痛仍以持续硬膜外麻醉更为有效。

术前给予塞来昔布等 NSAID 可抑制痛觉神经敏感化，从而发挥更好的镇痛作用，即超前镇痛。2016 年，一项纳入 20 个随机对照试验共计 1445 例患者的荟萃分析中，试验组患者在术前 $1\sim2$ h 给予塞来昔布 200 mg 或 400 mg 口服。与对照组相比，试验组患者术后 24 h 吗啡类药品使用量减少 4.13 mg（$95\%CI\ -5.58\sim-2.67$ mg），术后疼痛评分减少 1.02 分（$95\%CI\ -1.54\sim-0.50$ 分），术后恶心和呕吐发生率分别降低 44%（$P=0.01$）和 38%（$P=0.03$），但患者满意度及住院时间并无显著改善。

Wodlin 等在一项多中心随机对照试验中，将 180 例接受开腹子宫全切术+ERAS 干预患者随机分为两组，分别接受全身麻醉或椎管内麻醉。结果显示，术中局部应用麻醉药可显著减少术后阿片类药物的使用剂量，并能显著减轻患者术后腹部疼痛、乏力，从而加速术后恢复。

Kroon 等将 53 例接受开腹子宫全切术+ERAS 干预患者随机分为两组，试验组 27 例患者接受椎管内麻醉联合低剂量静脉麻醉，对照组 26 例患者接受吸入式全身麻醉联合 PCA。结果显示，与对照组相比，试验组患者在麻醉恢复室停留时间显著缩短［180（$105\sim330$）min *vs.* 237（$120\sim1140$）min，$P<0.01$］，饮水时间提前［4（$2\sim6$）h *vs.* 5（$2\sim24$）h，$P<0.01$］，留置尿管时间缩短［9（$5\sim23$）h *vs.* 22（$17\sim24$）h，$P<0.0001$］，术后恶心、呕吐的发生率亦明显降低（$P<0.01$），平均住院日缩短［2（$1\sim3$）天 *vs.* 3（$1\sim6$）天，$P<0.001$］。

然而，椎管内麻醉在 ERAS 中的应用目前仍存在争议，因其可能引起血流动力学改变，妨碍目标导向性补液的实施，抵消疼痛管理带来的收益。因此，目前在妇产科手术的 ERAS 项目中并不强调椎管内麻醉的应用。

3. 并发症及再次住院比例　ERAS 在加速患者术后恢复及缩短平均住院日的同时，还要确保不会造成再次住院率及并发症发生率的上升。Nilson 等关于 162 例接受子宫全切术+ERAS 干预患者的研究显示，25% 的患者存在轻微术后不良事件，主要为感染和切口愈合不良；另有 9.7% 患者的并发症较为严重。术后并发症发生率的主要影响因素包括肥胖（$OR=8.83$）、既往腹部手术史（$OR=2.92$）、术后首日体重增加（$OR=1.52$）、尿管留置时间及住院日延长。这些数字与 2006 年发表的纳入 5279 例子宫全切术患者的前瞻性研究数据相符合。

Yoong 等报道，ERAS 与非 ERAS 患者的再次住院率分别为 4% 和 0。但与非 ERAS 患者相比，ERAS 患者出院后更容易因轻微术后不适去急诊就诊（15.6% *vs.* 0，$P<0.05$）。Relph 等的研究得出了相似结果，ERAS 患者与非 ERAS 患者的再次住院率分别为 6.7% 和 0，ERAS 患者出院后同样具有更高的急诊就诊率，但两组无统计学差异。

4. 经济学分析　ERAS 项目在住院费用方面的优势是另一个被关注的焦点，ERAS 在缩短平均住院日的同时也带来住院费用的下降。Yoong 等的研究发现，对于阴式子宫全切术患者，非 ERAS 组的住院费用中位数约为 1722.90 美元，而 ERAS 组约为 1563.48 美元，相当于每例患者节省了 9.25% 的住院费用。在 Relph 等的研究中，ERAS 项目约为每例患者节省了 15.2% 的住院费用。腹腔镜或阴式手术因其微创的特点，在降低住院费用方面的优势可能更加明显。

5. 患者满意度 Yoong 等的研究显示，术后 4 周，ERAS 组患者中 65% 的患者满意度评分为 9 分（总分为 10 分）。Wodlin 将 180 例接受开腹子宫全切术的患者随机分为全身麻醉组和椎管内麻醉组，问卷调查显示，椎管内麻醉组患者的满意度更高。

（三）加速康复外科在妇产科恶性肿瘤手术中的应用

虽然目前尚无关于 ERAS 应用于妇产科恶性肿瘤术后患者的随机对照研究，但有若干非随机对照研究表明，与标准围手术期处理相比，ERAS 项目在缩短患者住院日的同时，并未导致术后并发症、再次住院率及死亡率的升高。

在 2008 年的一项队列研究中，Melissa 前瞻性比较了 ERAS 干预与标准围手术期处理卵巢癌患者的围手术期结局，ERAS 组 72 例患者接受 ERAS 干预，对照组 69 例患者接受标准围手术期处理。结果显示，ERAS 组患者的平均住院日较对照组显著缩短（5.4 天 $vs.$ 7.3 天，$P<0.05$），而再次住院率无明显差异（10% $vs.$ 3%，$P<0.05$）；在总住院日（首次住院日+再次住院日）方面，ERAS 组亦显著短于对照组（5 天 $vs.$ 6 天，$P<0.05$）。术后 30 天内，ERAS 组并发症发生率为 32%，对照组为 25%，两者差异无统计学意义；而在心肺功能障碍、血栓形成、脓毒症及消化道溃疡等严重围手术期并发症方面，ERAS 组较对照组显著降低（6% $vs.$ 24%，$P<0.01$）。结果表明，在卵巢恶性肿瘤患者中，ERAS 项目能够通过缩短平均住院日并减少围手术期并发症，使患者获益。

2008 年的另一项队列研究纳入因上皮性卵巢癌及原发性腹膜癌而接受肿瘤细胞减灭术，术中接受直肠及乙状结肠切除吻合的患者，其中 94% 的患者为国际妇产科联盟（FIGO）分期 ⅢC/Ⅳ期，ERAS 组纳入 19 例患者，标准处理组纳入 45 例患者。结果显示，两组患者平均排气时间均为 6 天（$P=0.95$），但 ERAS 组患者恢复进食时间更快（3 天 $vs.$ 6 天，$P=0.013$）、平均住院日更短（7 天 $vs.$ 10 天，$P=0.014$）、住院费用更低（19 700 美元 $vs.$ 25 000 美元，平均每人减少 5410 美元，$P=0.028$），但 30 天内再次住院率两组无显著差异（21% $vs.$ 33%，$P=0.379$）。作者认为，在接受肿瘤细胞减灭术的上皮性卵巢癌或原发性腹膜癌患者中，ERAS 干预安全可行，并且能够有效降低住院费用。

在 2016 年的一项 1∶2 的病例对照研究中，研究者对 ERAS 应用于妇科肿瘤患者的围手术期结局进行研究，ERAS 组纳入 59 例患者（子宫内膜癌 32 例、卵巢癌 10 例、子宫颈癌 7 例、其他类型恶性肿瘤 1 例、良性肿瘤 9 例），对照组纳入 110 例患者（子宫内膜癌 68 例、卵巢癌 19 例、子宫颈癌 20 例、其他类型恶性肿瘤 1 例、良性肿瘤 2 例）。结果显示，ERAS 组患者术后第 1 天出院的比例明显高于对照组（91% $vs.$ 60%，$P<0.001$；$OR=6.70$，95%CI 2.46~18.04），平均住院日显著短于对照组 [30 h（30~54 h）$vs.$ 34 h（27~32 h），$P<0.01$]，住院费用平均每人约节省 1810 美元（13 771 美元 $vs.$ 15 649 美元，$P=0.01$）。ERAS 组中 48% 的患者接受腹壁神经丛阻滞，术后即刻视觉模拟评分法（visual analogue scale，VAS）评分与对照组相比无明显差异（2.40 分 $vs.$ 2.60 分，$P=0.24$），但术后 24 h 的 VAS 评分显著降低（2.60 分 $vs.$ 3.12 分，$P=0.03$），同时阿片类镇痛药物使用量减少 30%（31 mg $vs.$ 44 mg，$P<0.01$）。在再次住院率方面，两组患者无显著差异（5% $vs.$ 8%，$P=0.53$），且均无再次手术事件及死亡事件发生。在 ERAS 干预要素与患者诊断等相关因素中，Logistic 回归分析未见与平均住院日相关因素。

在 2016 年的另一项双向队列研究中，Susan 等对 45 例接受 ERAS 干预的妇科恶性肿瘤患者与 96 例历史对照患者的围手术期结局进行分析。虽然两组患者的平均住院日均为 3.0 天，但 ERAS 组患者四分位数间距更窄（1.00 $vs.$ 1.50，$P=0.03$），术中阿片类药物平均使用量显著减少

（0.3 mg *vs.* 13.3 mg，*P*<0.001），术中液体净入量显著减少（280 ml *vs.* 1105 ml，*P*<0.001），总液体净入量也显著减少（2769.2 ml *vs.* 1302.6 ml，*P*<0.001）。将术中、术后失血及输血事件纳入围手术期并发症后，ERAS 组患者的并发症发生率显著低于历史对照组（6.5% *vs.* 28.1%，*P*=0.004）；而将两者排除在外后，两组患者的并发生发生率无显著差异。

2015 年，Eva 等对 99 例接受 ERAS 干预的妇科肿瘤患者与 99 例接受标准围手术期处理的历史对照患者进行研究。结果显示，两组患者在术后并发症及再住院率方面无显著差异。与历史对照组相比，ERAS 组患者平均住院日显著缩短 [（4.29±2.78）天 *vs.*（7.23±5.68）天，*P*<0.001]，其中开腹手术患者在接受 ERAS 干预后，平均住院日缩短更为显著 [（5.09±2.74）天 *vs.*（8.70±5.75）天，*P*<0.001]。

Chase 等对 880 例接受 ERAS 围手术期干预的妇科恶性肿瘤患者进行回顾性分析，其中 31%（273 例）的患者术前诊断恶性肿瘤，且以子宫内膜癌最为常见（66%）；术后 48%（366 例）的患者确诊恶性肿瘤，且仍以子宫内膜癌最为常见（24%）。40% 的患者接受卵巢分期手术或广泛性子宫切除术。ERAS 干预措施包括早期进食、活动，术后第 1 天拔除尿管，以及口服非阿片类镇痛药代替镇痛泵。平均住院日为 2 天（0~52 天）。高龄、高体重指数（body mass index，BMI）、术中失血量较多、术后诊断卵巢恶性肿瘤及接受广泛性子宫切除术的患者更有可能尽早出院（*P*<0.01）。回归分析显示，患者年龄与平均住院日呈负相关。患者再次住院率约为 5%（44/880），再次住院间隔平均值为 4 天（0~76 天），其中 52% 为恶性肿瘤患者。再次住院的主要原因包括手术切口感染（16 例）、肠梗阻（11 例）、肺动脉栓塞（2 例）。既往腹部手术史、术前存在合并症、术中失血量较多、接受广泛性子宫切除术、术后诊断卵巢恶性肿瘤及初次住院日较长的患者更有可能再次住院。对研究中最常见的子宫内膜癌进行单独分析显示，患者平均年龄为 58.7 岁，BMI 平均值为 23，再次入院率为 4%，再次住院的主要原因为术后肠梗阻及手术切口感染。ERAS 干预在缩短平均住院日的同时并没有带来术后患病率及死亡率的上升。

2012 年，Carter 等对 389 例因可疑或确诊妇科恶性肿瘤接受开腹手术的患者进行回顾性分析。结果显示，最终 227 例（58%）患者确诊恶性肿瘤，其中 51% 的患者为卵巢恶性肿瘤、9% 为子宫恶性肿瘤、9% 为子宫颈恶性肿瘤；平均住院日为 3 天，再次住院率为 4%，再次手术率为 0.5%，28% 的患者在术后第 2 天出院；不同类型恶性肿瘤之间，以及良性与恶性肿瘤患者之间的平均住院日及再次住院率无显著差异。此外，随着 ERAS 团队经验的增加及专人咨询护士的设置，术后第 2 天出院患者比例显著上升，从 ERAS 项目实施第 1 年的 10% 上升至第 5 年的 36%。

Kalogera 等的一项回顾性病例对照研究显示，与 78 例对照组患者相比，在 81 例接受 ERAS 干预的肿瘤细胞减灭术患者中，PCA 的使用率由 98.7% 降低至 33.3%；术后 48 h 内阿片类药物的使用减少了 80%；平均住院日减少 4 天 [（8.7±7.6）天 *vs.*（11.9±11.9）天，*P*<0.001]，其中 46.1% 的患者在术后第 1 天出院，而对照组仅为 6.5%；两组患者的再次住院率无显著差异（ERAS 组 25.9%，对照组 17.9%），而住院费用减少 7600 美元/人次；术后并发症发生率也无显著差异（ERAS 组 63.0%，对照组 71.8%）。虽然 ERAS 组接受更为积极的预防性止吐治疗，但术后恶心和呕吐的发生率均较对照组升高（55.6% *vs.* 38.5%，*P*=0.031；17.3% *vs.* 2.6%，*P*=0.002），仅管如此，87% 的患者仍对胃肠道症状的控制表示满意，这可能与术后早期进食有关。

四、加速康复外科面临的主要问题

（一）影响患者术后快速康复的因素

需要注意的是，并非所有接受 ERAS 干预的患者都拥有较短的住院日。有 2 项研究表明，手术时间的延长及合并症的存在与住院日延长相关。Keller 等的研究发现，较高的 BMI（$P=0.012\,3$）、有合并症（$P=0.006\,2$）、较高的 ASA 分级（$P=0.001\,4$）、较长的手术时间（$P<0.001$）、存在术后并发症（$P<0.001$）及术后 1 个月内二次手术（$P=0.000\,4$）均与住院日延长显著相关。Hendry 等对 1035 例接受结肠切除术患者的分析指出，术前存在合并症（ASC 分级 Ⅲ/Ⅳ）和高龄是术后活动延迟（$P=0.025$）及住院日延长的独立预测因素（$P=0.002$）。在妇科手术中，有关 ERAS 住院日延长的影响因素暂无文献支持，参考前述研究结果，患者接受手术前提前识别影响恢复的合并症及其他高危因素，并进一步采取针对性干预措施是保证术后快速恢复的关键。

此外，已有研究表明，患者的压力承载能力与 ERAS 结局存在一定关联。在接受 ERAS 干预的开腹子宫全切术患者中，压力应对能力强的患者术后疼痛、乏力等不适症状程度更轻，持续时间更短，恢复日常工作时间更快（多在 3 周内恢复日常工作）。因此，通过针对性的术前咨询及心理干预措施，提高患者的压力承载能力，有助于更加充分地发挥 ERAS 的效果。

（二）医务人员对 ERAS 原则的依从性

ERAS 项目的实施需要多学科配合，包括术前宣教团队、麻醉医师、外科医师、住院管理人员、营养师、康复医师、护师及项目培训人员的配合，也需要科室间相互协调和配合，并对每一步骤制定可供遵循的标准。

ERAS 项目推行过程中遇到的困难不仅是多学科人员的配合问题，更重要的是 ERAS 许多内容与现行医疗常规相冲突，特别是一些存在多年且难以改变的常规。因此，ERAS 施行过程中的审计与监督尤为重要，包括相关人员对项目的依从性、背离度、临床结局及患者的满意度。相关人员良好的依从性与患者平均住院日的缩短、术后患病率及出院后再次住院率的降低明显相关。目前 ERAS 协会和加速康复伙伴关系计划（the Enhanced Recovery Partnership Program）已引进相关软件，可以收集数据、监测依从性并审计结果。

五、加速康复外科的应用前景

ERAS 项目的长期效益并不明确，但已有文献对 ERAS 的中期效益进行研究。在 4500 例接受髋关节或膝关节置换术的患者中，为期 2 年的随访显示，接受 ERAS 干预的患者死亡率显著下降。而另一项纳入 900 例接受结肠癌手术患者的研究中，ERAS 执行率超过 70% 的患者，其死亡率降低 42%。肿瘤患者术后化学治疗开始时间与患者术后恢复时间相关。因 ERAS 可缩短术后康复时间，从而使患者更早接受术后放射治疗，可能改善患者长期生存。

六、总　　结

ERAS 体现了围手术期管理理念的变革，其在妇产科手术领域的应用亦显示出积极效果。ERAS 项目的实施需要多学科间紧密协作、全程监督及审计，以及数据处理平台的支持。需要注意的是，目前有关 ERAS 应用于妇产科手术中的文献多为回顾性研究或非随机对照前瞻性研究，缺乏高质量的证据支持，特别是缺乏国内临床研究数据。因此，仍需设计更多严谨、科学的随机对照研究及真实世界研究，进一步评价 ERAS 在妇产科手术领域的应用价值。

参考文献

［1］ DICKSON E, ARGENTA P A, REICHERT J A. Results of introducing a rapid recovery program for total abdominal hysterectomy ［J］. Gynecol Obstet Invest, 2012, 73 （1）: 21-25.

［2］ RELPH S, BELL A, SIVASHANMUGARAJAN V, et al. Cost effectiveness of enhanced recovery after surgery programme for vaginal hysterectomy: a comparison of pre and post-implementation expenditures ［J］. Int J Health Plann Manage, 2014, 29 （4）: 399-406.

［3］ YOONG W, SIVASHANMUGARAJAN V, RELPH S, et al. Can enhanced recovery pathways improve outcomes of vaginal hysterectomy? cohort control study ［J］. J Minim Invasive Gynecol, 2014, 21 （1）: 83-89.

［4］ WODLIN N B, NILSSON L, ARESTEDT K, et al. Mode of anesthesia and postoperative symptoms following abdominal hysterectomy in a fasttrack setting ［J］. Acta Obstet Gynecol Scand, 2011, 90 （4）: 369-379.

［5］ KROON U B, RADSTROM M, HJELTHE C, et al. Fast-track hysterectomy: a randomized, controlled study ［J］. Eur J Obstet Gynecol Reprod Biol, 2010, 151 （2）: 203-207.

［6］ NILSSON L, WODLIN N B, KJOLHEDE P. Risk factors for postoperative complications after fast-track abdominal hysterectomy ［J］. Aust N Z J Obstet Gynaecol, 2012, 52 （2）: 113-120.

［7］ BRUMMER T H I, JALKANEN J, FRASER J, et al. FINHYST, a prospective study of 5279 hysterectomies: Complications and their risk factors ［J］. Hum Reprod, 2011, 26 （7）: 1741-1751.

［8］ RELPH S, BELL A, SIVASHANMUGARAJAN V, et al. Costeffectiveness of enhanced recovery after surgery programme for vaginal hysterectomy: a comparison of pre and post-implementation expenditures ［J］. Int J Health Plann Manage, 2014, 29 （4）: 399-406.

［9］ YOONG W, SIVASHANMUGARAJAN V, RELPH S, et al. Can enhanced recovery pathways improve outcomes of vaginal hysterectomy? Cohort control study ［J］. J Minim Invasive Gynecol, 2014, 21 （1）: 83-89.

［10］ WODLIN N B, NILSSON L, KJØLHEDE P. Health-related quality of life and postoperative recovery in fast-track hysterectomy ［J］. Acta Obstet Gynecol Scand, 2011, 90 （4）: 362-368.

［11］ KELLER D S, BANKWITZ B, WOCONISH D, et al. Predicting who will fail early discharge after laparoscopic colorectal surgery with an established enhanced recovery pathway ［J］. Surg Endosc, 2014, 28 （1）: 74-79.

［12］ HENDRY P O, HAUSEL J, NYGREN J, et al. Determinants of outcome after colorectal resection within an enhanced recovery programme ［J］. Br J Surg, 2009 , 96 （2）: 197-205.

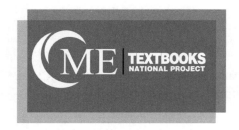

子宫内膜异位症相关生育问题

史精华 冷金花

中国医学科学院 北京协和医学院 北京协和医院

第 **9** 章

子宫内膜异位症（endometriosis，EMT；简称"内异症"）是指子宫内膜组织（腺体和/或间质）在子宫腔以外的部位生长、浸润及反复出血，是一种常见的妇科疾病。育龄期女性是内异症的主体发病人群，15~49 岁女性的年发病率为 0.1%，25~35 岁女性发病率达到峰值。内异症影响女性的生育功能，内异症相关生育问题是妇产科领域亟待解决的重要公共卫生问题。

一、子宫内膜异位症对生育功能的影响

内异症患者生育力低下表现为受孕率的下降。正常育龄期女性每个月的受孕率为 15%~20%，而内异症患者仅为 2%~10%。临床调查研究显示，内异症与不孕密切相关，内异症患者的不孕率高达 40%~50%，20%~50% 的不孕症患者合并内异症。即使借助辅助生殖技术，与正常女性相比，内异症患者也更易发生卵巢反应不佳及获卵数减少。此外，内异症还可能与多种围生期并发症（如自发性腹腔出血、妊娠高血压、早产、前置胎盘、胎盘早剥）、剖宫产和死产等有一定关系。内异症相关生育功能损伤所占治疗成本为内异症总治疗成本的 83.6%。

内异症是进行性加重的疾病，难以根治且容易复发，随着病程的进展和女性年龄的增长，妊娠结局更差。

二、子宫内膜异位症影响女性生育功能的可能机制

内异症患者生育力低下可能是多种作用机制共同作用的结果，可能包括卵巢储备功能减退、免疫系统失衡、盆腔解剖结构紊乱、子宫内膜容受性降低及心理、社会因素等。

1. 卵巢储备功能减退　卵巢型内异症与卵巢储备功能减退、排卵异常和卵子质量下降等密切相关。炎性反应和纤维化等病理过程会影响卵泡发育，反复手术及能量器械的应用也会进一步加重对卵巢储备功能的破坏。回顾性研究显示，内异症患者腹腔液抗米勒管激素（anti-Müllerian hormone，AMH）水平显著低于无内异症对照组。

2. 免疫系统失衡　内异症患者的腹腔液和病灶中炎性因子、巨噬细胞、前列腺素和活性氧等明显升高，可干扰排卵、卵母细胞摄取、精子功能、配子受精及胚胎迁移和发育。

3. 盆腔解剖结构紊乱　盆腔异位病灶反复出血并释放炎性因子，引起周围组织纤维化并导致盆腔粘连，从而引起解剖结构异位。当粘连位于输卵管时，可影响输卵管的蠕动，干扰输卵管对卵子的捡拾和受精卵的运输，盆腔粘连严重者可出现梗阻；当粘连位于卵巢表面时，可能影响

排卵。

4. 子宫内膜容受性降低　分子学研究证实，内异症患者种植窗子宫内膜的整合素、基质金属蛋白酶、白血病抑制因子、孕激素受体、同源框基因等子宫内膜容受性标志物表达异常。此外，还存在局部炎性反应增加、孕激素抵抗及异常增殖分化等，干扰胚胎种植，与不孕、流产和多种产科不良结局存在一定相关性。

5. 心理、社会因素　内异症患者的周期性疼痛尤其是性交痛，可能影响性生活甚至夫妻关系等。

三、子宫内膜异位症患者生育功能保护策略

1. 早诊早治，治疗关口前移　内异症从发病到诊断一般时间为 7~12 年，诊断普遍存在延迟，这与患者对早期症状的重视不够、医务人员缺乏可靠的早期诊断依据等有关。为此，《子宫内膜异位症诊治指南》（第三版）提出了基于临床诊断的早诊早治，以延缓疾病进展，改善疾病预后，减轻对患者生育功能的不良影响。有症状的青少年人群是早诊早治的主体管理对象，对于此类患者，可通过药物控制内源性激素环境抑制异位子宫内膜的生长，从而有效缓解疼痛，延缓病情进展，减轻对卵巢功能的进一步损伤和破坏。强调术中对卵巢功能的保护和术后长期管理预防复发。此外，还应注意筛查是否合并梗阻性生殖器官畸形（如阴道闭锁或阴道斜隔综合征等），如有，则应及时解除梗阻。

2. 严格掌握手术适应证，术中注意保护卵巢功能，术后预防复发　手术是一把"双刃剑"，利弊鲜明。在疾病的诊断和治疗方面，手术可以获取病理、明确诊断、缓解疼痛、解除囊肿压迫并预防囊肿破裂；还可改善盆腔环境、分离粘连、恢复盆腔解剖结构，同时处理输卵管积水、子宫肌瘤等其他影响生育功能的因素，并依据内异症生育指数（endometriosis fertility index，EFI）评分指导后续妊娠，为自然妊娠创造良好环境，也有利于体外受精取卵操作。手术作为一种有创操作，具有出血、感染、相邻脏器损伤及卵巢储备功能减退等风险。北京协和医院的研究显示，腹腔镜卵巢囊肿剥除术后可出现卵泡刺激素（follicle-stimulating hormone，FSH）水平升高，尤其是双侧卵巢囊肿或年龄>35 岁的患者。此外，保守性手术不能根治内异症，且术后复发率较高，反复手术的围手术期并发症发生率更高，对卵巢损伤更大。与初次行卵巢型内异症剥除术患者相比，重复进行卵巢型内异症剥除术后，患者丢失的正常卵巢组织更多，剩余窦卵泡计数（antral follicle count，AFC）更少，剩余卵巢体积更小，且复发手术术后妊娠率更低（因不孕相关的复发性内异症而接受重复手术的患者妊娠率为 26%，而初次手术后患者的总体妊娠率为 41%）。

临床诊疗过程中，要严格把握手术适应证，在综合患者年龄、症状、生育要求及恶变风险的基础上权衡利弊，规范初次手术时机的选择并尽可能避免反复手术。同时，在手术过程中要重视对卵巢功能的保护，在尽量保留正常卵巢组织的同时，尽可能切净病灶以减少复发风险。此外，还应加强术后药物管理，减少复发。对于内异症复发合并不孕的患者，建议首选辅助生育技术尽快完成生育计划。

3. 强化患者教育，提倡多学科诊疗　解决内异症相关生育问题涉及手术治疗、药物治疗、辅助生殖技术及围生期管理，甚至可能包括卵巢功能的保存、伦理、社会心理等多方面，提倡进行多学科综合管理。虽然恶性肿瘤及手术后复发的双侧卵巢子宫内膜异位囊肿已被纳入我国生育力保存的适应证中，但由于伦理限制，且缺乏可靠的社会经济和风险收益数据，内异症患者生育力保存的适应证、实施时机、利弊及风险仍存在争议。对于已经合并卵巢储备功能减退或体外受精失败、术后复发等患者，可考虑多学科诊疗，在与患者及其家属充分沟通的基础上制定适合患者

的个体化综合管理方案。

强化患者的教育有利于内异症诊治方案和预防管理措施的实施。一方面，患者能够更好地理解不同方案的利弊，从而选择正确的治疗或预防方法；另一方面，也可提高患者治疗的依从性，提高治疗效果，并为进一步研究提供高质量的数据结果。此外，还应加强对患者家属的教育，取得家属的理解，尤其是青少年患者的监护人和有生育要求患者的配偶。

四、子宫内膜异位症相关不孕患者的管理

关于内异症合并不孕患者生育指导及管理，《子宫内膜异位症诊治指南》（第三版）列出了详细的诊治流程。需要特别强调的是，应对内异症程度和范围，以及导致不孕的其他因素进行全面评估：①了解病史，主要包括临床症状、程度及既往治疗效果；②盆腔检查，尤其强调进行"三合诊"，有助于发现深部内异症病灶和子宫直肠窝粘连的情况；③影像学检查方面，可考虑进行超声和磁共振成像检查；④卵巢储备功能的评估包括 FSH、AMH 及 AFC 等。此外，还应评估子宫及输卵管情况，男方精液情况，是否合并其他影响生育功能的疾病（如子宫肌瘤、子宫内膜息肉、生殖道畸形等），有无合并其他免疫、遗传及内分泌疾病等不适宜妊娠的因素，建议根据术中 EFI 评分做妊娠的分流指导。积极采用辅助生殖技术以缩短妊娠时间，提高妊娠概率，尤其是对于高龄（>35 岁）、术后复发、卵巢储备功能减退、存在男方精液异常或配子运输障碍等其他辅助生殖技术适应证的患者。

总之，内异症可引起女性生育力降低，内异症相关生育问题的作用机制复杂，其问题的解决需要妇科医师及生殖医学医师等进行多学科系统讨论，并结合患者的年龄、生育需求、临床症状和内异症类型等制定个体化的综合治疗方案。

参考文献

［1］GYLFASON J T, KRISTJANSSON K A, SVER-RISDOTTIR G, et al. Pelvic endometriosis diagnosed in an entire nation over 20 years ［J］. Am J Epidemiol, 2010, 172（3）：237-243.

［2］GIUDICE L C. Clinical practice. endometriosis ［J］. N Engl J Med, 2010, 362（25）：2389-2398.

［3］PRACTICE COMMITTEE OF THE AMERICAN SOCIETY FOR REPRODUCTIVE MEDICINE. Endometriosis and infertility：a committee opinion ［J］. Fertil Steril, 2012, 98（3）：591-598.

［4］中国医师协会妇产科医师分会, 中华医学会妇产科学分会子宫内膜异位症协作组. 子宫内膜异位症诊治指南（第三版）［J］. 中华妇产科杂志, 2021, 56（12）：812-824.

［5］GOLFIER F, PLEYNET L, BOLZE P A. Spontaneous hemoperitoneum in pregnancy：a life-threatening maternal and fetal complication of endometriosis ［J］. J Gynecol Obstet Hum Reprod, 2022, 51（7）：102415.

［6］ARMOUR M, LAWSON K, WOOD A, et al. The cost of illness and economic burden of endometriosis and chronic pelvic pain in Australia：a national online survey ［J］. PLoS One, 2019, 14（10）：e0223316.

［7］靳永爱, 翟振武, 张现苓. 立即全面放开二孩政策的人口学后果分析 ［J］. 人口研究, 2014, 38（2）：3-17.

［8］李晓宇, 顾向应. 我国生育力现状及面临的挑战 ［J］. 中国计划生育和妇产科, 2020, 12（1）：3-6.

［9］潘金洪. 三孩政策的动因和效应分析 ［J］. 人口与社会, 2021, 37（3）：13-21.

［10］KITAJIMA M, MATSUMOTO K, MURAKAMI N, et al. AMH concentrations in peritoneal fluids of women with and without endometriosis ［J］. Front Surg, 2020, 7：600202.

［11］VERCELLINI P, VIGANÒ P, BANDINI V, et al. Association of endometriosis and adenomyosis with pregnancy and infertility ［J］. Fertil Steril, 2023, S0015-0282（23）00227-3.

［12］ ZONDERVAN K T, BECKER C M, MISSMER S A. Endometriosis ［J］. N Engl J Med, 2020, 382（13）: 1244-1256.

［13］ 周应芳, 彭超. 要重视子宫内膜异位症的一级和二级预防 ［J］. 中华妇产科杂志, 2020, 55（9）: 624-626.

［14］ 冷金花, 戴毅, 李晓燕. 子宫内膜异位症诊治新理念 ［J］. 中华妇产科杂志, 2021, 56（12）: 831-835.

［15］ 史精华, 冷金花, 李孟慧, 等. 腹腔镜卵巢子宫内膜异位囊肿剥除术对卵巢储备功能及生育的影响 ［J］. 协和医学杂志, 2011, 2（2）: 124-128.

［16］ MUZII L, ACHILLI C, LECCE F, et al. Second surgery for recurrent endometriomas is more harmful to healthy ovarian tissue and ovarian reserve than first surgery ［J］. Fertil Steril , 2015, 103（3）: 738-743.

［17］ BERLANDA N, VERCELLINI P, FEDELE L. The outcomes of repeat surgery for recurrent symptomatic endometriosis ［J］. Curr Opin Obstet Gynecol, 2010, 22（4）: 320-325.

［18］ 中华医学会生殖医学分会. 生育力保存中国专家共识 ［J］. 生殖医学杂志, 2021, 30（9）: 1129-1134.

［19］ 黄薇, 冷金花, 裴天骄, 等. 子宫内膜异位症患者生育力保护的中国专家共识（2022版）［J］. 中华妇产科杂志, 2022, 57（10）: 733-739.

［20］ 姬苗苗, 袁明, 王国云. 患者教育在子宫内膜异位症长期管理中的重要意义 ［J］. 中国实用妇科与产科杂志, 2021, 37（3）: 292-296.

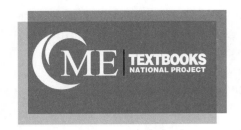

女性下生殖道畸形的治疗与生育问题

第**10**章

宋 爽 朱 兰
中国医学科学院　北京协和医学院　北京协和医院

　　女性生殖道畸形是指女性生殖器官在形成、分化的过程中受到某些因素的影响，从而导致子宫、子宫颈（简称"宫颈"）及阴道等发育异常的一系列先天性疾病，其发病率为 2%~7%。女性下生殖道畸形是指外阴、阴道、宫颈及子宫的发育异常，通常为罕见病，其解剖及分类复杂，诊疗过程中易出现误诊、误治，可严重影响女性的生活质量及生育功能。本文就重要的女性下生殖道畸形的诊治及其对女性生育功能的影响进行综述。

一、先天性子宫阴道缺如综合征

　　先天性子宫阴道缺如综合征（Mayer-Rokitansky-Küster-Hauser Syndrome，MRKH 综合征）是由于双侧副中肾管未发育或尾端发育停滞引起的先天性女性生殖道畸形，其解剖学特征为始基子宫、阴道完全缺失或上 2/3 缺失。少部分患者可有发育不良但有功能的子宫内膜，这些患者可随月经周期出现周期性下腹痛，往往发病早，易被发现。由于其解剖学异常，患者无法正常进行性交及生育，可能导致其产生负面的自我认知及巨大的心理负担。宋爽等对 141 例 MRKH 综合征患者进行抑郁、焦虑状态评估，结果发现，34.0% 的患者合并中至重度抑郁症状，24.1% 的患者合并中至重度焦虑症状，均显著高于健康人群。

（一）先天性子宫阴道缺如综合征的治疗

　　MRKH 综合征的治疗目的在于重建可正常性交的阴道，主要包括非手术治疗和手术治疗。美国妇产科医师协会（American College of Obstetricians and Gynecologists，ACOG）推荐非手术治疗可在患者情感成熟后的任何时间进行，而手术治疗的最佳时间一般在 17~21 岁。我国（除香港、澳门、台湾地区外）建议手术年龄在 18 岁后。但对于少数存在功能性子宫内膜的 MRKH 综合征患者，应在明确诊断后尽早治疗，及时切除子宫。

　　1. 非手术治疗　非手术治疗即"顶压法"，是直接用模具在发育较好的外阴舟状窝处向内顶压成形的方法。目前国内认为，外阴发育较好、组织松软、有 2~3 cm 短浅阴道凹陷形成的患者更易顶压成功，其成功率可达 90%~100%。"顶压法"无手术相关并发症，无手术瘢痕且费用较低，是目前指南推荐的 MRKH 综合征一线治疗方法。"顶压法"的主要缺点在于扩张过程中可能出现泌尿系统症状、出血及疼痛，并且耗时相对长。

　　2. 手术治疗　即阴道成形术，适用于非手术治疗失败或主动选择手术治疗的 MRKHS 患者。手术的基本原理是在尿道和膀胱与直肠之间分离造穴，形成一个人工穴道，应用不同方法寻找合适的衬里或替代组织来重建阴道，目前常用的衬垫物包括腹膜法和生物补片法，传统的羊膜法、肠道法、皮片法已不常用。手术治疗的解剖学和功能学成功率高，但其缺点在于存在手术相关并发症风险，包括尿道、膀胱、直肠等周围器官的副损伤，以及出血、感染等。

（二）先天性子宫阴道缺如综合征患者的生育问题

尽管目前可通过"顶压法"或阴道成形术实现患者正常性交的需求，但 MRKH 综合征患者的生育选择仍是治疗过程的一大难点。

理论上，通过辅助生殖技术和子宫移植可实现 MRKH 综合征患者的生育需求。Shevach 等的研究提示 MRKH 综合征患者体外受精的成功率较平均水平低。梁择等通过对 MRKH 综合征患者卵巢大体形态及组织学的研究指出，患者卵巢闭锁卵泡的数量增加、储备功能下降可能是体外受精成功率低的原因，并建议 MRKH 综合征患者在治疗中更早地进行生育力保存的准备。

子宫移植技术近年越来越受到关注。2015 年，瑞典报道了世界首例 MRKH 综合征患者子宫移植后活产的病例。此后，国内外陆续有子宫移植后成功分娩的报道。截至目前，全世界共报道至少 80 例接受活体或死者捐献者子宫移植的病例，其中有超过 40 例活产报道。我国已报道 3 例活体子宫移植病例，其中 2 例来自西京医院，1 例来自南方医科大学，目前已有 1 例成功分娩。子宫移植是异体器官移植，需长期使用免疫抑制药物来降低移植后的免疫排斥反应，这些药物对母婴长期的临床结局目前尚不能评价。此外，在患者成功完成生育后，应再次切除子宫以排除免疫排斥的影响。

二、阴道斜隔综合征

阴道斜隔综合征（oblique vaginal septum syndrome，OVSS）是一种罕见的先天性女性泌尿生殖系统畸形，以双子宫、双宫颈、一侧阴道斜隔且合并斜隔同侧泌尿系统畸形为主要解剖特点。北京协和医院依据 OVSS 的解剖学特点提出了 4 种临床分型，即无孔斜隔型、有孔斜隔型、无孔斜隔合并宫颈瘘管型和宫颈阴道闭锁型。OVSS 患者可表现为痛经、周期性下腹痛、经期延长、不规则阴道出血、阴道血性或脓性分泌物等症状。由于斜隔导致的经血引流不畅及积血继发感染，患者易并发子宫内膜异位症及盆腔炎性疾病，如不及时矫治，患者的生育功能可能受影响。

（一）阴道斜隔综合征的治疗

手术治疗是解除梗阻、预防并发症及保留生育功能的有效治疗方式。对于青春期后有临床症状的 OVSS 患者，明确诊断后建议尽早进行手术治疗。传统手术方式为直视下阴道斜隔切除术，建议选择在斜隔后腔积血较多时进行，以便于术中定位。手术时，先自阴道内包块最突出处或隔上小孔处进行穿刺定位，能穿刺抽出陈旧积血或脓液则表示定位准确。定位后，沿针头纵向切开阴道斜隔，上达阴道穹隆，下至隔后积血最低点，以尽可能多地切除斜隔组织，避免术后再次粘连、梗阻的发生。对于无性生活、要求保留处女膜完整的患者，可进行经宫腔镜或阴道内镜下阴道斜隔切除术。此外，对合并一侧宫颈闭锁的 OVSS 患者，建议行斜隔侧子宫及输卵管切除术。

（二）阴道斜隔综合征患者的生育问题

据统计，得到及时治疗的 OVSS 患者术后总体妊娠结局良好。1997 年，Candiani 等对 36 例患者术后情况进行长期随访，在计划妊娠患者中的妊娠率为 87%，活产率为 77%。2013 年，北京协和医院对 70 例 OVSS 术后患者进行随访，在 33 例计划妊娠者中，28 例（84.8%）患者成功妊娠，其中 20 例活产，而约 2/3 的妊娠发生在斜隔对侧子宫。2020 年，该团队再次对 120 例 OVSS 患者的妊娠预后进行随访，51 例计划妊娠者中，42 例（82.3%）患者成功妊娠，总妊娠次数 68 次，其中 29 例活产，总体妊娠结局良好。

三、先天性宫颈发育异常

先天性宫颈发育异常属于女性下生殖道梗阻性畸形，可进一步分为宫颈缺如、宫颈残迹、宫颈索条和宫颈外口梗阻等。先天性宫颈发育异常具有典型的生殖道梗阻表现，包括青少年女性原发性闭经、伴周期性下腹痛及盆腔包块，合并阴道闭锁的患者存在性交障碍；也可表现为急腹症、持续性下腹绞痛，甚至严重盆腔感染。

（一）先天性宫颈发育异常的治疗

生殖道梗阻一经诊断，应尽早行手术治疗。由于疾病罕见且诊断处理复杂，目前治疗尚无统一标准。子宫全切术曾是先天性宫颈发育异常的首选治疗方式，特别是对于合并严重子宫内膜异位症及其他生殖道畸形的患者，切除子宫可避免重建性手术术中及术后并发症的发生，但子宫切除术后医源性绝经及生育功能丧失会对青少年女性心理及社会功能造成巨大伤害。但随着手术技术及辅助生殖技术的发展，以恢复解剖结构、解除梗阻为目的的保留生育功能的手术治疗方式已被更多报道，可有效解除生殖道梗阻，恢复正常月经，满足患者性生活需求，并使其生育成为可能。

目前常用的保留生育功能的手术治疗方式为宫颈阴道贯通术和子宫阴道吻合术。

1. 宫颈阴道贯通术　对于有足够（直径>2 cm）宫颈组织的患者，可考虑尝试宫颈阴道贯通术再造新的宫颈管通道。该术式的特点是无须解剖直肠子宫陷凹和膀胱子宫陷凹，可降低盆腔粘连的风险，手术简单易操作；然而，对于膀胱直肠间隙狭窄或残存宫颈组织坚韧的患者，存在贯通失败或术中损伤的风险。

2. 子宫阴道吻合术　适用于完全无宫颈或宫颈组织极少而难以成形的患者，需充分解剖直肠子宫陷凹和膀胱子宫陷凹，切除发育不良的宫颈组织，下拉子宫，将子宫下段与阴道或前庭黏膜吻合。

（二）先天性宫颈发育异常患者的生育问题

保留生育功能的手术使得既往无生育可能的患者拥有生育的希望，但总体妊娠率仍较低。2021 年，Mikos 等纳入 88 项研究共 249 例先天性宫颈发育异常患者进行荟萃分析，结果显示，患者成功妊娠率为 12%，活产率为 10.8%。北京协和医院对 160 例先天性宫颈发育异常患者进行术后随访显示，仅有 4 例患者成功妊娠并活产。术后再梗阻及术后感染等并发症仍为患者保留生育功能带来了极大的挑战。

综上所述，女性下生殖道畸形可严重影响女性的生育功能。随着保留生育功能的手术治疗方式及辅助生殖技术的发展，越来越多的患者可通过及时矫治获得满意的妊娠结局。

参考文献

[1] DIETRICH J E, MILLAR D M, QUINT E H. Obstructive reproductive tract anomalies [J]. J Pediatr Adolesc Gynecol, 2014, 27（6）：396-402.

[2] SONG S, CHEN N, DUAN Y P, et al. Anxiety

symptoms in patients with Mayer-Rokitansky-Küster-Hauser syndrome：a cross-sectional study ［J］. Chin Med J（Engl）, 2020, 133（4）：388−394.

［3］ CHEN N, SONG S, DUAN Y P, et al. Study on depressive symptoms in patients with Mayer-Rokitansky-Küster-Hauser syndrome：an analysis of 141 cases ［J］. Orphanet J Rare Dis, 2020, 15（1）：121.

［4］ ACOG Committee Opinion No. 728：Müllerian agenesis：diagnosis, management, and treatment ［J］. Obstet Gynecol, 2018, 131（1）：e35−e42.

［5］ FRIEDLER S, GRIN L, LIBERTI G, et al. The reproductive potential of patients with Mayer-Rokitansky-Küster-Hauser syndrome using gestational surrogacy：a systematic review ［J］. Reprod Biomed Online, 2016, 32（1）：54−61.

［6］ LIANG Z, DUAN J L, ZHANG D D, et al. Assessing the morphology and ovarian reserve of the ovaries from Mayer-Rokitansky-Küster-Hauser syndrome patients ［J］. Sci China Life Sci, 2023, 66（5）：1204−1207.

［7］ BRÄNNSTRÖM M, JOHANNESSON L, BOKSTRÖM H, et al. Livebirth after uterus transplantation ［J］. Lancet, 2015, 385（9968）：607−616.

［8］ BRÄNNSTRÖM M, BELFORT M A, AYOUBI J M. Uterus transplantation worldwide：clinical activities and outcomes ［J］. Curr Opin Organ Transplant, 2021, 26（6）：616−626.

［9］ WEI L, XUE T, TAO K S, et al. Modified human uterus transplantation using ovarian veins for venous drainage：the first report of surgically successful robotic-assisted uterus procurement and follow-up for 12 months ［J］. Fertil Steril, 2017, 108（2）：346−356.

［10］ LIU Y, ZHANG Y, DING Y, et al. Clinical applications of uterus transplantation in China：Issues to take into consideration ［J］. J Obstet Gynaecol Res, 2020, 46（3）：357−368.

［11］ CANDIANI G B, FEDELE L, CANDIANI M. Double uterus, blind hemivagina, and ipsilateral renal agenesis：36 cases and long-term follow-up ［J］. Obs Gynecol, 1997, 90（1）：26−32.

［12］ TONG J L, ZHU L, LANG J H. Clinical characteristics of 70 patients with Herlyn-Werner-Wunderlich syndrome ［J］. Int J Gynecol Obstet, 2013, 121（2）：173−175.

［13］ SUN Y, GRIMBIZIS G F, ZHU L. Perspectives on diagnosis and surgical treatment of congenital cervical malformations ［J］. Sci Bull, 2022, 67（19）：1935−1938.

［14］ MIKOS T, LANTZANAKI M, ANTHOULAKIS C, et al. Functional and reproductive outcomes following surgical management of congenital anomalies of the cervix：a systematic review ［J］. J Minim Invasive Gynecol, 2021, 28（8）：1452−1461.

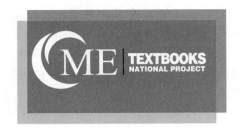

子宫平滑肌瘤对生育的影响及子宫平滑肌瘤与妊娠

第 11 章

樊庆泊

中国医学科学院　北京协和医学院　北京协和医院

子宫平滑肌瘤（简称"子宫肌瘤"）是女性常见的良性肿瘤，也是影响育龄期女性生殖健康的常见病和多发病。近十余年来，随着女性生育年龄的推迟及高龄趋势，有生育要求的子宫肌瘤患者比例也逐年增加。子宫肌瘤影响生育、子宫肌瘤合并妊娠逐渐成为妊娠前及妊娠期困扰广大女性的问题，也是妇产科学领域颇受关注的重要问题。

子宫肌瘤在育龄期女性中的发生率为 20%～30%，亦有报道发生率达到 70%，在黑种人女性中的发生率高达 90%，20%～50% 的子宫肌瘤患者要接受治疗。子宫肌瘤在妊娠期的发生率为 1.6%～10.7%，而妊娠合并子宫肌瘤的估计发生率为 0.1%～3.9%，剖宫产率高达 50%。子宫肌瘤患病率随女性年龄增长而升高，并且因不同人种而异。一项前瞻性队列研究纳入美国 12 个临床中心近 2800 例患者发现，在 19～25 岁女性中，妊娠期任何阶段的子宫肌瘤患病率为 12%，该比例在 35～42 岁女性中增至 32%。非西班牙语裔白种人女性的患病率为 9%，非西班牙语裔黑种人女性为 14%，西班牙语裔女性为 6%，亚洲和太平洋岛裔女性为 10%。郎景和院士在"医学的观念与医学的发展"一文中，强调子宫肌瘤剔除术的重要意义在于，患者丧失一个器官的心理和精神损害可能超过这个器官的疾病给她带来的生理和身体损害，并且子宫肌瘤剔除术后妊娠率可达 60% 以上，但子宫肌瘤剔除术后总复发率只有 30%。因此，子宫肌瘤对生育和妊娠的影响及处理值得深入研究和探讨。

一、妊娠对子宫肌瘤的影响

子宫是女性的重要生殖器官，主要由平滑肌构成，其富于扩展性，形状大小随年龄不同而不同，并可受月经周期和妊娠的影响而发生改变。成年未生育女性的子宫呈倒置的梨形。已生育女性的子宫重量比未生育女性约大 1 倍，各径和内腔均较大。

子宫壁的组织结构由内膜、肌层及浆膜 3 层构成。在非妊娠期，已生育女性和未生育女性的子宫肌壁厚度也不尽相同。子宫肌层可再分为外纵、内环及中交叉 3 层。子宫内膜层分为受激素影响产生周期性变化的功能层和对激素不敏感的非周期性变化的基底层。每次月经结束后，功能层从 1 mm 开始生长到 4～5 mm 以备妊娠；如未能妊娠，功能层剥脱再次形成月经，呈现女性最重要的特征。

妊娠对子宫肌瘤的影响主要表现在妊娠后女性体内雌激素和孕激素水平的变化会对子宫肌瘤产生一定影响。妊娠期间，女性雌激素和孕激素水平明显升高，子宫平滑肌细胞肥大，血液循环增多，导致子宫肌瘤组织水肿，瘤体随子宫增大而增长，尤其以妊娠前 4 个月前最为明显。超声监测发现，子宫肌瘤体积增大在妊娠第 20 周内约占 45%，之后仅约占 25%，而约 75% 的肌瘤体积缩小。据文献报道，55% 的妊娠合并子宫肌瘤患者在妊娠后肌瘤增大，但分娩后，增大的肌瘤多可减小。妊娠期女性子宫肌瘤生长的程度有所不同，部分患者会因肌瘤生长特别快而发生供血不足，肌瘤内血液循环障碍，进而出现退行性变，即子宫肌瘤变性。子宫肌瘤变性以红色变性较为多见，约占所有子宫肌瘤变性的 40%。红色变性多发生于直径>6 cm 的肌瘤，且多数发生在中晚期妊娠。红色变性后，患者可有发热、腹痛、呕吐、局部压痛及白细胞升高，且伴有急腹症，患者常须因以上症状而住院治疗。其他少见的子宫肌瘤变性包括子宫肌瘤嵌顿和子宫扭转等。

二、子宫肌瘤对生育的影响

子宫肌瘤合并妊娠者占子宫肌瘤患者总数的 0.5%~1.0%，占妊娠期女性的 0.3%~0.5%。子宫肌瘤可导致不孕，亦可对妊娠各时期造成不良影响。妊娠合并子宫肌瘤患者发生并发症的概率是无肌瘤妊娠期女性的 2 倍；此外，子宫肌瘤导致自然流产的发生率高，是无子宫肌瘤者自然流产率的 2~3 倍。不同大小和数目的子宫肌瘤对生育亦有不同程度的影响。浆膜下肌瘤对生育无明显影响，子宫黏膜下肌瘤对生育有不利影响；数目>2 个及肌瘤直径>30 mm 的患者活产率明显降低。

（一）子宫肌瘤与不孕

子宫肌瘤是造成不孕的原因之一，患子宫肌瘤女性的不孕率为 5%~10%。子宫肌瘤造成不孕的主要原因是生殖器官形态和功能的改变。具体机制为：①子宫肌瘤可能导致子宫腔形态发生改变，降低孕卵着床率。②如子宫肌瘤长在输卵管附近或占据子宫腔，可能会阻碍精子与卵子的结合及受精卵移位；子宫颈（简称"宫颈"）或子宫角部位的肌瘤可直接影响宫颈管或输卵管的通畅性，干扰精子和胚胎运输。③宫颈部生长的子宫肌瘤较大或数目较多时，可压迫阻塞宫颈管或改变宫颈口的开口朝向，使精子不易通过宫颈而进入子宫腔与卵子受精。④瘤体的大小和数目还可能影响胚胎着床，特别是子宫黏膜下肌瘤，可能会影响子宫内膜的血液供应，子宫肌瘤特别大或数量很多时，会导致子宫形态变形，干扰、影响受精卵的着床过程，从而影响胚胎着床和发育。⑤瘤体对子宫肌层亦有影响。当子宫肌瘤嵌入子宫肌层后，会破坏子宫内膜光滑的内表层血管网，影响准备接受着床的胚胎，导致胚胎植入失败。⑥子宫黏膜下肌瘤、子宫肌壁间肌瘤可导致子宫腔变形及功能失调性子宫收缩，影响精子、卵子或受精卵的正常运动、输卵管收缩和胚胎着床。⑦子宫肌瘤出血、坏死引起继发感染，导致输卵管阻塞，进而引起不孕。上述原因均可致使患者妊娠率下降，甚至造成不孕。

子宫肌瘤合并不孕治疗方案的制订一般取决于肌瘤的位置和大小，并根据患者的年龄、健康状况、病史、生育目标和治疗期限等因素决定。

1. 药物治疗　一般适用于肌瘤较小的患者。可使用促排卵药、孕酮制剂等促进卵子的发育和成熟，提高妊娠概率。

2. 手术治疗　对于肌瘤较大或肌瘤位于子宫黏膜下的患者，可能需要进行手术治疗。手术方式包括子宫肌瘤剔除术、宫腔镜下子宫黏膜下肌瘤剔除术等。

3. 辅助生殖技术　对于药物和手术治疗均无效或治疗效果不佳的患者，可考虑应用辅助生殖技术（assisted reproductive technology，ART），提高妊娠成功率。

不孕合并子宫肌瘤患者在剔除肌瘤后的妊娠率可达 50%~70%。美国生殖协会指南中纳入了唯一一项随机对照研究，该研究纳入 181 例有单个直径≤4 cm 的子宫肌瘤且至少 1 年不孕的患者随机分入手术组和非手术组。结果提示，不论是子宫肌壁间还是子宫浆膜下肌瘤患者，手术组与非手术组患者的自然妊娠率均无统计学差异。其他的 II 类证据级别研究虽提示手术组能提高子宫肌瘤合并不孕患者的妊娠率，但因非随机对照存在年龄等相关因素的选择偏倚而降低了证据级别。因此，子宫肌瘤合并不孕患者是否应先进行子宫肌瘤剔除术尚有争议。

对于准备妊娠前存在直径≥4 cm 子宫肌瘤的患者，我国相关共识建议手术，而美国生殖协会指南指出目前有充分证据表明宫腔镜下子宫黏膜下肌瘤剔除后能明显改善患者的妊娠率。其他类型的子宫肌瘤剔除术与自然妊娠率的改善之间无可靠循证医学证据支持。对于有妊娠意愿的子宫肌瘤患者来说，行子宫肌瘤剔除术可将影响妊娠的因素降到最低。但需要注意的是，在妊娠前进行手术可能会对妊娠造成影响，需要在医师的指导下进行个性化治疗。

总之，子宫肌瘤合并不孕患者需要在医师的指导下进行综合治疗，以帮助患者实现妊娠的目标。及早发现并治疗子宫肌瘤，保持健康的生活方式，有助于预防和减少不孕的发生。

（二）子宫肌瘤对辅助生殖技术的影响

ART 是一种帮助不孕不育夫妇实现妊娠的医学方法，包括体外受精（in vitro fertilization，IVF）等。子宫肌瘤可能会影响女性的生育力和 ART 成功率。子宫肌瘤的位置、大小和数目均可能对 ART 的效果产生不同影响。

1. 肌瘤位置的影响

（1）子宫黏膜下肌瘤：可能会妨碍胚胎移植和着床。如果瘤体位于输卵管口附近时，也可能影响精子和卵子的结合，影响 IVF 的成功率。一般来说，由于子宫黏膜下肌瘤会改变子宫腔形态，干扰胚胎的着床和发育，故对 ART 的影响最大。与子宫肌瘤对生育的影响结果类似，子宫肌瘤合并不孕患者行 IVF 时，其术后妊娠率及足月生产率均低于非肌瘤组。子宫肌瘤的位置及大小是影响 IVF 结果的重要因素，其中子宫黏膜下肌瘤对 IVF 的影响最大。Eldar 等的研究发现，由于子宫黏膜下肌瘤干扰胚胎植入，故该类患者 IVF 植入率和妊娠成功率明显下降，其临床妊娠率和活产率降低 70%，并且足月产率也降低。结果表明，子宫黏膜下肌瘤可明显降低接受 ART 患者的临床妊娠率、植入率及活产率，并且增加流产率。

（2）子宫肌壁间肌瘤：子宫肌壁间肌瘤改变了子宫腔形态，对 IVF 亦有不利影响。Hart 等的一项前瞻性研究表明，与对照组相比，子宫肌壁间肌瘤显著降低 IVF 的植入率和继续妊娠率。未影响子宫腔形态的肌壁间肌瘤对 ART 的影响存在争议。Yan 等的研究发现，未导致子宫腔形态改变的子宫肌瘤并不显著影响 IVF 或卵胞质内单精子注射（intracytoplasmic sperm injection，ICSI）的结果；而 Guven 等的研究发现，未改变子宫腔形态的肌壁间肌瘤显著降低 ICSI 胚胎移植的植入率和临床分娩率。由于许多研究中所涉及的肌瘤大小及数目等差别较大，结果存在一定偏倚，故需要进一步细化分组后再进行对照研究。

（3）子宫浆膜下肌瘤：对于子宫浆膜下肌瘤研究的证据表明，浆膜下肌瘤的存在对 ART 的临床妊娠率和妊娠维持率没有影响，但可能会影响分娩方式。

2. 肌瘤数目和大小的影响　肌瘤数量越多、体积越大，侵占子宫空间，越可能导致移植失败或流产。肌瘤直径>5 cm 时，对胚胎着床和移植有一定不利影响。

3. 药物治疗的影响　部分药物可治疗子宫肌瘤，但这些药物本身可能会影响患者的卵巢功能，以及子宫内膜的厚度和质量，从而影响 IVF 的成功率。

在进行 IVF 之前，并先进行妇科检查，评估子宫肌瘤的大小、位置、数目等情况，并进行必要的治疗。对于小肌瘤，可以选择药物治疗。对于子宫黏膜下肌瘤患者，如果想要进行 ART，建议先行切除肌瘤，以提高妊娠率和活产率。目前，最常用的切除子宫黏膜下肌瘤的方法是子宫腔镜下电切术，利用高频电流将肌瘤切除。这种方法具有创伤小、恢复快、并发症少等优点，可有效改善子宫腔的形态和功能，为 ART 创造更好的条件。

（三）子宫肌瘤与流产

子宫肌瘤与流产之间的关系很复杂。由于肌瘤的位置、大小和数目不同，对妊娠的影响也有所区别。一般来说，子宫肌瘤不会导致患者流产；但在部分患者中，子宫黏膜下肌瘤会对受精卵着床、胎盘形成和妊娠的持续造成不利影响。子宫肌壁间肌瘤的影响存在更多争议，而子宫浆膜下肌瘤很少引起早期妊娠丢失。存在多个肌瘤时，妊娠丢失的风险可能更高。子宫肌瘤引起妊娠丢失的机制尚不清楚，肌瘤可能会干扰胎盘形成及正常子宫胎盘循环的建立；子宫黏膜下肌瘤可能压迫子宫内膜脱膜层，导致此处蜕膜萎缩或血管结构、流入及流出的血流受破坏。伴或不伴变性的子宫肌瘤快速生长可能增加子宫的收缩性或改变胎盘的催化酶生成，干扰胎盘形成，从而引起妊娠丢失。

如果肌瘤的位置和大小占子宫腔较大空间，可能会对胎儿发育产生不利影响，同时增加流产的风险。子宫肌瘤所在区域离胎儿和胎盘较远，则对妊娠的影响较小。对于女性妊娠后发现有子宫肌瘤的情况，需要结合具体情况进行评估和治疗。

在早期妊娠，子宫肌瘤的存在不利于受精卵着床和生长发育，植入性胎盘、子宫肌瘤的机械性压迫可导致早期流产；子宫肌壁间肌瘤体积过大，可使子宫腔变形，也可引起流产。早期妊娠，子宫肌瘤患者流产的发生率是非肌瘤孕妇的 2~3 倍，子宫肌瘤合并妊娠患者的自然流产发生率可达 20%~30%，流产常不完全且出血较多。1981 年，Buttran 等报道 1063 例子宫肌瘤合并妊娠患者，发生流产者共 441 例，占 41%。

子宫肌瘤患者妊娠时，需要及时就医进行评估和治疗。在妊娠期间要注意症状和体征的变化，定期检查胎儿和子宫肌瘤的情况，以保证母儿安全。如果子宫肌瘤影响胎儿生长和发育，易导致流产，则可能需要手术剔除肌瘤后再妊娠；如果子宫肌瘤较小，可酌情观察肌瘤的生长情况。此外，还可通过药物治疗，帮助妊娠顺利进行。如果存在子宫肌瘤且出现了流产征兆，具体处理方案需要根据患者情况进行评估，评估内容包括子宫肌瘤的大小、数目、位置，患者年龄，以及是否想要继续妊娠等因素。一般情况下，如果患者没有出现严重出血、感染或其他并发症，可以观察和采取非手术治疗；如果出现明显症状或有潜在危险，可能需要进行手术。

1. 观察和非手术治疗　在医院内观察，使用保胎药物治疗，定期检查出血量，必要时给予止血药物等进行支持治疗。

2. 药物治疗　对于难免流产，可考虑采用药物流产或人工流产的方式。

3. 手术治疗　对于严重出血、感染或其他并发症，可能需要进行手术，包括刮宫、宫腔镜下手术等。

4. 流产后治疗　如果患者在手术后及时恢复，未出现明显并发症，可在身体充分恢复后进行药物治疗及营养调理等；如果患者有继续妊娠计划，则需要复查，剔除肌瘤并准备充分后再决定下一次妊娠时机。

总之，处理子宫肌瘤合并流产时需综合考虑患者情况，并在医师指导下选择合适的治疗方案。

（四）子宫肌瘤与产科并发症

子宫肌瘤患病率随女性的年龄增长而上升。子宫肌瘤合并妊娠者应按高危孕产妇进行管理，绝大多数孕妇无须特殊处理，但应定期监测肌瘤大小、与胎盘的关系及母儿状况。

一般来说，子宫肌瘤对妊娠及分娩的影响表现在以下方面。

1. 妊娠的风险　子宫肌瘤可影响子宫的形态和大小，增加早产、流产、胎盘早剥等妊娠并发症的风险。

2. 子宫扩张　妊娠时，子宫会逐渐扩张，妊娠并发症的发生率也会增加。

3. 分娩方式　当子宫肌瘤较大或位置靠近宫颈时，可能阻碍产道，导致患者自然分娩困难，需要进行剖宫产手术。此外，子宫肌壁间肌瘤或黏膜下肌瘤占位影响胎儿在宫内活动，进而导致胎位不正，使横位、臀位的发生率增加，臀位发生率高达 24%，横位为 13%，或先露不入盆，需要进行剖宫产手术。

4. 对胎儿的影响　在妊娠期，子宫肌瘤内的血液循环可能会受到妊娠激素影响，使肌瘤增大。同时，如果子宫肌瘤位于胎盘周围，可能导致胎儿生长受限，影响胎儿发育和健康，并引起早产和低出生体重等问题。

5. 其他并发症　子宫肌瘤对妊娠及分娩的影响与肌瘤的生长部位和大小有关，子宫肌瘤可对妊娠各个时期、分娩和产褥期造成一系列不利影响。

大的子宫黏膜下肌瘤和胎盘附着处的肌瘤会导致很多并发症，如疼痛（肌瘤变性）、阴道出血、胎盘早剥等。发生于子宫黏膜下肌瘤表面的着床可形成胎盘异常。

Stout 等的研究发现，与无子宫肌瘤的妊娠期女性相比，妊娠合并子宫肌瘤患者胎儿臀位的发生率明显增加，并随着肌瘤体积增大而增加，进而导致剖宫产率增加；分娩过程中由于子宫肌瘤影响子宫正常收缩，使产程延长，嵌顿在盆腔内的肌瘤如子宫颈肌瘤、巨大子宫下段肌瘤等可阻塞产道，导致难产发生率增加；子宫肌瘤还可影响产后子宫收缩，引起产后出血或子宫复旧不佳；此外，子宫下段肌瘤和较大肌瘤的堵塞可影响子宫腔引流，导致恶露引流不畅，产褥期感染率增加，也可导致晚期妊娠子宫出血。

妊娠期肌瘤性疼痛综合征是子宫肌瘤患者在妊娠期最常见的并发症，包括子宫肌瘤红色变性、无菌性坏死、恶变及出血性梗死。妊娠期合并的子宫肌瘤体积增长一般发生在早期妊娠。妊娠合并子宫肌瘤红色变性往往在妊娠期或产褥期出现。子宫肌瘤红色变性多发生于直径>6 cm 的肌瘤，常见于中、晚期妊娠或产后。有资料表明，妊娠期约 40% 的子宫肌瘤患者出现红色变性。因此，对妊娠期发生的急性严重的腹痛伴发热、包块者，应警惕子宫肌瘤红色变性可能。其临床症状主要为下腹部持续性疼痛，可伴恶心、呕吐、低热，体征为下腹部拒按，有压痛和反跳痛，可伴白细胞计数升高。B 超诊断明确为子宫肌瘤，手术后子宫肌瘤标本剖视面均呈暗红色，如牛肉状，味腥臭，质软，漩涡状结构消失。术后病理回报为子宫肌瘤红色变性。

三、妊娠合并子宫肌瘤的处理

妊娠期合并子宫肌瘤患者需要在妊娠期间高度关注子宫肌瘤的变化及其对妊娠的影响，妊娠合并子宫肌瘤的处理应根据妊娠月份、肌瘤大小、患者临床表现等因素而定。

（一）妊娠合并子宫肌瘤的注意事项

1. 早期产检　如果孕前诊断为子宫肌瘤，需要在早期妊娠进行产前检查，确定子宫肌瘤的位置、大小及数目等情况，并继续监测其变化。

2. 定期超声检查　妊娠期应定期进行超声检查，观察子宫肌瘤是否增大、是否变性等情况，以及瘤体对胎儿的影响，及时发现并处理妊娠期并发症及后遗症。

3. 个体化治疗　根据孕妇情况和瘤体特征，推荐合适的治疗方式，如手术切除及药物治疗等。

4. 避免运动或活动过度　妊娠合并子宫肌瘤患者应避免过度活动或运动，以免加重子宫肌瘤症状或引发流产。

5. 保持良好心态　10%～30%的子宫肌瘤在妊娠期可减小或消失，因此，应保持良好的心态和饮食习惯，增强体质亦非常重要。

（二）妊娠合并子宫肌瘤的处理

1. 妊娠前处理　原则上，对于妊娠合并子宫肌瘤患者的处理方法应根据患者年龄、症状，肌瘤大小、数目、部位，以及患者是否要求保留生育功能来决定。若孕前子宫肌瘤小且无症状，一般无须特别处理，有生育意愿者可以妊娠。孕前若有以下情况，宜切除子宫肌瘤后再妊娠：①子宫肌瘤虽小，但其生长部位在子宫角部，改变了输卵管间质部或子宫峡部，阻碍受精卵或精子运行；②子宫肌瘤较大，充塞盆腔（尤其是宫颈肌瘤和子宫下段肌瘤），以及子宫增大＞妊娠 3 个月者；③临床症状明显，以致继发性贫血者。

罗萍的研究发现，腹腔镜子宫肌瘤剔除术（laparoscopic myomectomy，LM）和经腹子宫肌瘤剔除术（transabdominal myomectomy，TAM）的临床疗效好，子宫肌瘤复发率低，适合于有生育要求或期望保留子宫的患者，且术后能改善其妊娠率。近年来，随着腹腔镜技术的日臻成熟，LM 已成为有生育要求的子宫肌瘤合并不孕患者的首选治疗方法。文献报道，行 LM 后患者的妊娠率为 42.9%～80.6%。育龄期女性子宫肌瘤的检出率明显增加，需要重视其对女性生育力的潜在影响。子宫黏膜下肌瘤患者在妊娠前先行切除肌瘤的方式已被认可。必要的子宫肌瘤剔除术固然重要，但不能忽视手术等各种治疗方法对妊娠的不利影响。因此，对于有生育要求的子宫肌瘤患者，应根据具体情况仔细评估，制定合理、安全的治疗方案，严格掌握备孕子宫肌瘤患者的手术适应证。手术治疗子宫肌瘤可提高患者妊娠机会并可获得良好的妊娠结局，但子宫肌瘤剔除术后妊娠发生子宫破裂的风险亦不可忽视。LM 后瘢痕子宫妊娠的子宫破裂发生率约为 1%。为减小子宫破裂的发生风险，建议根据子宫肌瘤的类型，以及手术对子宫创伤的大小来计划术后妊娠时间，一般建议在子宫肌瘤剔除术后 6～12 个月妊娠。根据临床经验，胎儿成熟后，在分娩发动前终止妊娠可降低子宫破裂的风险。

2. 妊娠期处理　应根据妊娠月份、子宫肌瘤大小、患者临床表现等因素而定。

（1）妊娠早期处理

1）积极治疗先兆流产：妊娠时，由于胚胎的生长，压力加大会引起子宫收缩，导致流产。如出现先兆流产症状，应立即卧床休息，解除精神负担，保持心情舒畅，同时加强营养。必要时可给予镇静药或进行孕激素治疗。

2）早期妊娠对子宫肌瘤不宜多加干预，容易导致流产，故可等待至妊娠中期再行处理。如肌瘤很大，估计继续妊娠出现并发症的机会较多，且患者要求进行人工流产，则可先终止妊娠，再行子宫肌瘤剔除术。

（2）中、晚期妊娠处理

1）预防早产，给子宫收缩抑制剂，并进行保胎治疗。

2）对于合并感染者，可给予对胎儿影响较小的抗生素治疗。

3）若早产不可避免，应立即终止妊娠。

4）对于子宫肌瘤直径＜6 cm，且无症状的妊娠期患者，可定期进行产前检查，大多数患者无须特殊处理。

5）对于肌瘤直径＞6 cm 的妊娠期患者，随着子宫的增长，肌瘤还可能继续增大，而较大的子宫肌瘤易发生红色变性，进而刺激子宫收缩或出现腹膜刺激症状。大多数产科医师会建议患者卧床休息及应用镇痛药等非手术治疗，很少建议在妊娠期做子宫肌瘤剔除手术。主要有以下顾虑：

①妊娠期进行子宫肌瘤剔除术可能导致患者失血量过多；②手术可能导致流产或早产的发生；③行子宫肌瘤剔除术后，子宫壁的伤口可能在晚期妊娠时破裂。

Glavind 曾分析 76 例子宫肌瘤合并妊娠患者，将其分为手术治疗组（11 例）和非手术治疗组（65 例），并观察比较两组患者的妊娠结局。在手术组中，大型子宫肌瘤及有症状者较多；在非手术治疗组中，大型肌瘤较少，有症状者亦较少。结果显示，两组患者最后的妊娠结局相近；手术组的流产发生率并不比非手术治疗组多。非手术治疗组患者产后出血或胎盘滞留发生率为 17%。Davids 分析 44 例妊娠期行子宫肌瘤剔除术的患者发现，术后自然流产率为 25%~35%。

6）妊娠晚期，小型子宫肌瘤可不予处理。如肌瘤直径≥8 cm 但无任何症状，可等到胎儿足月时行剖宫产手术，同时行子宫肌瘤剔除术。大型子宫肌瘤可能影响子宫收缩，导致产力失常而发生滞产，而且产后胎盘滞留、产后出血和产后感染的可能性均高于正常产妇。个别情况下，还会因为不易控制的产后出血或产后感染而被迫切除子宫。因此，应选择剖宫产。

（3）分娩期处理：在剖宫产术中发现，足月妊娠时子宫肌瘤的边界清晰，容易分离，而且子宫对催产素较敏感，术中出血量增加不多。与非妊娠期子宫肌瘤剔除术相比，剖宫产术同期行子宫肌瘤剔除术的难度无明显增加，故认为该方法是可行的。相反，在进行剖宫产手术时，若将肌瘤继续留在子宫上，这实际上给患者留下了隐患，其可能影响子宫复原，导致恶露时间延长，且容易造成继发感染。

叶青等的研究发现，剖宫产术同期行子宫肌瘤剔除术安全可行，且有利于避免产妇二次手术的伤害。然而，在剖宫产同期行子宫肌瘤剔除术的方式还有待商榷。

一般认为，应避免在剖宫产时行子宫肌瘤剔除术。但大量资料表明，只要术者有适当的专业知识，进行恰当的患者选择（如有症状的子宫黏膜下肌瘤），以及备有血液制品和宫缩剂，则可同期进行，且不会有危及生命事件的高风险。但由于观察性研究存在偏倚，应谨慎做出该决策。此外，由于存在严重出血的风险，应避免行子宫肌壁间肌瘤剔除术。

（4）产褥期处理：可使用足量宫缩剂和抗生素以预防产后出血及感染。由于盆腔充血，产妇抵抗力低下，且子宫肌瘤可随子宫复原而缩小，一般不主张在产褥期行子宫肌瘤剔除术或子宫切除术。

总之，子宫肌瘤合并妊娠患者需要进行及时的监测和治疗，根据病情制定个体化治疗方案，确保母婴健康。

（三）子宫肌瘤红色变性及扭转的处理

1. 子宫肌瘤红色变性   对于妊娠期及产褥期子宫肌瘤红色变性患者，通常采用非手术治疗，主要包括：①卧床休息，纠正水、电解质失调等一般支持治疗。②贫血者可给予输血治疗。③适当应用镇静药物和镇痛药，但应尽量少用，以免影响胎儿；有时可进行下腹冰敷，对减轻疼痛有效。④适当应用宫缩抑制剂，如静脉滴注硫酸镁。⑤应用抗生素预防感染。虽然子宫肌瘤红色变性并非感染所致，但由于变性部位血供障碍导致坏死，易发生感染，故主张选用对胎儿影响小的抗生素。国内也有报道小剂量肝素（25 mg）治疗妊娠期子宫肌瘤红色变性取得良好疗效，用药 3 天后有效率达到 95%。经以上处理，绝大多数患者的临床症状在短期内可获缓解，妊娠可维持至足月。如非手术治疗无效、临床症状加重、高热不退、剧痛，应考虑手术探查。

2. 子宫肌瘤扭转   带蒂的子宫浆膜下肌瘤合并妊娠患者较少发生子宫肌瘤扭转。如发生扭转，通常在妊娠 3 个月后。子宫肌瘤扭转时可表现为突然发作，下腹一侧持续性剧烈腹痛，甚至绞痛伴恶心；肌瘤发生坏死伴感染，患者表现出急腹症症状。一旦发生蒂扭转，应立即剖腹探查，确诊后行肌瘤剔除术。术后给予镇静药进行保胎，同时给予抗生素预防感染。

值得注意的是，TAM 和 LM 对妊娠结局的影响均缺乏大样本循证医学证据。

（四）妊娠期子宫肌瘤剔除术

文献报道，97.4% 的妊娠合并子宫肌瘤者无症状或可采用非手术治疗，仅 2.6% 的患者需要手术干预。有关妊娠期子宫肌瘤的处理意见尚不一致，有学者赞成尽可能进行非手术治疗，避免在妊娠期行子宫肌瘤剔除术，尤其是需做子宫肌层内切口时，手术中可能无法控制出血，并可能需要行子宫切除术，故应尽可能采取非手术治疗方法治疗妊娠期有症状的子宫肌瘤。也有学者建议必要时可以进行手术，不必有太多顾虑。此外，对于非手术治疗不能控制的复发性疼痛患者可考虑行子宫肌瘤剔除术。小样本资料显示患者在妊娠期行子宫肌瘤剔除术后未发生自然流产。

非手术治疗和手术治疗各有利弊，应根据具体情况而定。如不影响妊娠，不必急于手术。

1. 妊娠期行子宫肌瘤剔除术的适应证　①大型子宫肌瘤（直径>10 cm），易出现红色变性者（B 超检查应注意肌瘤大小变化情况）；②症状多，经常腹痛，有子宫收缩或阴道出血者；③子宫肌瘤退行性变较重，刺激腹膜，有急腹痛、低热及白细胞计数升高等局限性腹膜炎症状者；④子宫肌瘤位置与胎盘接近，可能导致产后子宫复旧不良、产后出血或胎盘滞留；⑤子宫肌瘤短期增长迅速，高度怀疑恶变者；⑥子宫肌瘤红色变性，经非手术治疗无效者；⑦子宫浆膜下肌瘤发生蒂扭转、继发感染等，经非手术治疗无效者；⑧子宫肌瘤压迫邻近器官，出现严重症状者。

2. 妊娠期行子宫肌瘤剔除术的前提条件　①子宫肌瘤与子宫腔的距离>5 mm，以避免在瘤体剔除过程中进入子宫腔；②患者详细了解手术风险并签署知情同意书。

3. 妊娠期行子宫肌瘤剔除术的术中及术后注意事项　①避免强力牵拉、压挫子宫；②在包膜内准确分离，减少出血，避免与子宫腔相通，充分保留肌瘤包膜；③不切除松弛的子宫肌，以防影响子宫伸展性及子宫变形；④用可吸收肠线准确缝合，加强胎儿监护。因此，在做 B 超检查时，需注意胎盘与子宫肌瘤的位置关系。应强调注意不可剪去肌瘤周围的子宫壁肌层组织，应保留富余的组织，以避免在剔除肌瘤后，因组织回缩而增加伤口的张力，影响伤口愈合。

对于上述有手术适应证的妊娠合并子宫肌瘤患者，在中期妊娠时，可行经腹子宫肌瘤剔除术，但由于妊娠期子宫血运丰富，手术易发生出血，且妊娠期充血变软，边界不清，往往无法达到预期的手术效果。术中要注意动作轻巧，尽量减少术中出血，子宫创面缝合要牢固。术后应用宫缩抑制剂，一般可继续妊娠，但子宫肌瘤剔除术后有导致流产或早产的可能。术前应告知孕妇及其家属手术相关风险，做到充分知情同意，医务处备案，必要时请律师公证。手术宜在妊娠第 24 周前进行，并根据孕妇及胎儿情况决定是否终止妊娠。术后给予宫缩抑制剂和抗生素，并加强胎儿监护。在需要外科手术干预的妊娠期子宫肌瘤患者中，92% 的患者成功剔除了肌瘤，并且在继续妊娠过程中未出现相关并发症。对一些巨大且困难的肌瘤剔除，也有术后成功的报道。因此，在严格掌握适应证的前提下，必要的妊娠期子宫肌瘤剔除术是可行的。孕妇出院后须加强产前检查。临产时应密切观察产程进展情况，特别要注意子宫先兆破裂征象。

4. 剖宫产术中行子宫肌瘤剔除术　关于剖宫产术是否同时行子宫肌瘤剔除术的问题，目前尚存争议，应根据肌瘤大小、部位、孕妇情况，术者技术熟练程度，以及医院输血急救条件等而定。在剖宫产时遇到子宫肌瘤，尤其是大型肌瘤，传统方法是将肌瘤留在体内，不予切除，其原因可能是出于剖宫产同时剔除肌瘤存在技术上的困难，顾虑足月妊娠时患者子宫高度充血，可能造成术中难以控制的大出血。

然而，近年来，由于剖宫产率的不断提高，术中发现合并子宫肌瘤者也日益多见。1982—1992 年，北京协和医院对 40 例大型子宫肌瘤（主瘤直径>5 cm）合并妊娠患者在剖宫产同时行子宫肌瘤剔除术，作为剖宫产组；同时分析了自 1971 年至 1992 年 6 月间收治的 30 例大型子宫肌瘤合并妊娠经阴道分娩患者，作为对照组。结果显示，剖宫产组中，有 34 例患者肌瘤剔除并未明显增加整个手术的出血量，并且同时手术并未对产后恢复造成不良影响。作者认为，在剖宫产同时行子宫肌瘤剔除术是安全可行的。远期随诊结果显示，对照组 30 例患者中，6 例（26.1%）由于子宫肌瘤发展而引起症状，最终经腹行子宫切除术；而在剖宫产组中有 26 例长期随诊患者，其中 17 例（65.4%）术后症状明显改善，3 例复发（11.5%），仅有 1 例（3.8%）需再次手术切除子宫。郁茵华总结了 125 例子宫肌瘤剔除术后患者长期随诊资料。结果显示，单发子宫肌瘤剔除术后复发率为 12.9%，多发子宫肌瘤剔除术后复发率为 47.6%，而复发后需行子宫切除术者仅占 12.8%。笔者认为，在剖宫产同时剔除子宫肌瘤，如肌瘤为单发，可使近 90% 的患者免于复发；如肌瘤为多发，则可使半数以上的患者免于复发，同时也使近 90% 的患者免于子宫切除。妊娠期子宫肌瘤较孕前及产后 1 年显著增大，妊娠第 13^{+6} 周前增大迅速且明显，妊娠第 $28\sim36^{+6}$ 周达到峰值，第 37 周至分娩时有所缩小，产后 1 年明显缩小。剖宫产同时行子宫体部子宫肌瘤剔除是可行的，但不是必需的。对于体积较大的子宫肌瘤，可考虑以剖宫产结束分娩，并同时行子宫肌瘤剔除术。北京协和医院的经验表明，与阴道分娩和单纯剖宫产相比，在剖宫产同时行子宫肌瘤剔除术并不增加患者出血量。然而，对于直径 >8 cm、多发性、不易暴露的肌瘤（如子宫下段、宫颈肌瘤、黏膜下肌瘤），以及靠近子宫动静脉和输卵管间质部的大型肌瘤应谨慎对待。对于危重孕妇，不主张在剖宫产同时行子宫肌瘤剔除术。王红梅等的研究指出，对于特定的子宫肌瘤合并妊娠患者，由经验丰富的妇产科医师在剖宫产术时行子宫肌瘤剔除术安全可行；这不仅避免了子宫肌瘤对再次妊娠的影响，而且避免了患者再次麻醉和手术的可能性。

然而，由于观察性研究存在偏倚，对于此问题应谨慎做出决策。由于存在严重出血的风险，足月子宫接受 17% 的心排血量，因此，妊娠期更可能发生较为严重的出血，如肌瘤位于子宫肌壁间，应避免同时行子宫肌瘤剔除术。一篇荟萃分析纳入妊娠合并子宫肌瘤患者接受剖宫产的回顾性研究，结果发现，剖宫产同时行子宫肌瘤剔除术的患者血红蛋白水平下降幅度更大，输血量增加约 40%，且住院时间更长。此研究的局限性是未根据子宫肌瘤的部位和类型（如带蒂、浆膜下、肌壁间或黏膜下）对结果进行分层研究。一项病例系列研究纳入 5 例剖宫产同时行子宫肌瘤剔除术患者，结果发现，4 例子宫浆膜下肌瘤剔除顺利，而 1 例非带蒂子宫肌瘤在剔除时发生严重出血。

目前，由于缺乏统一权威的共识，剖宫产同时行子宫肌瘤剔除术仍存在争议。应分析多种因素后审慎决定。

（五）子宫肌瘤合并妊娠患者的分娩方式

子宫肌瘤合并妊娠患者的分娩方式应根据肌瘤的大小和位置，以及母儿情况而定。大部分子宫肌瘤合并妊娠患者都能成功经阴道分娩，剖宫产仅用于有标准产科适应证时，如胎先露异常、滞产等情况。子宫肌瘤的大小和位置决定患者能否自然分娩：如子宫肌瘤较小，不影响产程进展，可选择阴道分娩；如子宫肌瘤位于子宫下段、宫颈等位置，影响胎先露衔接和入盆，阻碍胎儿下降及娩出，应在足月后择期行剖宫产术；至于术中是否同时剔除肌瘤，要根据肌瘤体积和位置，以及患者情况综合决定，并同时注意预防产后出血。对于有子宫肌瘤剔除术史的患者，必须根据既往子宫手术报告中的手术程度和肌瘤位置个体化确定分娩时机和方式。对于接受过宫肌壁间肌瘤剔除术的患者，若手术未显著损伤子宫肌层，建议在连续产时胎儿监护、可接受早期产科麻醉及能在必要时行急诊剖宫产术的条件下进行阴道试产。对于既往进行子宫浆膜下肌瘤剔除术且预计子宫肌层完整性没有受到破坏的患者，分娩时无须特殊监护。由于报告的患者数量很少且缺乏对手术操作的细节描述，目前难以确定子宫肌瘤剔除术后妊娠患者的子宫破裂风险大小，而且很难得出风险增加相关的具体标准。现有数据虽然有限，但仍表明子宫肌瘤剔除术后的子宫破裂风险并不显著高于剖宫产后阴道试产患者。一篇系统评价纳入包括至少 5 例子宫肌瘤剔除术后妊娠、部分研究显示子宫肌瘤剔除术后的子宫破裂风险并不显著高于剖宫产后阴道试产的患者。评价结果显示，子宫肌瘤剔除术后子宫破裂的总发生率为 0.93%（7/756，95%CI 0.45%~1.92%），子宫肌瘤剔除术后进行阴道试产的患者子宫破裂的发生率为 0.47%（2/426，95%CI 0.13%~1.70%），而临产发动前接受计划性剖宫产患者的子宫破裂发生率为 1.52%（5/330，95%CI 0.65%~3.51%）；但该差异无统计学意义。在 7 例子宫破裂患者中，有 6 例发生在有腹腔镜子宫肌瘤剔除术既往史的患者中。

（六）子宫肌瘤剔除术后妊娠时机

研究发现，许多复发性流产及原发不孕的女性在进行子宫肌瘤剔除术后，有半数以上不孕患者发生了妊娠。Verkauf 对 234 例进行子宫肌瘤剔除术患者进行研究，结果显示，无其他明显因素的子宫肌瘤相关不孕患者，进行子宫肌瘤剔除术后的妊娠率为 59.5%，其中 86% 的妊娠发生在术后 2 年内；35 岁以上患者的妊娠率稍低；子宫体积>妊娠第 12 周、剔除肌瘤数目超过 4 个的患者，其妊娠率也稍低。Garcia 等报道，行经腹子宫肌瘤剔除术包括黏膜下肌瘤摘除的患者，其妊娠率为 53%。Buttram 等回顾了 1914 例行子宫肌瘤剔除术的患者，并对比了手术前后的流产率。结果显示，流产率从术前的 41% 降到术后的 19%，说明子宫肌瘤剔除术提高了患者生育力。根据 Verkauf 的综述，复发性流产患者行子宫肌瘤剔除术后成功妊娠率为 69.2%，流产率明显下降。Verkauf 对术后子宫肌瘤复发进行研究，结果显示，7.5% 的患者复发，其中 6.8% 的患者需要再次手术。多数复发发生在术后 3 年，故患者有足够的时间妊娠。

根据子宫肌瘤的位置和数目，子宫肌瘤剔除术后一般需避孕 6~12 个月。据文献报道，子宫肌瘤剔除术后妊娠时子宫破裂的发生情况为每 40~211 次妊娠中出现 1 次，其发生率较剖宫产术后低（3.7%）。如子宫肌瘤剔除术操作过程困难、进入子宫腔及发生术后感染，应适当延长避孕时间。

四、总　结

子宫肌瘤剔除术对生育的影响很难评估。除子宫肌瘤以外的其他因素也可能在不同程度上影响生育，例如，子宫腔和输卵管被扭曲的程度不尽相同，不同的患者术后生育愿望有所差异，以及手术医师的方法和技巧差异对此的影响，目前还缺少大样本前瞻性、随机对照研究。

总之，子宫肌瘤是影响育龄期女性生殖健康的常见病和多发病。子宫肌瘤对妊娠率的影响，以及子宫肌瘤合并妊娠已经成为影响妊娠的重要问题。子宫肌瘤可对妊娠各时期产生不良影响，导致妊娠并发症的发生率升高。妊娠合并子宫肌瘤的处理也是妇产科学领域颇受关注的问题，需要进一步研究。

参考文献

[1] VILOS G A, ALLAIRE C, LABERGE P Y, et al. The management of uterine leiomyomas [J]. J Obstet Gynaecol Can, 2015, 37: 157-178.

[2] MITRO S D, PEDDADA S, CHEN Z, et al. Natural history of fibroids in pregnancy: national institute of child health and human development fetal growth studies - singletons cohort [J]. Fertil Steril, 2022, 118: 656-665.

[3] 郎景和. 医学的观念与医学的发展 [J]. 中华妇产科杂志, 2020, 55 (3): 145-146.

[4] 吴裕中. 妊娠合并子宫肌瘤 [J]. 实用肿瘤杂志, 2009, 24 (1): 8-10.

［5］闫震. 妊娠与子宫肌瘤相关的几个问题［J］. 中国临床医师杂志，2016，44（6）：1-3.

［6］PARAZZINI F，TOZZI L，BIANCHI S. Pregnancy outcome and uterine fibroids［J］. Best Pract Res Clin Obstet Gynaecol，2016，34：74-84.

［7］YAN L，DING L，LI C，et al. Effect of fibroids not distorting the endometrial cavity on the outcome of in vitro fertilization treatment：a retrospective cohort study［J］. Fertility Steril，2014，101（3）：716-721.

［8］王红梅，代荫梅. 子宫肌瘤对女性生育能力的影响［J］. 中国妇幼保健，2015，30（13）：2130-2132.

［9］ELDAR-GEVA T，MEAGHER S，HEALY D L，et al. Effect of intramural，subserosal，and submucosal uterine fibroids on the outcome of assisted reproductive technology treatment［J］. Fertil Steril，1998，70：687-691.

［10］HART R，KHALAF Y，YEONG C T，et al. A prospective controlled study of the effect of intramural uterine fibroids on the outcome of assisted conception［J］. Hum Reprod，2001，16（11）：2411-2417.

［11］YAN L，DING L，LI C，et al. Effect of fibroids not distorting the endometrial cavity on the outcome of in virto fertilization treatment：a retrospective cohort study［J］. Fertil Steril，2014，101（3）：716-721.

［12］GUVEN S，KART C，UNSAL M A，et al. Intramural leiomyoma without endometrial cavity distortion may negatively affect the ICSI-ET outcome［J］. Reprod Biol Endocrinol，2013，11（10）：102.

［13］SUNDERMANN A C，VELEZ EDWARDS D R，BRAY M J，et al. Leiomyomas in pregnancy and spontaneous abortion：a systematic review and meta-analysis［J］. Obstet Gynecol，2017，130：1065-1072.

［14］BENSON C B，CHOW J S，CHANG-LEE W，et al. Outcome of pregnancies in women with uterine leiomyomas identified by sonography in the first trimester［J］. J Clin Ultrasound，2001，29（5）：261-264.

［15］GABBE S G，NIEBYL J R，SIMPSON J L. Obstetrics：normal and problem pregnancies，4th ed［M］. Pennsylvania：Churchill Livingstone，2008：739.

［16］BUTTRAN V C，REITER R C. Uterine leiomyomata etiology and management［J］. Fertil Steril，1981，36：433-445.

［17］LAM S J，BEST S，KUMAR S. The impact of fibroid characteristics on pregnancy outcome［J］. Am J Obstet Gynecol，2014，211：395. e1.

［18］吕梦潇，黄晓燕，武玉蕊，等. 子宫肌瘤妊娠期变化及对母儿结局影响——372 例临床分析［J］. 实用妇产科杂志，2021，37（9）：664-667.

［19］JENABI E，EBRAHIMZADEH Z S. The association between uterine leiomyoma and placenta abruption：A meta-analysis［J］. J Matern Fetal Neonatal Med，2017，30：2742-2746.

［20］JENABI E，FEREIDOONI B. The uterine leiomyoma and placenta previa：a metaanalysis［J］. J Matern Fetal Neonatal Med，2019，32：1200-1204.

［21］STOUT M J，ODIBO A O，SHANDS A L，et al. Leimyomas at routine second-trimester ultrasound examination and adverse obstetric outcomes［J］. Obstet Gynecol，2010，116（5）：1056-1063.

［22］MICHELS K A，VELEZ EDWARDS D R，BAIRD D D，et al. Uterine leiomyomata and cesarean birth risk：a prospective cohort with standardized imaging［J］. Ann Epidemiol，2014，24：122-126.

［23］罗萍. 子宫肌瘤不同术式剔除术后临床疗效及其对妊娠的影响［J］. 中国医师杂志，2016，18（5）：776-778.

［24］刘达，尹玲，杨慧霞. 腹腔镜子宫肌瘤剔除术后妊娠、分娩与子宫破裂［J］. 中华围产医学杂志，2010，13（5）：420-424.

［25］WITTICH A C，SALMINEN E R，YANCEY M K，et al. Myomectomy during early pregnancy［J］. Mil Med，2000，165：162-164.

［26］GLAVIND K，PALVIO D H，LAURITSEN J G. Uterine myoma in pregnancy［J］. Acta Obstet Gynecol Scand，1990，69：617-619.

［27］DAVIDS A M. Myomectomy in the relief of infertility and sterility and pregnancy. technique and results［J］. Surg Clin North AM，1957，37：563-577.

［28］SPYROPOULOU K，KOSMAS I，TSAKIRIDIS I，et al. Myomectomy during pregnancy：a systematic review［J］. Eur J Obstet Gynecol Reprod Biol，2020，254：15-24.

［29］叶青，朱爱华，吴珊. 剖宫产术同期子宫肌瘤剔除对围生期指标及术后恢复情况的影响［J］. 中国医师杂志，2018，20（3）：448-450.

［30］GOYAL M, DAWOOD A S, ELBOHOTY S B, et al. Cesarean myomectomy in the last ten years: a true shift from contraindication to indication: A systematic review and metaanalysis ［J］. Eur J Obstet Gynecol Reprod Biol, 2021, 256: 145-157.

［31］PERGIALIOTIS V, SINANIDIS I, LOULOUDIS I E, et al. Perioperative complications of cesarean delivery myomectomy: a meta-analysis ［J］. Obstet Gynecol, 2017, 130: 1295-1303.

［32］子宫肌瘤的诊治中国专家共识专家组. 子宫肌瘤的诊治中国专家共识 ［J］. 中华妇产科杂志, 2017, 52 （12）: 793-800.

［33］FEBO G, TESSAROLO M, LEO L, et al. Surgical management of leiomyomata in pregnancy ［J］. Clin Exp Obstet Gynecol, 1997, 24: 76-78.

［34］WITTICH A C, SALMINEN E R, YANCEY M K, et al. Myomectomy during early pregnancy ［J］. Mil Med, 2000, 165: 162-164.

［35］CELIK C, ACAR A, CIÇEK N, et al. Can myomectomy be performed during pregnancy? ［J］. Gynecol Obstet Invest, 2002, 53: 79-83.

［36］MICHALAS S P, OREOPOULOU F V, PAPA-GEORGIOU J S. Myomectomy during pregnancy and caesarean section ［J］. Hum Reprod, 1995, 10: 1869-1870.

［37］MOLLICA G, PITTINI L, MINGANTI E, et al. Elective uterine myomectomy in pregnant women ［J］. Clin Exp Obstet Gynecol, 1996, 23: 168-172.

［38］VITALE S G, TROPEA A, ROSSETTI D, et al. Management of uterine leiomyomas in pregnancy: review of literature ［J］. Updates Surg, 2013, 65: 179-182.

［39］HASAN F, ARUMUGAM K, SIVANESARATNAM V. Uterine leiomyomata in pregnancy ［J］. Int J Gynaecol Obstet, 1991, 34: 45-48.

［40］American college of obstetricians and gynecologists' committee on obstetric practice, society for maternal-fetal medicine. medically indicated late-preterm and early-term deliveries: ACOG committee opinion, number 831 ［J］. Obstet Gynecol, 2021, 138: e35-e39.

［41］王红梅, 代荫梅. 剖宫产术同时行子宫肌瘤剔除术的安全性研究进展 ［J］. 中华妇产科杂志, 2022, 57 （2）: 148-151.

［42］GAMBACORTI-PASSERINI Z, GIMOVSKY A C, LOCATELLI A, et al. Trial of labor after myomectomy and uterine rupture: a systematic review ［J］. Acta Obstet Gynecol Scand, 2016, 95: 724-734.

［43］NEZHAT C. The " cons" of laparoscopic myomectomy in women who may reproduce in the future ［J］. Int J Fertil Menopausal Stud, 1996, 41: 280-283.

［44］VERKAUF B. Myomectomy for fertility enhancement and preservation ［J］. Fertil Steril, 1992, 58 （1）: 1-15.

［45］GARCIA C R, TURECK R W. Submucosal leiomyomas infertility ［J］. Fertil Steril, 1984, 42: 16-19.

［46］BUTTRAM V C, REITER R C. Uterine leiomyomata: etiology, symptomatology, and manangement ［J］. Fertil Steril, 1981, 36: 433-445.

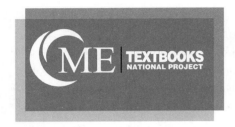

特殊类型子宫平滑肌瘤的生育力保存

史宏晖

中国医学科学院　北京协和医学院　北京协和医院

第 12 章

子宫平滑肌瘤（简称"子宫肌瘤"）在显微镜下可见典型的梭形细胞，是最常见的子宫良性肿瘤，任何年龄阶段的子宫肌瘤患者进行保留生育功能治疗都是可行的。然而，临床医师在工作中时常遇到非典型的子宫肌瘤，包括子宫肌瘤病理上的变异及生长方式变异等，给治疗抉择带来困扰。

本文将围绕特殊类型子宫肌瘤的特点及保留生育功能治疗的可行性进行探讨。

一、流行病学

特殊类型子宫肌瘤的总体发病率为 1%~2%。与子宫肌瘤相比，子宫平滑肌肉瘤很少见，其确切发病率存在争议。

二、临床特征及处理

（一）病理学上的变异类型

与典型的子宫肌瘤相比，病理学变异的子宫肌瘤在临床症状和体征上并无差别，影像学检查也很难区分，通常是在肌瘤切除或子宫切除后进行病理检查才得到确诊。

1. 子宫富于细胞性平滑肌瘤　子宫富于细胞性平滑肌瘤约占子宫肌瘤的 5%，其定义为瘤体细胞数量相对于子宫肌层和普通子宫肌瘤明显增多，但增多的具体量化指标目前尚未确定。

子宫富于细胞性平滑肌瘤应与低级别子宫内膜间质肉瘤相鉴别：子宫富于细胞性平滑肌瘤的大体外观不同于普通平滑肌瘤，其切面通常呈棕褐色，硬度和韧性均低，显微镜下梭形细胞排列成簇状；而低级别子宫内膜间质瘤的细胞结构无序。与普通平滑肌瘤一样，子宫富于细胞性平滑肌瘤具有厚壁血管；而经典的低级别子宫内膜间质瘤有许多类似于增殖期子宫内膜的螺旋小动脉。临床上，偶有子宫富于细胞性平滑肌瘤与子宫内膜间质肉瘤共存的现象，免疫组织化学和分子细胞遗传学检测可用于鉴别诊断。子宫富于细胞性平滑肌瘤表达收缩性蛋白，如平滑肌肌动蛋白、高分子量钙调蛋白结合蛋白和结蛋白；而经典低级别子宫内膜间质瘤表达 IFITM1，并强烈表达 CD10。低级别子宫内膜间质瘤可能有重现性染色体易位，最常见的是 t（7；17）（p15；q21），其涉及 *JAZF*1 和 *SUZ*12 重排，*PHF*1 重排也较为常见。

针对子宫肌瘤样本应充分取材并仔细鉴别。子宫富于细胞性平滑肌瘤为良性病变,没有复发风险,治疗时可以保留患者子宫和生育功能。但对于接受保留子宫手术或腹腔内肌瘤分碎术的患者,应定期进行监测。

2. 子宫伴奇异形核平滑肌瘤　子宫伴奇异形核平滑肌瘤具有局灶性、多灶性或弥漫性重度细胞核异型性,表现为细胞核增大、多形、深染、多分叶核和/或多核。文献报道此类平滑肌瘤在肌瘤切除术后的复发风险约为2%。

当施行子宫切除术后充分取样(如每1 cm肿瘤一个切片/组织块)且诊断明确时,没有复发风险;如子宫伴奇异形核平滑肌瘤存在重度或显著的细胞异型性,鉴别诊断应排除恶性潜能未定的子宫肌瘤(smooth muscle tumor of uncertain malignant potential,STUMP)和平滑肌肉瘤。

子宫伴奇异形核平滑肌瘤和延胡索酸酶(fumarate hydratase,*FH*)缺陷型子宫肌瘤在形态学特征上有重叠,应注意鉴别。通过*FH*缺陷型子宫肌瘤的多变量分析,鹿角状脉管系统是唯一有统计学意义的鉴别特征。*FH*免疫组化检测有助于鉴别这两种变异类型,但免疫染色对所有*FH*基因改变的敏感性并非100%。

子宫伴奇异形核平滑肌瘤为良性病变,治疗时可以保留患者子宫和生育功能。

3. 有丝分裂活性子宫平滑肌瘤　有丝分裂活性子宫平滑肌瘤定义为有丝分裂指数增加(>10/10HPF),其他指标符合普通子宫肌瘤,可存在轻度细胞异型性,但无细胞坏死。部分病理科医师以>5/10HPF为阈值。孕激素可能影响子宫肌瘤的有丝分裂指数。在月经周期的分泌期、妊娠期或接受外源性孕激素时切除平滑肌瘤时,有丝分裂指数较高。在已切除的瘤体中,有丝分裂活跃的子宫肌瘤细胞构成可能不同。具有高有丝分裂指数(>15/10HPF)的子宫肌瘤罕见,可能呈现出侵袭性行为。如细胞无异型性且无细胞坏死,应诊断为STUMP。

此类子宫肌瘤的处理与普通子宫肌瘤相同,治疗时可以保留患者子宫和生育功能。

4. 子宫黏液样平滑肌瘤　子宫黏液样平滑肌瘤具有由蛋白聚糖和糖胺聚糖组成的细胞外基质,该基质具有黏性,在显微镜下将梭形平滑肌细胞分隔成单个细胞和小簇。黏液样基质的数量可存在差异,量少时仅在平滑肌瘤中呈灶性分布,一般情况下,黏液样基质应至少占肿瘤体积的50%才能考虑子宫黏液样平滑肌瘤诊断。此类平滑肌瘤通常边界清楚,具有轻度细胞异型性,有丝分裂指数<2/10HPF且无细胞坏死。子宫黏液样平滑肌肉瘤则与之不同,具有以下3个特征中的2个:①显著细胞异型性;②有丝分裂指数≥2/10HPF;③有细胞坏死。

子宫黏液样平滑肌瘤的处理与普通子宫肌瘤相同,治疗时可以保留患者子宫和生育功能。

5. 子宫上皮样平滑肌瘤　子宫上皮样平滑肌瘤在显微镜下由类似上皮细胞的圆形或多边形细胞组成,该细胞占肿瘤的50%以上。如肌瘤边界清楚、无显著细胞异型性、有丝分裂指数<3/10HPF且无细胞坏死,则可诊断为子宫上皮样平滑肌瘤。子宫上皮样平滑肌瘤的处理亦与普通子宫肌瘤相同,治疗时可以保留患者子宫和生育功能。

如子宫上皮样平滑肌肿瘤具有显著的细胞异型性,且存在细胞坏死或有丝分裂指数>5/10HPF时,则应诊断为子宫平滑肌肉瘤。

除恶性肿瘤外,子宫上皮样平滑肌瘤还应与子宫血管周上皮样细胞肿瘤(perivascular epithelioid cell tumor,PEComa)相鉴别。PEComa更为罕见,可发生于肝、肾等器官。肿瘤沿淋巴血管生长,由网状和/或片状上皮样细胞和梭形细胞组成。子宫上皮样平滑肌瘤免疫组化染色可呈HMB45阳性、melanA阴性。PEComa免疫组化检测包括结蛋白、钙调蛋白结合蛋白、平滑肌肌动蛋白及黑色素细胞标志物,PEComa阳性情况差异较大,多数表达HMB45及cathepsin K,基因测序表明*TFE3*及*RAD51B*重排罕见。据文献报道,确诊恶性PEComa应符合以下5项指标中的至少3项:①肿瘤直径≥5 cm;②高度异型性;③肿瘤细胞坏死;④核分裂>1/50HPF;⑤淋巴血管浸润。

由于 PEComa 临床罕见，目前尚无相关规范与共识。通常认为，如果肿瘤局限且病理表现为良性，考虑子宫切除，允许保留子宫附件；如果肿瘤不局限于子宫体，病理表现为恶性，则考虑根治性子宫切除+双侧子宫附件切除。

变异型子宫平滑肌瘤的发病率低，故可用于指导临床治疗的数据有限。子宫切除后无须特殊随访，但接受子宫肌瘤剔除术或在腹腔内肌瘤分碎术的变异型子宫平滑肌瘤患者复发及播散的风险增加。对于富于细胞性、伴奇异形核或有丝分裂活性子宫平滑肌瘤患者，应进行影像学监测。推荐每年监测 1 次，常用方法为盆腔超声检查，若发现问题，则进行盆腔磁共振成像（magnetic resonance imaging，MRI）检查。

由于肿瘤存在异质性，进行子宫肌瘤剔除术时，上皮样和黏液样子宫平滑肌肿瘤可能难以明确其良、恶性。诊断上皮样和黏液样子宫平滑肌肉瘤的有丝分裂指数阈值分别为 5/10HPF 和 2/10HPF，低于普通子宫平滑肌肉瘤的阈值（10/10HPF）。此外，有关黏液样子宫平滑肌肿瘤的数据表明，良、恶性的重要预测因子是有无肌层浸润。

（二）生长方式变异类型

该类型的组织学特征与普通子宫肌瘤相同，但具有特殊的生长方式，表现为腹腔播散，延伸至盆腔静脉和下腔静脉，或转移到其他远处部位。

1. 腹膜播散性平滑肌瘤病　腹膜播散性平滑肌瘤病（disseminated peritoneal leiomyomatosis，DPL）表现为骨腹腔腹膜表面多发结节，类似肿瘤转移。一般表现为良性，<5% 可发生恶性转化。

DPL 以育龄期女性为主要发病人群，但绝经后女性，甚至少数男性中亦有报道。文献报道无子宫肌瘤病史者也可发生 DPL。多数患者无明显症状，为手术中偶然发现，有症状者表现为腹部膨隆或腹部肿块。有 DPL 家族内聚集发病的报道，提示存在遗传因素。数据表明，DPL 起源于激素驱动的腹膜下间充质转化，而分子生物学研究表明，DPL 是一种克隆性、转移性病变，具有类似于普通子宫肌瘤的细胞遗传学改变。与微创手术过程中分碎平滑肌瘤引起的医源性腹膜腔种植相比，DPL 存在生物学差异，但临床表现可能相似。DPL 的诊断是基于手术/影像及组织学检查。

无症状 DPL 患者无须治疗。病变可能会周期性消退和复发，降低雌激素水平的药物可在一段时间内缓解病变。绝经后应用激素治疗，患者仍会复发。对于有症状的肿瘤应行手术切除。如子宫无病变，无须切除子宫，可保留患者生育功能。

2. 静脉内平滑肌瘤病　静脉内平滑肌瘤病（intravenous leiomyomatosis，IVL）的特征是组织学良性的平滑肌增生，呈蠕虫样向盆腔静脉、下腔静脉扩散，甚至远达心脏。IVL 多见于育龄期女性，绝经后女性亦有报道。根据肿瘤栓延伸的程度，IVL 患者可能表现出盆腔、腹腔或心脏症状。盆腔或腹腔症状包括疼痛、子宫异常出血和腹部膨隆；少数患者表现出明显呼吸困难，严重者可发生右心室功能不全，包括充血性心力衰竭、呼吸困难和晕厥，超声心动图显示心脏肿物。

IVL 的诊断是基于盆腔计算机断层扫描（computed tomography，CT）或 MRI 检查显示子宫肌瘤变形并突入脉管系统，超声心动图可评估心脏内的肌瘤；有时是在子宫肌瘤剔除术或子宫切除术中发现突入血管内的条状瘤栓，经病理核实后明确诊断，通过手术切除血管内甚至心脏内的肿块进行治疗。

IVL 可能与子宫肌瘤有关，核型结果与普通子宫肌瘤相似，部分患者则存在差异。文献报道的组织学变异包括富于细胞型、上皮样肿瘤，以及含有脂肪细胞、子宫内膜腺体和间质等。IVL 的治疗似乎需要进行子宫切除，但也有不同意见。杭州一项对 81 例 IVL 患者的分析未发现术式、卵巢保留与否、静脉内有无平滑肌瘤、静脉内肿瘤最大直径、子宫肌瘤周围血管是否丰富与复发相关。2021 年，Lu 对 9 例行肌瘤切除术的局限于盆腔的 IVL 患者进行平均 59 个月的随访，结果显示，3 例患者自然妊娠并活产，4 例患者复发。因此，有学者建议，对于年轻且有生育要求的患者应保留生育功能。

降低雌激素水平的药物可改善 IVL 患者的症状，如促性腺激素释放激素激动剂（gonadotrophin releasing hormone agonist，GnRH-a）和芳香酶抑制剂，但亦有不同意见。据文献报道，子宫切除术后 7 个月至 15 年仍有肿瘤复发的可能，建议治疗后进行腹部或胸部的影像学监测。平滑肌瘤栓可能经血行播散到肺部，类似于转移性平滑肌瘤病变，因此，需要定期进行胸部影像学检查。

IVL 容易复发且预后较差，尤其是 <45 岁且肿瘤未完全切除者，术后复发率和死亡率均较高。

3. 转移性平滑肌瘤　该病临床较为罕见，表现为远处部位（最常见于肺部）出现孤立或多发的细胞学良好且有丝分裂不活跃的平滑肌瘤。

转移性平滑肌瘤主要见于育龄期或绝经后女性。多数患者有子宫肌瘤现病史和既往史，通常无症状，为拍摄胸部 X 线片时偶然发现。某些患者表现为胸痛、呼吸困难或咳嗽。

基础研究显示，转移性平滑肌瘤来源于子宫肌瘤。细胞遗传学分析发现，子宫肌瘤和转移性平滑肌瘤中均有 19q 和 22q 缺失，表明存在源自子宫肌瘤的克隆性病变。转移性平滑肌瘤很可能通过血管或淋巴管播散，而某些患者可能易于发生播散。有关于 IVL 患者中发生转移性平滑肌瘤的报道。

转移性平滑肌瘤应与肺淋巴管平滑肌瘤病（lymphangioleiomyomatosis，LAM）进行鉴别，后者表现为组织学有类似的肺部病变。LAM 是血管周上皮样细胞（或 LAM 细胞）沿支气管间质组织的进行性增生，而不是通常累及肺泡实质的普通平滑肌细胞的聚合。

多数转移性平滑肌瘤患者的病程缓慢，但可能会出现严重并发症。对于无症状的病变，可选择期待治疗。转移性平滑肌瘤表达雌激素和孕激素受体，卵巢切除或使用降低雌激素水平的药物（如 GnRH-a、选择性雌激素受体调节剂、芳香酶抑制剂）或孕激素可使肿瘤消退。一般不需要采用子宫切除术来治疗子宫外疾病，但如果患者有单个或多个子宫肿块，可能需要排除子宫肉瘤。

（三）与遗传性疾病相关的平滑肌瘤

1. FH 缺陷型平滑肌瘤　可以是平滑肌瘤的散发事件（即非遗传性），也可能是遗传性平滑肌瘤病和肾细胞癌（hereditary leiomyomatosis and renal cell carcinoma，HLRCC；又称 "Reed 综合征"）的表现之一。

FH 基因编码延胡索酸酶，是一种参与三羧酸循环的酶。目前，尚未完全清楚 FH 基因抑制肿瘤的机制，受 FH 缺陷影响的平滑肌瘤的形态学特征包括核仁明显、核仁周围空晕、双核或多核、嗜酸性包涵体、假腺泡性水肿，以及鹿角状或血管外皮细胞瘤样脉管系统等。但仅凭这些形态学特征无法区分肿瘤是散发事件还是遗传性缺陷，因此，对于具有 FH 缺陷特征的子宫肌瘤患者，推荐进行医学遗传学咨询。

散发 FH 缺陷型子宫肌瘤患者没有 FH 缺陷家族史，为某一子宫肌细胞中的一个等位基因发生体细胞突变导致肿瘤中所有细胞表现为 FH 缺陷。如有条件，FH 免疫组化检测有助于支持 FH 缺陷型子宫肌瘤的诊断，患者可以保留生育功能。

HLRCC 是一种常染色体显性遗传疾病，患者可能会罹患皮肤平滑肌瘤、子宫肌瘤和一种独特的肾细胞癌。虽然最初认为 HLRCC 患者普遍存在皮肤平滑肌瘤，但随后的报道表明，皮肤病变仅见于不足半数的患者。HLRCC 是由 FH 基因一个拷贝的改变引起，FH 纯合突变患者有严重的体质性 FH 缺陷。与 HLRCC 相关的肉瘤风险尚不清楚，有必要对因 HLRCC 而接受子宫肌瘤剔除术的患者进行监测。

2. 多发性错构瘤综合征 又称考登综合征（Cowden 综合征），是由 *PTEN* 抑癌基因突变引起的多系统疾病，表现为一系列累及皮肤黏膜、胃肠道、甲状腺和泌尿生殖道的错构瘤性病变及良性肿瘤，患者发生子宫内膜癌、甲状腺癌和乳腺癌的风险增加，21%~38% 的患者存在子宫肌瘤。推荐 Cowden 综合征患者进行遗传咨询，年轻患者在排除生殖道恶性肿瘤后可以保留生育功能。

3. 奥尔波特综合征（Alport 综合征） *COL4A5* 基因发生突变，可发生 X 连锁的 Alport 综合征（又称"遗传性肾炎"），患者表现为肾病、耳聋，有时可发生眼部异常。合并弥漫性平滑肌瘤病（diffuse leiomyomatosis，DUL）（可能累及食管、气管支气管树、外阴和/或子宫）的 Alport 综合征患者具有 *COL4A5* 和 *COL4A6* 基因的潜在缺失。推荐患者进行遗传咨询，探讨基因缺失对子代的影响。

4. 组织学与生长方式均有变异的子宫肌瘤

（1）DUL：为子宫肌瘤的病理亚型之一，是一种极其罕见的良性疾病，由 Lapan 和 Solomon 于 1979 年首次命名。第 5 版 *WHO Classification of Tumours：Female Genital Tumours* 中对于 DUL 的定义为：①子宫均匀增大；②平滑肌瘤样结节相互融合；③罕见表现，卵巢及子宫旁组织受累；④病理提示肌瘤结节细胞富于细胞、核分裂不活跃，瘤细胞缺乏非典型性，结节与周围基层细微融合。DUL 可见于 Alport 综合征和 HLRCC 患者。

DUL 临床上表现为子宫整体呈对称性增大，子宫肌层遍布难以计数、大小不等、边界不清晰的良性子宫平滑肌结节，肌瘤直径多<3 cm，瘤体间可以相互融合。患者可表现为经量增多、贫血、不孕等与多发性子宫肌瘤类似的症状。

DUL 临床罕见，且多为散发病例报道，目前国内外共报道 100 余例，以年轻的育龄期女性为主。对该病的诊断及病因目前报道有限且认识不足，治疗上也存在争议。

术前 DUL 的诊断主要依靠影像学检查，包括超声和 MRI 检查。超声检查为 DUL 的首选检查，超声下典型表现为子宫呈对称性、均匀性增大，子宫肌层内及子宫腔内布满大小不一的肌瘤，直径从数毫米至数厘米不等，可互相融合，界限不清，肌瘤间隙几乎无正常的肌层组织。多发性平滑肌瘤的超声下表现则与 DUL 相反，多发性平滑肌瘤往往会导致子宫形态不对称和/或扭曲，MRI 显示肌瘤与肌层有明显的界线。早期 DUL 的超声表现可能仅为多发性子宫肌瘤。MRI 检查的软组织分辨力较高，有助于 DUL 的早期识别及术前评估，甚至可等同于 DUL 术后标本的大体外观。DUL 常被误诊为多发性子宫肌瘤、子宫腺肌病、HLRCC、子宫肉瘤等。

2000 年，Baschinsky 等研究发现，DUL 患者的每个结节都有非随机的 X 染色体失活，涉及不同的等位基因，这表明每个结节都有不同的克隆性起源。而多发性子宫肌瘤患者每个结节的克隆性起源相同。DUL 各肿瘤部位具有不同克隆起源的证据表明其与多发性子宫肌瘤相关。无论确切病因和发病机制如何，DUL 以临床良性的方式表现，类似于普通子宫肌瘤。2021 年，Maolin 等报道了 1 例同卵双胎姐妹同患 DUL，报道中患者的姑姑有多发性子宫肌瘤病史，并行子宫全切术，因此，不排除 DUL 的发生可能存在某些复杂的遗传学因素。

目前，国内外尚无治疗 DUL 的统一标准，子宫切除术是目前已知的唯一根治方法。DUL 主要见 30 岁左右的育龄期女性，患者大多有生育要求，因此，保留生育功能是治疗的重要目标。针对有生育要求的患者，治疗方法包括药物治疗、子宫动脉栓塞术、高强度聚焦超声消融和宫腔镜子宫肌瘤剔除术等，这些方法主要适用于子宫大小<妊娠第 14 周的 DUL 患者。

Feng 等的文献研究证实，对于希望保留生育功能的 DUL 患者，宫腔镜冷钳结合电环切除治疗是可行且有效的。研究建议术后常规使用雌激素促进子宫内膜生长，并及早采用宫腔镜随访、干预，防止发生子宫腔粘连，必要时可进行多次手术，术后尽快尝试妊娠，其术后妊娠率高达 7/8，活产率为 6/8。该研究纳入患者的子宫大小为妊娠第 10~14 周,因此,早期诊断对于保留 DUL 患者的生育功能尤为重要。而对于子宫大小>妊娠第 14 周的 DUL 患者,保留生育功能仍是治疗难点。Konishi 报道了 1 例 DUL 患者使用 GnRH-a 治疗 3~6 个月后行开腹手术,术中自子宫底纵向切开子宫,切除肉眼可见的子宫肌瘤,仔细缝合并重建子宫。术后患者顺利妊娠并分娩。Purohit 等同样报道了 1 例 25 岁 DUL 患者经皮下注射 GnRH-a 治疗 6 个月后,成功妊娠并剖宫产分娩一活婴,并且患者月经恢复后第 1 个月再次自然妊娠并分娩。GnRH-a 被广泛用于缩小子宫肌瘤及改善肌瘤所致相关症状,虽无证据表明使用 GnRH-a 治疗可增加妊娠成功率,但在控制出血、贫血及肌瘤生长速度方面仍具有重要意义。

综上所述,DUL 并非简单的多发子宫肌瘤,这一重点的认知对于选择治疗方案具有重要意义。对于有生育要求的患者可进行药物治疗,不轻易切除子宫,但不建议反复进行子宫肌瘤剥除术。DUL 患者经积极治疗,有望成功妊娠。

(2)STUMP:根据 1994 年斯坦福病理标准及 2014 WHO 分类,STUMP 是一种在组织学和生物学行为上均存在特殊性的子宫肌瘤,其特点是不符合平滑肌瘤、变异型平滑肌瘤或平滑肌肉瘤的诊断标准,但具有平滑肌肉瘤的部分特征。该类肿瘤具有一定程度的有丝分裂指数、细胞异型性和细胞坏死,但不足以诊断为平滑肌肉瘤,只有生物学行为才可能最终确定其良恶性。

STUMP 的临床表现与子宫肌瘤相似,即子宫增大、子宫异常出血和盆腔疼痛/压迫感,影像学检查不能明确区分子宫肌瘤与子宫平滑肌肉瘤。有报道显示,血清乳酸脱氢酶检测及动态 MRI 可提供某些线索。在鉴别 STUMP 与子宫肉瘤方面,增强 MRI 的敏感性和特异性优于加权弥散 MRI,而正电子发射断层显像(positron emission tomography,PET)在鉴别诊断中的价值尚不明确。只有在子宫肌瘤剥除术后进行病理学检查方可诊断 STUMP。子宫肌瘤剥除术后病理为 STUMP 的患者应进行胸、腹、盆腔 CT 检查以及时发现其他部位病变。

韩国一项对 61 例 STUMP 患者的研究表明,子宫切除术与子宫肌瘤剥除术的复发率相似,两者术后妊娠率均>50%。对于未完成生育的年轻女性,可以考虑行子宫肌瘤剥除术,杜绝腹腔内进行肌瘤分碎,预防腹膜播散和种植。建议术后 5 年内,每半年进行相关检查。STUMP 患者术后复发率为 11%~13%,复发类型可能是 STUMP,也可能是平滑肌肉瘤。患者 5 年生存率为 92%~100%。

关于子宫肌瘤剥除术后诊断为 STUMP 的患者是否需行子宫切除术,目前尚无相关文献报道。同样,STUMP 患者卵巢的处理也有待研究。医师应明确肿瘤特征并了解患者未来的妊娠计划,与患者详细讨论。患者可能需要进行更频繁的监测(如每 4~6 个月 1 次),特别是在首发症状最初数年内。监测频率具体取决于肿瘤组织学特征和/或其他因素,如手术时肿瘤切除不完全或采用了分碎术则应严密随诊。

虽然常规形态学分析难以确定 STUMP 的恶性潜能,但对于所有 STUMP 患者,即使已切除子宫,也应考虑其复发可能。研究表明,STUMP 的复发风险似乎因组织学特征而异。在 STUMP 患者中发现的特征组合中,若细胞缺乏异型性且有丝分裂指数低但存在坏死,则复发风险最大,高达 28%;相比之下,没有细胞异型性和肿瘤细胞坏死但有丝分裂指数高(>15/10HPF)的肿瘤复发风险最低(为 0)。这些数据由小规模病例系列汇总得出,病例数 18~42 例。另一项来自意大利对 87 例 STUMP 患者的回顾性研究发现,上皮类型、有丝分裂指数、低孕激素受体表达及弥漫性 p16 表达是预后不良的指标。这些研究显示了 STUMP 的肿瘤多样性,其是一系列平滑肌肿瘤,包括极少见的平滑肌瘤类型、"低级别"平滑肌肉瘤和进展中的"高级别"平滑肌肉瘤。

多数情况下,STUMP 复发即表明其具有恶性潜能,应按照肉瘤进行治疗。常规疗法包括手术切除及联合或不联合卵巢切除术,具体取决于患者雌激素受体状态、患者年龄及有无转移灶。

对于已完成生育或无生育要求的 STUMP 患者，子宫切除术是标准治疗方法，可同时切除双侧子宫附件。

参考文献

[1] ARLEO E K, SCHWARTZ P E, HUI P, et al. Review of leiomyoma variants [J]. AJR Am J Roentgenol, 2015, 205 (4): 912-921.

[2] STEWART E A, COOKSON C L, GANDOLFO R A, et al. Epidemiology of uterine fibroids: a systematic review [J]. BJOG, 2017, 124 (10): 1501-1512.

[3] STEWART E A, LAUGHLIN-TOMMASO S K, CATHERINO W H, et al. Uterine fibroids [J]. Nat Rev Dis Primers, 2016, 2: 16043.

[4] LY A, MILLS A M, MCKENNEY J K, et al. Atypical leiomyomas of the uterus: a clinicopathologic study of 51 cases [J]. Am J Surg Pathol, 2013, 37 (5): 643-649.

[5] PERRONE T, DEHNER L P. Prognostically favorable " mitotically active " smooth-muscle tumors of the uterus. a clinicopathologic study of ten cases [J]. Am J Surg Pathol, 1988, 12 (1): 1-8.

[6] O'CONNOR D M, NORRIS H J. Mitotically active leiomyomas of the uterus [J]. Hum Pathol, 1990, 21 (2): 223-227.

[7] KAWAGUCHI K, FUJII S, KONISHI I, et al. Mitotic activity in uterine leiomyomas during the menstrual cycle [J]. Am J Obstet Gynecol, 1989, 160 (3): 637-641.

[8] ATKINS K A, BELL S, KEMPSON R L. Myxoid smooth muscle tumors of the uterus [J]. Mod Pathol, 2001, 14: 132A.

[9] PARRA-HERRAN C, SCHOOLMEESTER J K, YUAN L, et al. Myxoid leiomyosarcoma of the uterus: a clinicopathologic analysis of 30 cases and review of the literature with reappraisal of its distinction from other uterine myxoid mesenchymal neoplasms [J]. Am J Surg Pathol, 2016, 40 (3): 285-301.

[10] WILLEMS S M, WIWEGER M, VAN ROGGEN J F, et al. Running GAGs: myxoid matrix in tumor pathology revisited: what's in it for the pathologist? [J]. Virchows Arch, 2010, 456 (2): 181-192.

[11] IP PP, TSE KY, TAM KF. Uterine smooth muscle tumors other than the ordinary leiomyomas and leiomyosarcomas: a review of selected variants with emphasis on recent advances and unusual morphology that may cause concern for malignancy [J]. Adv Anat Pathol, 2010, 17 (2): 91-112.

[12] KURMAN R J, NORRIS H J. Mesenchymal tumors of the uterus. VI. Epithelioid smooth muscle tumors including leiomyoblastoma and clear-cell leiomyoma: a clinical and pathologic analysis of 26 cases [J]. Cancer, 1976, 37 (4): 1853-1865.

[13] PRAYSON R A, GOLDBLUM J R, HART W R. Epithelioid smooth-muscle tumors of the uterus: a clinicopathologic study of 18 patients [J]. Am J Surg Pathol, 1997, 21 (4): 383-391.

[14] SCHOOLMEESTER J K, HOWITT B E, HIRSCH M S, et al. Perivascular epithelioid cell neoplasm (PEComa) of the gynecologic tract: clinicopathologic and immunohistochemical characterization of 16 cases [J]. Am J Surg Pathol, 2014, 38 (2): 176-188.

[15] HALAMA N, GRAULING-HALAMA S A, Daboul I. Familial clustering of Leiomyomatosis peritonealis disseminata: an unknown genetic syndrome? [J]. BMC Gastroenterol, 2005, 5: 33.

[16] VAQUERO M E, MAGRINA J F, LESLIE K O. Uterine smooth-muscle tumors with unusual growth patterns [J]. J Minim Invasive Gynecol, 2009, 16 (3): 263-268.

[17] QUADE B J, MCLACHLIN CM, SOTO-WRIGHT V, et al. Disseminated peritoneal leiomyomatosis. Clonality analysis by X chromosome inactivation and cytogenetics of a clinically benign smooth muscle proliferation [J]. Am J Pathol, 1997, 150 (6): 2153-2166.

[18] PIESLOR P C, ORENSTEIN J M, HOGAN D L, et al. Ultrastructure of myofibroblasts and decidualized cells in leiomyomatosis peritonealis disseminata [J]. Am J Clin Pathol, 1979, 72 (5): 875-882.

[19] TAVASSOLI F A, NORRIS H J. Peritoneal leiomy-

omatosis（leiomyomatosis peritonealis disseminata）：a clinicopathologic study of 20 cases with ultrastructural observations [J]. Int J Gynecol Pathol, 1982, 1 (1)：59-74.

[20] ATERMAN K, FRASER G M, LEA R H. Disseminated peritoneal leiomyomatosis [J]. Virchows Arch A Pathol Anat Histol, 1977, 374 (1)：13-26.

[21] SEIDMAN M A, ODUYEBO T, MUTO M G, et al. Peritoneal dissemination complicating morcellation of uterine mesenchymal neoplasms [J]. PLoS One, 2012, 7 (11)：e50058.

[22] ORDULU Z, DAL CIN P, CHONG W W, et al. Disseminated peritoneal leiomyomatosis after laparoscopic supracervical hysterectomy with characteristic molecular cytogenetic findings of uterine leiomyoma [J]. Genes Chromosomes Cancer, 2010, 49 (12)：1152-1160.

[23] FASIH N, PRASAD SHANBHOGUE A K, MACDONALD D B, et al. Leiomyomas beyond the uterus：unusual locations, rare manifestations [J]. Radiographics, 2008, 28 (7)：1931-1948.

[24] SUN C, WANG X M, LIU C, et al. Intravenous leiomyomatosis：diagnosis and follow-up with multislice computed tomography [J]. Am J Surg, 2010, 200 (3)：e41-e43.

[25] CASTELLI P, CARONNO R, PIFFARETTI G, et al. Intravenous uterine leiomyomatosis with right heart extension：successful two-stage surgical removal [J]. Ann Vasc Surg, 2006, 20 (3)：405-407.

[26] GARCÍA RINALDI R, PÉREZ HERNÁNDEZ J, CORBALÁ A R, et al. Surgical treatment of multiple intracardiac and pulmonary artery tumor implants embolic from uterine intravascular leiomyomatosis [J]. Bol Asoc Med P R, 2007, 99 (1)：51-55.

[27] WANG J, YANG J, HUANG H, et al. Management of intravenous leiomyomatosis with intracaval and intracardiac extension [J]. Obstet Gynecol, 2012, 120 (6)：1400-1406.

[28] XIA J Q, LIN J. Clinical analysis of 81 cases of intravenous leiomyomatosis confined to pelvic cavity [J]. Zhonghua Fu Chan Ke Za Zhi, 2022, 57 (1)：39-45.

[29] LUZ Y, ZHANG N, ZHANG Y. Myomectomy for intravenous leiomyomatosis：a retrospective series of 9 cases [J]. J Obstet Gynaecol, 2022, 42 (4)：665-669.

[30] CLEMENT P B, YOUNG R H, SCULLY R E. Intravenous leiomyomatosis of the uterus. a clinicopathological analysis of 16 cases with unusual histologic features [J]. Am J Surg Pathol, 1988, 12 (12)：932-945.

[31] CARR R J, HUI P, BUZA N. Intravenous leiomyomatosis revisited：an experience of 14 cases at a single medical center [J]. Int J Gynecol Pathol, 2015, 34 (2)：169-176.

[32] BODNER-ADLER B, BARTL M, WAGNER G. Intravenous leiomyomatosis of the uterus with pulmonary metastases or a case with benign metastasizing leiomyoma? [J]. Anticancer Res, 2009, 29 (2)：495-496.

[33] BIRI A, KORUCUOGLU U, ZUMRUTBAS N, et al. Intravenous leiomyomatosis treated with aromatase inhibitor therapy [J]. Int J Gynaecol Obstet, 2008, 101 (3)：299-300.

[34] GRELLA L, ARNOLD T E, KVILEKVAL K H, et al. Intravenous leiomyomatosis [J]. J Vasc Surg, 1994, 20 (6)：987-994.

[35] EVANS A T, SYMMONDS R E, GAFFEY T A. Recurrent pelvic intravenous leiomyomatosis [J]. Obstet Gynecol, 1981, 57 (2)：260-264.

[36] CANZONIERI V, D'AMORE E S, BARTOLONI G, et al. Leiomyomatosis with vascular invasion. a unified pathogenesis regarding leiomyoma with vascular microinvasion, benign metastasizing leiomyoma and intravenous leiomyomatosis [J]. Virchows Arch, 1994, 425 (5)：541-545.

[37] PATTON K T, CHENG L, PAPAVERO V, et al. Benign metastasizing leiomyoma：clonality, telomere length and clinicopathologic analysis [J]. Mod Pathol, 2006, 19 (1)：130-140.

[38] TIETZE L, GÜNTHER K, HÖRBE A, et al. Benign metastasizing leiomyoma：a cytogenetically balanced but clonal disease [J]. Hum Pathol, 2000, 31 (1)：126-128.

[39] NUCCI M R, DRAPKIN R, DAL CIN P, et al. Distinctive cytogenetic profile in benign metastasizing leiomyoma：pathogenetic implications [J]. Am J Surg Pathol, 2007, 31 (5)：737-743.

[40] AWONUGA A O, SHAVELL V I, IMUDIA A N,

et al. Pathogenesis of benign metastasizing leiomyoma: a review [J]. Obstet Gynecol Surv, 2010, 65 (3): 189-195.

[41] JOSEPH N M, SOLOMON D A, FRIZZELL N, et al. Morphology and immunohistochemistry for 2SC and FH aid in detection of fumarate hydratase gene aberrations in uterine leiomyomas from young patients [J]. Am J Surg Pathol, 2015, 39 (11): 1529-1539.

[42] BORTOLETTO P, LINDSEY J L, YUAN L, et al. Hereditary leiomyomatosis and renal cell cancer: cutaneous lesions & atypical fibroids [J]. Case Rep Womens Health, 2017, 15: 31-34.

[43] MEHINE M, KAASINEN E, MÄKINEN N, et al. Characterization of uterine leiomyomas by whole-genome sequencing [J]. N Engl J Med, 2013, 369 (1): 43-53.

[44] CHAN E, RABBAN J T, MAK J, et al. Detailed morphologic and immunohistochemical characterization of myomectomy and hysterectomy specimens from women with hereditary leiomyomatosis and renal cell carcinoma syndrome (HLRCC) [J]. Am J Surg Pathol, 2019, 43 (9): 1170-1179.

[45] BHOLA P T, GILPIN C, SMITH A, et al. A retrospective review of 48 individuals, including 12 families, molecularly diagnosed with hereditary leiomyomatosis and renal cell cancer (HLRCC) [J]. Fam Cancer, 2018, 17 (4): 615-620.

[46] ALAM N A, ROWAN A J, WORTHAM N C, et al. Genetic and functional analyses of FH mutations in multiple cutaneous and uterine leiomyomatosis, hereditary leiomyomatosis and renal cancer, and fumarate hydratase deficiency [J]. Hum Mol Genet, 2003, 12 (11): 1241-1252.

[47] BAYLEY J P, LAUNONEN V, TOMLINSON I P. The FH mutation database: an online database of fumarate hydratase mutations involved in the MCUL (HLRCC) tumor syndrome and congenital fumarase deficiency [J]. BMC Med Genet, 2008, 9: 20.

[48] Tomlinson I P, Alam N A, Rowan A J, et al. Germline mutations in FH predispose to dominantly inherited uterine fibroids, skin leiomyomata and papillary renal cell cancer [J]. Nat Genet, 2002, 30 (4): 406-410.

[49] PILARSKI R, STEPHENS J A, NOSS R, et al. Predicting PTEN mutations: an evaluation of Cowden syndrome and Bannayan-Riley-Ruvalcaba syndrome clinical features [J]. J Med Genet, 2011, 48 (8): 505-512.

[50] LAPAN B, SOLOMON L. Diffuse leiomyomatosis of the uterus precluding myomectomy [J]. Obstet Gynecol, 1979, 53 (3 Suppl): 82S-84S.

[51] DAI Y X, ZHU L. Imaging features and clinical analysis of diffuse uterine leiomyomatosis cases [J]. Zhonghua Yi Xue Za Zhi, 2020, 100 (29): 2263-2267.

[52] ZHANG G, FENG F, WANG W, et al. Rapamycin (sirolimus) in treatment of recurrent intravenous leiomyomatosis: a case report [J]. BJOG, 2020, 127 (6): 768-771.

[53] ZHAO H, YANG B, LI H, et al. Successful pregnancies in women with diffuse uterine leiomyomatosis after hysteroscopic management using the hysteroscopy endo operative system [J]. J Minim Invasive Gynecol, 2019, 26 (5): 960-967.

[54] FEDELE L, BIANCHI S, ZANCONATO G, et al. Conservative treatment of diffuse uterine leiomyomatosis [J]. Fertil Steril, 2004, 82 (2): 450-453.

[55] CHAYED Z, KRISTENSEN L K, OUSAGER L B, et al. Hereditary leiomyomatosis and renal cell carcinoma: a case series and literature review [J]. Orphanet J Rare Dis, 2021, 16 (1): 34.

[56] NORRIS H J, PARNLEY T. Mesenchymal tumors of the uterus. V. intravenous leyomiomatosis. a clinical and pathologic study of 14 cases [J]. Cancer, 1975, 36: 2164-2178.

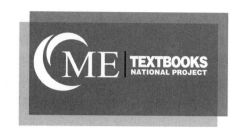

子宫内膜息肉与生育相关问题

田　昭　孙智晶
中国医学科学院　北京协和医学院　北京协和医院

第 **13** 章

子宫内膜息肉是局部子宫内膜腺体和间质过度增生所形成的赘生物，其发病机制尚不明确。激素、慢性炎症刺激及细胞增殖/凋亡失衡等可能在子宫内膜息肉的发生、发展中发挥一定作用。子宫内膜息肉患者通常没有明显的临床表现，有症状的患者以子宫异常出血最为常见。育龄期子宫内膜息肉是不孕及复发性流产患者中最常见的子宫内膜病变之一，对患者的妊娠产生不良影响。本文主要围绕子宫内膜息肉与女性生育相关的问题进行探讨。

一、子宫内膜息肉的流行病学

子宫内膜息肉通常无明显临床症状，难以计算其确切发病率。据报道，成年女性中子宫内膜息肉的患病率为 7.8%~34.9%，子宫内膜息肉的患病率与年龄呈正相关，在 20~29 岁及 30~39 岁育龄期女性中，子宫内膜息肉的检出率分别为 0.9% 及 4.2%。育龄期子宫内膜息肉患者常伴有生育相关问题，在不明原因的不孕及复发性流产患者中，子宫内膜息肉的检出率分别达 6%~32% 及 1.6%~12.6%。

二、无生育要求的育龄期子宫内膜息肉患者的临床管理

对于无生育要求的育龄期子宫内膜息肉患者，处理的重点为改善症状、去除病灶及预防复发。根据子宫内膜息肉症状、大小及有无恶变高危因素（代谢综合征、应用他莫昔芬、息肉直径>1 cm 等）可选择期待治疗、药物治疗及手术治疗，应制订长期管理方案，以预防子宫内膜息肉复发，警惕子宫内膜息肉恶变。对于无症状、无恶变高危因素、直径<1 cm 的绝经前子宫内膜息肉，可采用期待治疗。药物治疗多用于术前真性及假性子宫内膜息肉的识别，以及术后长期管理以预防子宫内膜息肉复发。对于绝经前、直径<20 mm 的子宫内膜息肉患者，尤其对于存在异常出血、内膜增厚及手术禁忌的患者可选用药物治疗；而对于药物治疗无效、息肉体积较大或存在恶变高危因素的子宫内膜息肉患者，建议行手术治疗。对于无生育要求者，术中可同时进行子宫内膜切除，术后长期应用药物。对于远期有生育要求的患者，可在计划妊娠前 3 个月复查，若无异常则可停用药物并尝试妊娠。

三、有生育要求的育龄期子宫内膜息肉患者的临床管理

对于有生育要求的育龄期子宫内膜息肉患者，其治疗重点为促进生育、保护内膜，并根据子

宫内膜息肉大小、数量、症状及患者近期是否有生育计划等情况综合研判。相关专家共识推荐，对于息肉直径<1 cm、无症状及未育的年轻患者可期待治疗；对于有症状及息肉较大者需要进行手术治疗。术中要注意轻柔操作，尽量减少对内膜的损伤，术后尽早促进生育。育龄期子宫内膜息肉与不孕和复发性流产密切相关，对女性妊娠结局造成不利影响。目前，对于子宫内膜息肉合并不孕或复发性流产的处理仍存在较多争议。

（一）子宫内膜息肉合并不孕的研究进展

1. 子宫内膜息肉导致不孕的可能机制　目前研究认为，子宫内膜息肉导致不孕的原因可能与机械性阻塞、子宫腔内占位、炎症反应及降低子宫内膜容受性及性生活频率等相关。子宫内膜息肉可造成输卵管开口阻塞及子宫腔占位，从而阻碍精子运输及胚胎着床。子宫内膜息肉还能介导局部炎症反应造成精子杀伤，抑制胚胎着床及发育。此外，子宫内膜息肉还会导致子宫内膜容受性降低及性交频率降低，最终导致妊娠率降低。对于合并子宫内膜息肉的不孕患者，应首先进行全面筛查和生育力评估，明确是否存在其他导致不孕的因素。

2. 育龄期子宫内膜息肉合并不孕患者的临床管理　子宫内膜息肉的治疗包括非手术治疗和手术治疗。对于子宫内膜息肉合并不孕的患者，常需要考虑手术干预。宫腔镜下子宫内膜息肉切除术（trans cervical resection of polyp，TCRP）是最常见的临床处理手段，术后效果可能与子宫内膜息肉位置及数目相关。对于输卵管子宫角处或多发子宫内膜息肉患者，术后提高妊娠率的效果更加显著。早期一些研究表明，TCRP可提高患者自然妊娠率。随着辅助生殖技术（assisted reproductive technology，ART）的发展，ART前子宫内膜息肉的管理也越来越受到关注，有学者提出ART前应先进行宫腔镜筛查和治疗，但目前研究间仍存在争议。

（1）TCRP对子宫腔内人工授精的影响：研究表明子宫腔内人工授精（intrauterine insemination，IUI）前行TCRP可提高妊娠率。Tirso等进行的一项随机对照试验（randomized controlled study，RCT）共纳入204例合并子宫内膜息肉的不孕患者，其中101例患者在TCRP术后行IUI，妊娠率达到63.4%（64/101），而103例仅宫腔镜活检术后行IUI患者的妊娠率为28.2%（29/103）。Amal等在另一项RCT研究中纳入120例经超声诊断为子宫内膜息肉的不孕患者，并随机分为TRCP组和非干预组，每组60例。结果显示，两组患者术后行IUI的妊娠率分别为41.7%和20.0%。最近发表的系统综述结果同样肯定了IUI前行TCRP在提高女性妊娠率方面的价值。

（2）TCRP对体外受精-胚胎移植的影响：体外受精-胚胎移植（in vitro fertilization-embryo transfer，IVF-ET）前是否应行常规行宫腔镜检查及治疗目前仍存在争议。美国妇科腔镜医师协会推荐合并子宫内膜息肉的不孕患者行TCRP治疗。Mouhayar等在一篇成本效益分析系统综述中总结，在IUI或IVF-ET之前行TRCP具有临床意义和成本效益。然而，Di Spiezio等的荟萃分析提出，目前在IVF-ET前行TCRP提高妊娠率的证据等级较低。Zhang等在2019年的一篇系统综述中指出，IVF-ET前行TRCP在临床妊娠率及活产率方面未发现明显获益。Tu等在一项回顾性研究中发现，TRCP术后进行冻胚移植的时间间隔在120天以内的患者临床妊娠率较高（64.8% vs. 41.9%）；而另一项非随机回顾性研究发现，TRCP术后的1、2或3个以上的月经周期之后开始IVF助孕，其妊娠率、活产率及流产率无明显差异。TCRP术后可考虑应用孕激素或促性腺激素释放激素激动剂（gonadotropin releasing hormone agonist，GnRH-a）治疗，除预防子宫内膜息肉复发外，还可同时改善患者子宫内膜条件。

（3）诱导排卵中新发子宫内膜息肉的处理：对于诱导排卵中新发子宫内膜息肉的处理目前仍存在争议，其发生机制可能与诱导排卵过程中的高雌激素环境有关。部分研究认为，对新发子宫内膜息肉行TCRP有助于增加临床妊娠率，但Isikoglu等的研究认为新发子宫内膜息肉大小在1.5

cm 以下对 IVF-ET 的妊娠结局无明显影响。Elias 等的研究发现，新发子宫内膜息肉会增加生化妊娠率，但对流产率及活产率无明显影响。Moon 等尝试在取卵当日对新发子宫内膜息肉同时进行 TRCP，术后进行鲜胚移植，结果显示与诱导排卵前行 TRCP 的妊娠率相当。对于高复发风险患者，可考虑在诱导排卵治疗中使用 GnRH-a 预处理以预防孕前子宫内膜息肉的复发。

3. 不孕与子宫内膜息肉恶变　在长期不孕患者中，子宫内膜长期处于雌激素暴露状态，可能会增加子宫内膜息肉恶变风险。2 项回顾性研究报道了不孕患者宫腔镜检查中，子宫内膜息肉恶变的检出率为 0.42%~0.97%。育龄期女性子宫内膜息肉恶变病理类型多为子宫内膜样腺癌，专家意见指出，对于有生育要求的子宫内膜息肉恶变患者，其保留生育功能治疗的适应证可参照早期子宫内膜癌指南，年轻且病变局限于息肉内者可行 TCRP，术后辅以口服药物治疗或子宫内置入 LNG-IUS 并定期随诊，根据情况行 ART 以促进生育。

（二）子宫内膜息肉与妊娠结局相关的研究进展

子宫内膜息肉除导致不孕外，还与流产等不良妊娠结局相关。据统计，在导致复发性流产的因素中，子宫相关因素约占 16.7%，其中子宫内膜息肉是常见因素之一。子宫内膜息肉可能通过诱发炎症、出血及拮抗孕激素受体等影响胚胎发育并促进子宫收缩，从而导致流产等不良妊娠结局。目前，对于合并子宫内膜息肉的复发性流产患者的处理目前同样存在争议。欧洲人类生殖与胚胎学会及美国生殖医学学会声称，目前仍缺乏足够的证据推荐 TCRP 以减少复发性流产发生；法国国家妇科和产科医院及德国妇产科学会则推荐对于合并子宫内膜息肉的复发性流产患者行 TRCP。尽管仍缺乏高质量的研究明确 TCRP 在复发性流产中的作用，但对于反复流产患者，如可疑存在子宫内膜息肉等宫腔异常，应考虑必要时行宫腔镜检查或治疗。

此外，子宫内膜息肉可在一定程度上增加人工流产、分娩及放置宫内节育器等子宫腔内操作的难度，而这些操作中造成的子宫内膜损伤反而促进子宫内膜息肉的发生。子宫内膜息肉可能导致子宫腔形状及子宫内膜形态发生改变，使药物或人工流产术中出血、残留、漏吸及感染等的风险增加。因此，专家共识建议在合并子宫内膜息肉的人工流产术中，应首先进行影像学检查以评估子宫内膜息肉的大小、形状及是否压迫妊娠囊使其变形。子宫内膜息肉经手术吸刮或钳夹后应送病理检查。对于近期无生育要求的患者，术后口服避孕药或放置左炔诺孕酮宫内节育器可作为首选避孕方式，同时也可预防子宫内膜息肉的复发。

四、总结及展望

子宫内膜息肉与不孕及流产等密切相关，可对女性的生育功能造成不良影响，及时、合理地处理子宫内膜息肉可使这部分患者获益。育龄期子宫内膜息肉的临床管理应特别关注子宫内膜息肉对生育功能的影响，结合子宫内膜息肉大小、症状、恶变风险及患者生育要求等制订个体化治疗方案。目前研究表明，TCRP 可提高不孕患者术后自然妊娠率及 IUI 成功率，而 TCRP 使 IVF-ET 及复发性流产患者获益的证据目前尚不充分。TCRP 手术时机应结合子宫内膜息肉的大小、位置及数目等具体分析，仍需要后续高质量的临床研究以提供更多循证医学证据。如何预防术后复发是子宫内膜息肉处理的关键点。研究发现，子宫内膜息肉的术后复发率为 2.5%~43.6%，并且随着随访时间的延长，复发率逐渐升高。子宫内膜息肉的复发可能与息肉数目及增殖程度相关，术后应用口服避孕药、孕激素、GnRH-a 及子宫腔放置 LNG-IUS 等长期管理可能对预防术后复发具有一定作用。但目前相关研究多为回顾性研究，证据水平较低。子宫内膜息肉术后的长期管理方案仍是未来重要的研究方向。

参考文献

［1］VITALE SG, HAIMOVICH S, LAGANÀ AS, et al. Endometrial polyps. an evidence-based diagnosis and management guide［J］. Eur J Obstet Gynecol Reprod Biol, 2021, 260：70-77.

［2］中国优生科学协会生殖道疾病诊治分会, 中国医师协会微无创医学专业委员会妇科肿瘤学组. 子宫内膜息肉诊治中国专家共识（2022 年版）［J］. 中国实用妇科与产科杂志, 2022, 38（5）：809-813.

［3］DREISLER E, STAMPE SORENSEN S, IBSEN PH, et al. Prevalence of endometrial polyps and abnormal uterine bleeding in a Danish population aged 20 - 74 years［J］. Ultrasound Obstet Gynecol, 2009, 33（1）：102-108.

［4］潘晓萌, 邓姗, 郁琦, 等. 单中心三年子宫内膜息肉病例的数据挖掘［J］. 生殖医学杂志, 2020, 29（11）：1415-1420.

［5］MEDRANO-URIBE FA, ENRÍQUEZ-PÉREZ MM, REYES-MUÑOZ E. Prevalence of uterine anatomical anomalies in mexican women with recurrent pregnancy loss（RPL）［J］. Gaceta medica de Mexico, 2016, 152（2）：163-166.

［6］中国优生科学协会生殖道疾病诊治分会, 中国医师协会微无创医学专业委员会妇科肿瘤学组. 子宫内膜息肉恶变诊治专家指导意见（2022 年版）［J］. 中国实用妇科与产科杂志, 2022, 38（5）：529-533.

［7］LÖRINCZ J, MOLNÁR S, JAKAB A, et al. The effect of localization and histological verification of endometrial polyps on infertility［J］. Arch Gynecol Obstet, 2019, 300（1）：217-221.

［8］MUNRO MG. Uterine polyps, adenomyosis, leiomyomas, and endometrial receptivity［J］. Fertil Steril, 2019, 111（4）：629-640.

［9］KARAKU SS, ÖZDAMAR Ö, KARAKU R, et al. Reproductive outcomes following hysteroscopic resection of endometrial polyps of different location, number and size in patients with infertility［J］. J Obstet Gynaecol, 2016, 36（3）：395-398.

［10］KAMATH MS, BOSTEELS J, D'HOOGHE TM, et al. Screening hysteroscopy in subfertile women and women undergoing assisted reproduction［J］. Cochrane Database Syst Rev, 2019, 4（4）：CD012856.

［11］PÉREZ-MEDINA T, BAJO-ARENAS J, SALAZAR F, et al. Endometrial polyps and their implication in the pregnancy rates of patients undergoing intrauterine insemination：a prospective, randomized study［J］. Hum Reprod, 2005, 20（6）：1632-1635.

［12］SHOHAYEB A, SHALTOUT A. Persistent endometrial polyps may affect the pregnancy rate in patients undergoing intrauterine insemination［J］. Middle East Fertility Society Journal, 2011, 16：259-264.

［13］ZHANG H, HE X, TIAN W, et al. Hysteroscopic resection of endometrial polyps and assisted reproductive technology pregnancy outcomes compared with no treatment：a systematic review［J］. J minim Invasive Gynecol, 2019, 26（4）：618-627.

［14］MOUHAYAR Y, YIN O, MUMFORD SL, et al. Hysteroscopic polypectomy prior to infertility treatment：a cost analysis and systematic review［J］. Eur J Obstet Gynecol Reprod Biol, 2017, 213：107-115.

［15］DI SPIEZIO SARDO A, DI CARLO C, MINOZZI S, et al. Efficacy of hysteroscopy in improving reproductive outcomes of infertile couples：a systematic review and meta-analysis［J］. Hum Reprod Update, 2016, 22（4）：479-496.

［16］TU YA, YANG PK, CHEN SU, et al. Optimal time interval between hysteroscopic polypectomy and frozen-thawed blastocyst transfer：a retrospective study［J］. PLoS One, 2020, 15：e0240882.

［17］PEREIRA N, AMRANE S, ESTES JL, et al. Does the time interval between hysteroscopic polypectomy and start of in vitro fertilization affect outcomes?［J］. Fertil Steril, 2016, 105（2）：539-544. e1.

［18］张梓榆, 马晓欣. 子宫内膜息肉的药物治疗［J］. 中国实用妇科与产科杂志, 2022, 38（3）：266-269.

［19］BOSTEELS J, VAN WESSEL S, WEYERS S, et al. Hysteroscopy for treating subfertility associated with suspected major uterine cavity abnormalities［J］. Cochrane Database Syst Rev, 2018, 12（12）：CD009461.

［20］ISIKOGLU M, BERKKANOGLU M, SENTURK

Z, et al. Endometrial polyps smaller than 1. 5 cm do not affect ICSI outcome [J]. Reprod Biomed Online, 2006, 12 (2): 199-204.

[21] ELIAS RT, PEREIRA N, KARIPCIN FS, et al. Impact of newly diagnosed endometrial polyps during controlled ovarian hyperstimulation on in vitro fertilization outcomes [J]. J Minim Invasive Gynecol, 2015, 22 (4): 590-594.

[22] MOON JW, KIM CH, PARK SY, et al. Comparison of ultrasound-guided endometrial polypectomy carried out on the oocyte retrieval day and the first day of ovarian stimulation in IVF-ICSI cycles [J]. Reprod Biomed Online, 2016, 33 (3): 376-380.

[23] WANG Z, WEN Y, XIONG Y, et al. Retrospective analysis of the endometrial preparation protocols for frozen-thawed embryo transfers in women with endometrial polyps [J]. Hum Fertil (Camb), 2022, 25 (3): 534-539.

[24] KURIBAYASHI Y, NAKAGAWA K, SUGIYAMA R, et al. Frequency of endometrial cancer and atypical hyperplasia in infertile women undergoing hysteroscopic polypectomy [J]. J Obstet Gynaecol Res, 2017, 43 (9): 1465-1471.

[25] TOHMA Y A, ONALAN G, ESIN S, et al. Are there any predictors of endometrial premalignancy/malignancy within endometrial polyps in infertile patients? [J]. Gynecol Obstet Invest, 2019, 84 (5): 512-518.

[26] PARADISI R, ROSSI S, SCIFO M C, et al. Recurrence of endometrial polyps [J]. Gynecol Obstet Invest, 2014, 78 (1): 26-32.

[27] YANG J H, CHEN C D, CHEN S U, et al. Factors influencing the recurrence potential of benign endometrial polyps after hysteroscopic polypectomy [J]. PLoS One, 2015, 10 (12): e0144857.

[28] GU F, ZHANG H, RUAN S, et al. High number of endometrial polyps is a strong predictor of recurrence: findings of a prospective cohort study in reproductive-age women [J]. Fertil Steril, 2018, 109 (3): 493-500.

[29] 古芳. 不孕症合并子宫内膜息肉的临床处理及预后 [J]. 中国实用妇科与产科杂志, 2020, 36 (6): 491-495.

[30] NIJKANG N P, ANDERSON L, MARKHAM R, et al. Endometrial polyps: pathogenesis, sequelae and treatment [J]. SAGE Open Med, 2019, 7: 2050312119848247.

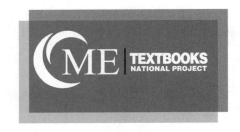

高强度聚焦超声消融用于子宫平滑肌瘤和子宫腺肌病保留生育功能治疗的应用进展

第 14 章

张国瑞　于　昕
中国医学科学院　北京协和医学院　北京协和医院

　　高强度聚焦超声（high intensity focused ultrasound，HIFU）疗法是利用超声波的穿透性、可聚集性及能量沉积性的特点，将超声波束聚集穿透投照于人体内病灶组织，使病灶局部瞬间温度升至 60℃以上，病灶组织发生凝固性坏死而达到治疗目的。HIFU 具有精准、适型、非侵入性及可重复治疗等优势，是 21 世纪最有前景的微无创技术之一。HIFU 疗法能根据病灶的形态，将凝固性坏死的范围控制在病灶边界以内 1~3 mm，可损伤病变组织而不损伤周围正常组织，从而保护器官组织结构及功能。国内外近 20 年的临床实践已证明，HIFU 疗法是一种有效且安全的非侵入性无创治疗手段，其在妇科领域广泛应用于子宫平滑肌瘤（简称"子宫肌瘤"）和子宫腺肌病的治疗。根据影像引导方式不同，HIFU 可分为超声引导的 HIFU 消融治疗（ultrasound imaging-guided HIFU，USgHIFU）和磁共振成像引导的聚焦超声消融手术（magnetic resonance imaging-guided focused ultrasound surgery，MRgFUS）。

一、高强度聚焦超声治疗子宫肌瘤

　　子宫肌瘤是女性常见的妇科良性肿瘤，可严重影响女性的生育功能和妊娠安全。子宫肌瘤患者发生不孕和自然流产的风险增加，妊娠并发症的风险也增加，包括早产、胎先露异常、剖宫产及产后出血等。对于有生育要求的子宫肌瘤患者，不同入路的子宫肌瘤剔除术是目前的主流治疗方式，但外科手术在治疗肌瘤的同时，也可能导致生育功能的损害，术后瘢痕子宫和妊娠时间间隔要求等，进一步损伤了高龄女性的生育功能，增加了妊娠合并症的风险。HIFU 可精确消融子宫肌瘤病灶而不破坏正常肌层和子宫内膜，对内分泌功能无影响，在子宫肌瘤保留生育功能治疗方面有广泛的应用前景。

　　HIFU 治疗子宫肌瘤的有效性不低于传统手术，但其安全性显著优于传统手术，并能显著改善症状，提高患者生活质量。2004 年 10 月，MRgFUS 获得美国食品药品监督管理局（Food and Drug Administration，FDA）批准用于治疗子宫肌瘤。2002 年，我国报道了 HIFU 治疗症状性子宫肌瘤的初步结果，这是世界范围内首次对 HIFU 消融治疗子宫肌瘤进行的临床研究。2011 年，经中华人民共和国科学技术部立项，在国家科技支撑计划支持下，由郎景和院士担任首席科学家，组织国内 20 家医院开展了超声消融子宫肌瘤的前瞻性、多中心、同期非随机平行对照研究，纳入 1353 例行 HIFU 治疗、472 例行子宫切除术和 586 例行子宫肌瘤剔除术的子宫肌瘤患者。研究结果显示，HIFU 组治疗后半年的患者生活质量评分高于手术组，主要不良事件发生率更低［HIFU 组 3 例（0.2%），手术组 133 例（12.6%）］。该研究认为，超声消融治疗子宫肌瘤的有效性不低于传统手术，但安全性显著优于传统手术，并可显著改善患者症状，提高患者生活质量，创伤微小，大大缩短了患者住院时间，同时节约医疗成本，是具有广泛发展前景的子宫肌瘤治疗技术。

荟萃分析的研究成果支持 HIFU 治疗子宫肌瘤的有效性，且与子宫肌瘤剔除术或子宫动脉栓塞术的效果相当。Yan 等纳入 21 项研究的荟萃分析结果显示，与子宫肌瘤剔除术组相比，HIFU 组患者健康相关生活质量评分更高（$MD=2.25$，$95\%CI\ 1.15\sim3.35$），症状严重程度评分相似，但再干预率没有差异（$RR=1.65$，$95\%CI\ 0.59\sim4.57$）；而与子宫动脉栓塞术组相比，HIFU 组患者健康相关生活质量评分和症状严重程度评分并无显著性差异，但再干预率更高（$RR=4.06$，$95\%CI\ 2.47\sim6.69$）。Wang 等纳入 18 项研究的荟萃分析结果显示，与子宫肌瘤剔除术相比，HIFU 组患者的住院时间更短（$MD=-4.70$，$95\%CI\ 7.46\sim1.94$，$P<0.01$），并发症发生率更低，但再干预率更高（$OR=4.05$，$95\%CI\ 1.82\sim8.9$）。

二、高强度聚焦超声治疗子宫腺肌病

子宫腺肌病是指具有生长功能的子宫内膜腺体和间质存在于子宫肌层，伴随周围肌层细胞的代偿性肥大和增生。临床多表现为痛经进行性加重、月经量增多和经期延长，是一种严重时可影响健康的常见女性生殖系统疾病。子宫腺肌病保留子宫的治疗目前尚无普遍共识，应用促性腺激素释放激素激动剂（gonadotropin-releasing hormone agonist，GnRH-a）及进行子宫动脉栓塞术或切除手术是主要的治疗方式。HIFU 是近年出现并发展的一种可用于治疗子宫腺肌病的新技术，目前临床已用于治疗局灶性和弥漫性子宫腺肌病。

HIFU 可缩小子宫腺肌病的病灶体积，改善出血及疼痛症状，改善患者生活质量。一项荟萃分析结果显示，子宫腺肌病患者经 HIFU 治疗后，3 个月时痛经显著减轻，6 个月时患者生活质量显著改善，12 个月时可观察到子宫体积显著减小。Li 等报道了一项较大样本的单中心研究，共纳入 485 例接受 HIFU 治疗的子宫腺肌病患者，结果显示，进行 HIFU 消融后，患者每个随访时间点的经期疼痛评分和经量过多严重程度评分均显著降低，但随着随访时间的增加，HIFU 治疗改善痛经和经量过多的有效率降低。目前，尚缺乏 HIFU 与其他保留子宫方法治疗子宫腺肌病的随机对照临床试验。HIFU 是子宫腺肌病患者一种新的、有前景的治疗选择，但其疗效、安全性、成本效益和妊娠结果必须通过随机对照试验进行评估。

HIFU 对不同病灶类型的子宫腺肌病均有较高的症状缓解率。一项对 321 例接受 HIFU 并完成 18 个月随访的子宫腺肌病患者的回顾性分析中，根据子宫腺肌病病灶与子宫结构的关系，将子宫腺肌病分为内部、外部、全厚度和肌壁间子宫腺肌瘤；根据子宫肌层受累的程度，这些病变被进一步分为不对称和对称性子宫腺肌病。结果发现，内部不对称、内部对称、外部不对称、全层不对称、全层对称和肌壁间子宫腺肌瘤患者治疗后 18 个月的痛经缓解为 68.3%、62.1%、54.7%、64.1%、60.0% 和 100.0%，经量减少缓解率分别为 68.3%、51.6%、51.0%、55.5%、57.2% 和 100.0%，提示 HIFU 对不同病灶类型的子宫腺肌病均有较高的症状缓解率。

HIFU 联合应用 GnRH-a 或左炔诺孕酮宫内释放系统（levonorgestrel-releasing intrauterine system，LNG-IUS）可能具有更好的临床效果。Li 等报道了一项单中心研究纳入 1982 例接受 HIFU 治疗的子宫腺肌病患者。结果显示，在治疗后 6 个月和 3 年后，HIFU 联合 LNG-IUS、HIFU 联合 GnRH-a 和 LNG-IUS 的疗效显著高于单独 HIFU 和 HIFU 联合 GnRH-a（$P<0.05$）。Xu 等的研究显示，HIFU 联合 GnRH-a 或 LNG-IUS 改善重度子宫腺肌病患者痛经症状的效果更佳，研究者对 243 例重度子宫腺肌病患者的回顾性研究结果显示，在治疗后 6 个月内，HIFU 组、HIFU 联合 GnRH-a 组和 HIFU 联合 LNG-IUS 组患者的痛经改善并无差异，但 12 个月后，三组患者痛经改善率分别为

77.38%、79.52%和96.05%。作者认为，单独应用HIFU能在短期内有效缓解痛经症状，但HIFU与LNG-IUS联合使用可在更长时间内提高治疗效果。荟萃分析的结论也支持HIFU联合GnRH-a的临床效果更佳。一项荟萃分析纳入了9项研究766例子宫腺肌病患者，与单独HIFU组相比，HIFU联合GnRH-a组患者的子宫体积缩小率更高（$MD=7.51$，$95\%CI\ 5.84\sim9.17$，$P<0.000\ 01$），病灶体积更小（$MD=4.11$，$95\%CI\ 2.93\sim5.30$，$P<0.000\ 01$），痛经视觉模拟评分法（VAS）评分更低（$MD=1.27$，$95\%CI\ 0.54\sim2.01$，$P=0.000\ 7$），经量评分更低（$MD=0.88$，$95\%CI\ 0.73\sim1.04$，$P>0.000\ 01$），术后CA125水平更低（$SMD=0.31$，$95\%CI\ 0.05\sim0.56$，$P=0.02$）；HIFU联合GnRH-a组患者的复发率低于单独HIFU组（$RR=0.28$，$95\%CI\ 0.10\sim0.82$，$P=0.02$）。然而，由于研究数量太少且多为回顾性研究，其长期疗效的高质量证据仍不足。

三、高强度聚焦超声治疗子宫肌瘤、子宫腺肌病后的生育问题

HIFU可精确消融子宫肌瘤、子宫腺肌病病灶，不破坏正常子宫肌层和子宫内膜，对内分泌功能无影响，为患者保留子宫和保留生育功能创造了极大的可能性。然而，HIFU消融治疗后患者的妊娠结局及妊娠安全性仍缺乏大样本的数据。

1. HIFU治疗不影响卵巢储备功能 多项研究结果显示，HIFU治疗不影响患者的卵巢储备功能。Otonkoski纳入74例因子宫肌瘤行MRgFUS的患者。治疗前患者的抗米勒管激素（anti-Müllerian hormone，AMH）水平平均为1.20 μg/L（0.10～7.75 μg/L），治疗后为1.23 μg/L（0.10～8.51 μg/L），差异无统计学意义，该研究中纳入人群的肌瘤位置或治疗能量与卵巢功能变化无关。韩国一项纳入了79例有症状的子宫肌瘤和子宫腺肌病患者的前瞻性研究显示，HIFU消融前和消融后6个月，患者的AMH水平分别为（2.11±2.66）μg/L和（1.84±2.57）μg/L，AMH水平在两个时间点之间无显著性差异（$P>0.05$）。

2. HIFU治疗后的妊娠结局及妊娠安全性 现有研究显示，子宫肌瘤患者经HIFU治疗后，其妊娠率不低于子宫肌瘤剔除术。单中心的研究结果显示，与手术组相比，HIFU组患者的妊娠率无显著差异（$RR=0.01$，$95\%CI\ 0.90\sim1.13$）；与子宫动脉栓塞术相比，HIFU组患者的妊娠率更高（$RR=17.44$，$95\%CI\ 2.40\sim126.50$），并且可能在缩短妊娠间隔和保留卵巢功能方面更具显著优势。在一项纳入14个研究报道的文献综述中，共报道366例子宫肌瘤患者进行USgHIFU治疗后妊娠，其中有1例胎儿子宫内死亡，6例患者发生前置胎盘，无子宫破裂；有124例子宫肌瘤患者进行MRgFUS治疗后妊娠，其中2例患者发生前置胎盘，无子宫破裂。一项前瞻性研究纳入174例接受HIFU治疗的有妊娠计划的子宫肌瘤患者，在76个月的随访期内，81例患者共有88次妊娠，妊娠率为47%。另有3项研究中的妊娠率分别为10%（随访时间1年）、19%（随访时间未知）和69%（中位随访时间3年）。将以上4项研究的数据整合发现，838例患者治疗后的妊娠率为36%（$95\%CI\ 10.8\%\sim61.8\%$）。所有报道中妊娠的总活产率为91%（248/277，$95\%CI\ 85.0\%\sim96.2\%$），流产率为4%～15%。

合并不孕的子宫腺肌病患者经HIFU治疗后的妊娠率及活产率均高于病灶切除术组。Huang等回顾性分析了93例合并不孕的子宫腺肌病患者治疗后的妊娠结局。结果显示，HIFU组50例患者中有26例妊娠（妊娠率为52%），HIFU治疗与妊娠的平均时间间隔为10个月，共有18例活产，其中12例行剖宫产，6例为阴道分娩；而腹腔镜下病灶切除术组43例患者中有13例妊娠（妊娠率为30.2%），共有12例活产；在妊娠和分娩并发症方面，两组患者前置胎盘、产后出血、胎膜早破、胎儿窘迫的发生率均无显著性差异。

2022年，中国台湾报道了1例子宫腺肌病和子宫肌瘤患者经HIFU治疗后生产时子宫破裂的

病例。该患者为 44 岁女性，因子宫前壁弥漫性腺肌病及右前壁子宫肌瘤（6 cm）行 HIFU 治疗，治疗后 13 个月经体外受精－胚胎移植妊娠，妊娠第 37 周引产过程中发现血性羊水而急诊行剖宫产，术中发现子宫前壁中段可见一 3 cm×4 cm 的全层子宫缺损，周围肌层菲薄，考虑生产时子宫破裂。这是迄今文献报道的唯一 1 例 HIFU 治疗后妊娠期或分娩期子宫破裂患者。随着 HIFU 治疗良性子宫肌瘤及子宫腺肌病的日益普及，临床需警惕妊娠期子宫破裂的风险。

综上所述，HIFU 治疗子宫肌瘤及子宫腺肌病具有较好的临床效果，并发症轻微且发生率低，是有广泛应用前景的一种微无创治疗方式。对有生育要求的子宫肌瘤及子宫腺肌病患者，HIFU 具有较多的保留生育功能方面的治疗优势，但有生育要求的子宫肌瘤及子宫腺肌病患者进行 HIFU 治疗的适用范围、患者选择、治疗效果影响因素及治疗后妊娠影响等方面尚缺乏共识，HIFU 治疗后妊娠的安全性、母胎相关并发症的发生率及预防尚缺少系统性研究。

参考文献

［1］CHEN J, LI Y, WANG Z, et al. Evaluation of high-intensity focused ultrasound ablation for uterine fibroids：an IDEAL prospective exploration study ［J］. BJOG, 2018, 125 (3)：354-364.

［2］YAN L, HUANG H, LIN J, et al. High-intensity focused ultrasound treatment for symptomatic uterine fibroids：a systematic review and meta-analysis ［J］. Int J Hyperthermia, 2022, 39 (1)：230-238.

［3］WANG Y, GENG J, BAO H, et al. Comparative effectiveness and safety of high-intensity focused ultrasound for uterine fibroids：a systematic review and meta-analysis ［J］. Front Oncol, 2021, 11：600800.

［4］ZHANG L, RAO F, SETZEN R. High intensity focused ultrasound for the treatment of adenomyosis：selection criteria, efficacy, safety and fertility ［J］. Acta Obstet Gynecol Scand, 2017, 96 (6)：707-714.

［5］MARQUES ALS, ANDRES MP, KHO RM, et al. Is High-intensity focused ultrasound effective for the treatment of adenomyosis? A systematic review and meta-analysis ［J］. J Minim Invasive Gynecol, 2020, 27 (2)：332-343.

［6］LI X, ZHU X, HE S, et al. High-intensity focused ultrasound in the management of adenomyosis：long-term results from a single center ［J］. Int J Hyperthermia, 2021, 38 (1)：241-247.

［7］GONG C, WANG Y, LV F, et al. Evaluation of high intensity focused ultrasound treatment for different types of adenomyosis based on magnetic resonance imaging classification ［J］. Int J Hyperthermia, 2022, 39 (1)：530-538.

［8］XU Y, ZHOU Z, WANG H, et al. High-intensity focused ultrasound combined with gonadotropin-releasing hormone agonist or levonorgestrel-releasing intrauterine system in treating dysmenorrhea of severe adenomyosis ［J］. J Comput Assist Tomogr, 2021, 45 (2)：224-231.

［9］PANG L L, MEI J, FAN L X, et al. Efficacy of high-intensity focused ultrasound combined with gn-rh-a for adenomyosis：a systematic review and meta-analysis ［J］. Front Public Health, 2021, 9：688264.

［10］OTONKOSKI S, SAINIO T, MATTILA S, et al. Magnetic resonance guided high intensity focused ultrasound for uterine fibroids and adenomyosis has no effect on ovarian reserve ［J］. Int J Hyperthermia, 2023, 40 (1)：2154575.

［11］LEE J S, HONG G Y, LEE K H, et al. Changes in anti-mullerian hormone levels as a biomarker for ovarian reserve after ultrasound-guided high-intensity focused ultrasound treatment of adenomyosis and uterine fibroid ［J］. BJOG, 2017, 124 Suppl 3：18-22.

［12］ANNEVELDT K J, VAN 'T OEVER H J, NIJHOLT I M, et al. Systematic review of reproductive outcomes after High Intensity Focused Ultrasound treatment of uterine fibroids ［J］. Eur J Radiol, 2021, 141：109801.

［13］LIU X, XUE L, WANG Y, et al. Vaginal delivery outcomes of pregnancies following ultrasound-guided high-intensity focused ultrasound ablation treatment for uterine fibroids ［J］. Int J Hyperthermia, 2018,

35 (1): 510-517.

[14] HUANG X, YU D, ZOU M, et al. The effect of exercise on high-intensity focused ultrasound treatment efficacy in uterine fibroids and adenomyosis: a retrospective study [J]. BJOG, 2017, 124 Suppl 3: 46-52.

[15] ZOU M, CHEN L, WU C, et al. Pregnancy outcomes in patients with uterine fibroids treated with ultrasound-guided high-intensity focused ultrasound [J]. BJOG, 2017, 124 Suppl 3: 30-35.

[16] LI J S, WANG Y, CHEN J Y, et al. Pregnancy outcomes in nulliparous women after ultrasound ablation of uterine fibroids: a single-central retrospective study [J]. Sci Rep, 2017, 7 (1): 3977.

[17] HUANG Y F, DENG J, WEI X L, et al. A comparison of reproductive outcomes of patients with adenomyosis and infertility treated with High-Intensity focused ultrasound and laparoscopic excision [J]. Int J Hyperthermia, 2020, 37 (1): 301-307.

[18] LAI T H T, SETO M T Y, CHEUNG V Y T. Intrapartum uterine rupture following ultrasound-guided high-intensity focused ultrasound ablation of uterine fibroid and adenomyosis [J]. Ultrasound Obstet Gynecol, 2022, 60 (6): 816-817.

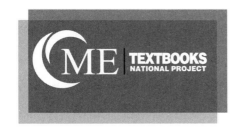

子宫内膜容受性及子宫内膜相关疾病的临床应用进展

第 15 章

钟晓盈　刘海元

中国医学科学院　北京协和医学院　北京协和医院

囊胚与子宫内膜的协同作用是成功妊娠的必要条件，容受性佳的子宫内膜及良好的胚胎质量是胚胎移植成功的两大关键。子宫内膜容受性（endometrial receptivity，ER）随着辅助生殖技术（assisted reproductive technology，ART）的发展逐渐受到重视，特别对于反复种植失败（recurrent implantation failure，RIF）的患者来说，准确辨别 ER 时期可以协助评估种植窗（windows of implantation，WOI），提高胚胎移植成功的概率。目前，某些可导致 ER 受损的因素已经明确，但其诊断及治疗方法仍十分有限。子宫腔粘连（intrauterine adhesions，IUA）及慢性子宫内膜炎（chronic endometritis，CE）等均是影响胚胎种植的重要因素，尽管对于相关方面的研究已日渐增多，但仍无国际公认的指南指导临床诊治，且此类疾病复发率高，为不孕患者带来严重的心理及经济负担。本文从 ER 出发，探讨 IUA、CE、子宫内膜息肉（endometrial polyps，EP）及子宫内膜增生（endometrial hyperplasia，EH）诊治的临床意义。

一、子宫内膜容受性

子宫内膜作为与胚胎及与胎儿-胎盘单元相互作用的生物学界面，是所有哺乳动物具有正常生育力和生殖成功的关键组织。ER 是指子宫内膜允许胚胎正常着床的能力。胚胎植入是一个动态过程，涉及囊胚和子宫内膜各种细胞之间的一系列物理和生理相互作用。胚胎着床需要定位、黏附及侵入 3 个主要步骤，其中囊胚与子宫内膜在子宫腔的协同作用是成功妊娠的必要条件，而胚胎质量及 ER 是正常受孕的关键。子宫内膜具有容受性的时期被称作 WOI，WOI 是子宫内膜可接受囊胚着床状态的最佳时期，一般认为人类的 WOI 通常处于月经周期第 20 天和第 24 天。Enciso 等回顾性研究了 2256 例因不孕而接受 ART 治疗的患者，发现在偏离预测 WOI 超过 12 h 的胚胎移植中，妊娠丢失率较在 WOI 期间移植的患者显著增加约 2 倍。因此，对于 ER 时期及 WOI 的精准确定和个性化胚胎移植也许可以显著改善辅助生殖的临床结局。此外，ER 受损是 RIF 的主要原因之一，尽管潜在的分子机制尚未完全阐明，但 ER 受损可导致高达 2/3 的年轻女性种植失败，故一直是 ART 研究的热点。

评估方法

1. 超声评估 2022 年，北京大学生殖医学中心研究团队发表了一个 ER 评分系统，包含超声下子宫内膜的厚度、体积、回声、蠕动和血流 5 个方面（表 15-1）。随着 ER 评分的增加，临床妊娠率增加。当 ER 评分≥5 分时，临床妊娠率显著提高（63.7% vs. 49.5%，$P=0.001$）。

表 15-1　超声下子宫内膜容受性评分标准

	0 分标准	1 分标准	2 分标准
子宫内膜的厚度	<8 mm	8 ~ 14 mm	>14 mm
子宫内膜体积	<3 ml	≥3 ml	—
子宫内膜功能层回声	不均一回声	均匀回声	—
子宫内膜中央回声线	缺乏	存在	—
子宫内膜蠕动波	缺乏、积极的	无方向性的	消极的
子宫内膜血流	无或<1/2	≥1/2	到达子宫内膜表面

注：—. 无数据。

　　然而，目前对于超声能否准确预测 ER 仍存在较大争议。一项荟萃分析纳入 24 项通过超声评估 ER 的临床研究，其中亦涵盖上述评判标准。结果显示，超声预测 ER 的能力较差，临床偏倚较大（表 15-2）。

表 15-2　超声评估子宫内膜容受性相关指标的敏感度和灵敏度

相关指标	敏感度/%	灵敏度/%
子宫内膜厚度 *（endometrial thickness）	99	3
子宫内膜容积（endometrial volume）	93	7
子宫内膜模式（endometrial pattern）	87	15
子宫内膜血流（endometrial blood flow）	100	8
子宫内膜缩窄（endometrial contractions）	75	60

注：* 子宫内膜厚度>7 mm。

　　超声评估 ER 的方法具有简便、无创及成本低等优点，但其敏感度和灵敏度仍需更进一步研究明确。

　　2. ER 的改善方法　部分良性妇科疾病，包括子宫内膜异位症、输卵管积水、子宫平滑肌瘤和多囊卵巢综合征等均通过不同机制与 ER 受损有关。因此，针对这些已发现的病变进行治疗是较为可行的方法。2020 年，加拿大生育与男科协会发布的《IVF 中复发性植入失败临床实践指南》中认为，并没有证据表明子宫内膜轻微吸刮术及预防性抗凝可改善 ER。除此之外，泼尼松抑制胎儿排斥反应、静脉注射免疫球蛋白调节子宫内膜免疫细胞功能也有个案报道，但上述治疗方法均未显示出可有效提高种植率或妊娠率。

二、子宫腔粘连

　　IUA 的分类系统众多，目前尚无国际公认的分类标准，但这些分类系统都包含了宫腔镜下对子宫腔形态的整体观察。我国于 2015 年发布了《宫腔粘连临床诊疗中国专家共识》，结合患者的月经状况、病史、增殖晚期子宫内膜厚度、宫腔镜下表现（粘连范围、粘连性质及输卵管开口状态）制定出我国的分级评分标准（表 15-3）。

表 15-3　中国子宫腔粘连诊断分级评分标准

评估项目	项目标准描述	评分/分
粘连范围	<1/3	1
	1/3~2/3	2
	>2/3	4
粘连性质	膜性	1
	纤维性	2
	肌性	4
输卵管开口状态	单侧开口不可见	1
	双侧开口不可见	2
	桶状子宫腔、双侧子宫角消失	4
子宫内膜厚度（增殖晚期）	≥7mm	1
	4~6 mm	2
	≤3mm	4
月经状态	经量≤1/2 平时量	1
	点滴状	2
	闭经	4
既往妊娠史	自然流产 1 次	1
	复发性流产	2
	不孕	4
既往刮宫史	人工流产	1
	早期妊娠清宫	2
	中、晚期妊娠清宫	4

注：总分 0~8 分未轻度，总分 9~18 分为中度，总分 19~28 分为重度。

　　一般来说，IUA 再粘连的预防主要分为激素预防和屏障预防两大类。目前，激素的应用剂量及方案尚无统一标准，且仍缺乏高质量的随机对照试验去验证激素治疗对于预防 IUA 复发及提高妊娠率的有效性。屏障预防种类多样，常用的有宫内节育器、Foley 导管、透明质酸凝胶等，其机制为透过固态或半固态的物质物理阻挡两侧宫腔再次粘连。2017 年，美国妇科腔镜学会（American Association of Gynecologic Laparoscopists，AAGL）联合欧洲妇科内镜学会（European Society for Gynaecological Endoscopy，ESGE）共同发布了 IUA 诊疗指南，该指南中提出在宫腔镜粘连分解术后应用以聚乙烯氧化物-羧甲基纤维素钠凝胶和透明质酸衍生物为主要材料的防粘连凝胶（anti-adhesive gels，HAG）也许可在短期内显著减少 IUA 再粘连的发生。

三、子宫内膜炎

　　CE 是子宫内膜的持续性慢性炎症，目前国际上尚无对 CE 的统一定义。随着 ART 的发展及 RIF 患者的增加，CE 逐渐受到关注。CE 的持续存在可能会导致患者子宫内膜微环境异常，子宫内膜组织中渗出的自然杀伤细胞（natural killer cell，NK 细胞）比例增加、内膜间质蜕膜化异常等因素共同导致了 ER 受损的结果。

（一）诊断

1. 病理学诊断 病理学是 CE 诊断的"金标准"，主要表现为子宫内膜浅表黏膜间质水肿，间质密度增加伴腺体和间质内白细胞浸润，其中间质多量浆细胞渗出通常被认为是 CE 的特异性病理改变。

2. 腔镜检查 子宫腔镜是 CE 患者常用的检查方法之一。局灶性或弥漫性充血、子宫内膜内微息肉（<1 mm）、子宫内膜水肿和 EH（与月经周期不匹配的子宫内膜表面增厚、发白及不规则）是 CE 常见的 3 种表现。宫腔镜检查结合病理学诊断能更准确地诊断 CE。

3. 原体检测 子宫腔内微生物的感染或失调是导致 CE 的主要原因。多个研究提示对 CE 患者采用经验性抗生素治疗可改善妊娠率。

（二）治疗方法

应用抗生素是 CE 的主要治疗手段，但目前尚无国际指南指导抗生素的具体使用方法，故大多为经验性抗感染治疗。我国于 2018 年发表的《辅助生殖技术中异常子宫内膜诊疗的中国专家共识》中认为，抗生素治疗可显著改善 CE 患者 ART 的妊娠结局（证据等级 1C）。

四、子宫内膜息肉

EP 是指子宫内膜腺体和/或间质局限性增生的良性病变，在育龄期女性中的发病率为 8%~12%，而在不孕患者中的患病率可能高达 32%。

一般来说，EP 的治疗主要包括非手术治疗、药物治疗及手术治疗三大类。宫腔镜直视下切除息肉是诊断和同期治疗的"金标准"。EP 影响 ER 的机制尚不明确，但部分研究认为可能由于其对精子和胚胎运输的机械干扰、胚胎着床障碍或 ER 改变而导致不孕。

五、子宫内膜增生

EH 的特征是子宫内膜腺体的不规则增殖和子宫内膜腺体-间质比值的增加。世界卫生组织于 2020 年制定了女性肿瘤分类的最新诊断标准，根据有无病理学上的细胞异型性表现，可把 EH 分为 EH 不伴非典型性和子宫内膜非典型增生。EH 具有演变为子宫内膜癌的风险，此类患者的生育问题也成为临床诊治的重点。一般治疗是尽量去除高危因素，包括减重、控糖。肥胖与子宫内膜癌发病率的关联此前已得到强调。因此，强烈建议有生育需求的患者在随访和治疗期间积极减重。

对于有生育需求的年轻患者，无论是国际指南还是我国指南，以孕激素为主的药物治疗均为首选方法。在成功转化内膜后，患者应积极妊娠，指南推荐此类患者通过 ART 妊娠，目的是争取尽快妊娠，减少复发机会。

参考文献

[1] LESSEY B A, YOUNG S L. What exactly is endometrial receptivity? [J]. Fertil Steril, 2019, 111（4）：611-617.

[2] GREENING D W, NGUYEN H P T, ELGASS K, et al. Human endometrial exosomes contain hormone-specific cargo modulating trophoblast adhesive

capacity: insights into endometrial-embryo interactions. Biol Reprod, 2016, 94 (2): 38.

[3] SINGH M, CHAUDHRY P, ASSELIN E. Bridging endometrial receptivity and implantation: network of hormones, cytokines, and growth factors. J Endocrinol, 2011, 210 (1): 5-14.

[4] ENCISO M, AIZPURUA J, RODRÍGUEZ-ES-TRADA B, et al. The precise determination of the window of implantation significantly improves ART outcomes. Sci Rep, 2021, 11 (1): 13420.

[5] FORTI G, KRAUSZ C. Evaluation and treatment of the infertile couple. Clin Med, 2020, 9 (6): 1644.

[6] PSYCHOYOS A. Uterine receptivity for nidation. Ann N Y Acad Sci, 1986, 476: 36-42.

[7] SUSSMAN R W . Yearbook of physical anthropology. Preface [J], Am J Phys Anthropol, 2009, 140 Suppl 49: 1.

[8] GELLERSEN B, BROSENS J J. Cyclic decidualization of the human endometrium in reproductive health and failure [J]. Endocr Rev, 2014, 35: 851-905.

[9] EDWARDS D P. Regulation of signal transduction pathways by estrogen and progesterone. Annu [J]. Rev Physiol, 2005, 67: 335-376.

[10] MOTE P A, ARNETT-MANSFIELD R L, GAVA N, et al. Overlapping and distinct expression of progesterone receptors A and B in mouse uterus and mammary gland during the estrous cycle [J]. Endocrinology, 2006, 147 (12): 5503-5512.

[11] TUNG L, MOHAMED M K, HOEFFLER J P, et al. Antagonist-occupied human progesterone B-receptors activate transcription without binding to progesterone response elements and are dominantly inhibited by A-receptors [J]. Mol Endocrinol, 1993, 7 (10): 1256-1265.

[12] MARQUARDT R M, KIM T H, SHIN J H, et al. Progesterone and estrogen signaling in the endometrium: what goes wrong in endometriosis? [J]. Int J Mol Sci, 2019, 20 (15): 3822.

[13] ROCHA-JUNIOR C V, DA BROI M G, MIRAN-DA-FURTADO C L, et al. Progesterone receptor B (PGR-B) is partially methylated in eutopic endometrium from infertile women with endometriosis [J]. Reprod Sci, 2019, 26 (12): 1568-1574.

[14] SUTHAPORN S, JAYAPRAKASAN K, THORN-TON J, et al. Suboptimal mid-luteal progesterone concentrations are associated with aberrant endometrial gene expression, potentially resulting in implantation failure [J]. Reprod Biomed Online, 2021, 42 (3): 595-608.

[15] MØLLER B R, KRISTIANSEN F V, THORSEN P, et al. Sterility of the uterine cavity [J]. Acta Obstet Gynecol Scand, 1995, 74: 216-219.

[16] MORENO, I, CODOÑER F M, VILELLA F, et al. Evidence that the endometrial microbiota has an effect on implantation success or failure [J]. Am J Obstet Gynecol, 2016, 215: 684-703.

[17] GIUDICE L C. Challenging dogma: the endometrium has a microbiome with functional consequences! [J]. Am J Obstet Gynecol, 2016, 215: 682-683.

[18] ZHANG C H, CHEN C, WANG J R, et al. An endometrial receptivity scoring system basing on the endometrial thickness, volume, echo, peristalsis, and blood flow evaluated by ultrasonography [J]. Front Endocrinol (Lausanne), 2022, 13: 907874.

[19] CRACIUNAS L, GALLOS L, CHU J, et al. Conventional and modern markers of endometrial receptivity: a systematic review and meta-analysis [J]. Hum Reprod Update, 2019, 25 (2): 202-223.

[20] ABDALLA H I, BROOKS A A, JOHNSON M R, et al. Endometrial thickness: a predictor of implantation in ovum recipients? [J]. Hum Reprod, 1994, 9 (2): 363.

[21] LEBOVITZ O, ORVIETO R. Treating patients with "thin" endometrium-an ongoing challenge [J]. Gynecol Endocrinol, 2014, 30 (6): 409-414.

[22] CHECK J H, COHEN R. Live fetus following embryo transfer in a woman with diminished egg reserve whose maximal endometrial thickness was less than 4 mm [J]. Clin Exp Obstet Gynecol, 2011, 38 (4): 330-332.

[23] WEISSMAN A, GOTLIEB L, CASPER R F. The detrimental effect of increased endometrial thickness on implantation and pregnancy rates and outcome in an in vitro fertilization program [J]. Fertil Steril, 1999, 71 (1): 147-149.

[24] KASIUS A, SMIT J G, TORRANCE H L, et al. Endometrial thickness and pregnancy rates after IVF: a systematic review and meta-analysis [J]. Hum Reprod Update, 2014, 20 (4): 530-541.

[25] LIU K E, HARTMAN M, HARTMAN A, et al. The impact of a thin endometrial lining on fresh and

frozen-thaw IVF outcomes：an analysis of over 40 000 embryo transfers ［J］. Hum Reprod 2018，33：1883-1888.

［26］ JIN Z，LI J，YANG E，et al. Endometrial thickness changes after progesterone administration do not affect the pregnancy outcomes of frozen-thawed euploid blastocyst transfer：a retrospective cohort study ［J］. Reprod Biol Endocrinol，2021，19（1）：154.

［27］ GARRIDO-GÓMEZ T，RUIZ-ALONSO M，BLESA D，et al. Profiling the gene signature of endometrial receptivity：clinical results ［J］. Fertil Steril，2013，99（4）：1078-1085.

［28］ DÍAZ-GIMENO P，HORCAJADAS J A，MARTÍNEZ-CONEJERO J A，et al. A genomic diagnostic tool for human endometrial receptivity based on the transcriptomic signature ［J］. Fertil Steril，2011，95（1）：50-60.

［29］ NOYES R W，HERTIG A T，ROCK J. Dating the endometrial biopsy ［J］. Fertil Steril，2019，112：E93-E115.

［30］ GREENING D W，NGUYEN H P，ELGASS K，et al. Human endometrial exosomes contain hormone-specific cargo modulating trophoblast adhesive capacity：insights into endometrial-embryo interactions ［J］. Biol Reprod，2016，94：38.

［31］ SOMKUTI S G，YUAN L，FRITZ M A，et al. Epidermal growth factor and sex steroids dynamically regulate a marker of endometrial receptivity in Ishikawa cells ［J］. J Clin Endocrinol Metab，1997，82：2192-2197.

［32］ HORNE, A. W，LALANI E N，MARGARA R A，et al. The expression pattern of MUC1 glycoforms and other biomarkers of endometrial receptivity in fertile and infertile women ［J］. Mol Reprod Dev，2005，72：216-229.

［33］ CHUNG T W，PARK M J，LEE H，et al. Enhancement of endometrial receptivity by cnidium officinale through expressing lif and integrins ［J］. Evid Based Complement Alternat Med，2019，2019：7560631.

［34］ CHENG J，LI C Y，YING Y F，et al. Metformin alleviates endometriosis and potentiates endometrial receptivity via decreasing VEGF and MMP9 and increasing leukemia inhibitor factor and HOXA10 ［J］. Front Pharmacol，2022，13：750208.

［35］ MARTEL D，MONIER M N，ROCHE D，et al. Hormonal dependence of pinopode formation at the uterine luminal surface ［J］. Hum Reprod，1991，6（4）：597-603.

［36］ QIONG Z，JIE H，WANG Y G，et al. Clinical validation of pinopode as a marker of endometrial receptivity：a randomized controlled trial ［J］. Fertil Steril，2017，108（3）：513-517.

［37］ RARANI F Z，BORHANI F，RASHIDI B. Endometrial pinopode biomarkers：molecules and microRNAs ［J］. J Cell Physiol，2018，233：9145-9158.

［38］ CHEN J J，HEA H，ZHANG Q，et al. The RNA-seq based endometrial receptivity test（rsERT）compared to pinopode：a better diagnostic tool for endometrial receptivity for patients with recurrent implantation failure in Chinese population ［J］. Front Endocrinol（Lausanne），2022，13：1009161.

［39］ SHAULOV T，SIERRA S，SYLVESTRE C. Recurrent implantation failure in IVF：a Canadian Fertility and Andrology Society Clinical Practice Guideline ［J］. Reprod Biomed Online，2020，41：819-833.

［40］ CAKMAK H，TAYLOR H S. Implantation failure：molecular mechanisms and clinical treatment ［J］. Hum Reprod Update，2011，17：242-253.

［41］ TAM W H，LAU W C，CHEUNG L P，et al. Intrauterine adhesions after conservative and surgical management of spontaneous abortion ［J］. J Am Assoc Gynecol Laparosc，2002，9：182-185.

［42］ TASKIN O，SADIK S，ONOGLU A，et al. Role of endometrial suppression on the frequency of intrauterine adhesions after resectoscopic surgery ［J］. J Am Assoc Gynecol Laparosc，2000，7：351-354 .

［43］ WALLACH E E，SCHENKER J G，MARGALIOTH E J. Intrauterine adhesions：an updated appraisal ［J］. Fertil Steril，1982，37：593-610.

［44］ AAGL practice report：practice guidelines on intrauterine adhesions developed in collaboration with the European Society of Gynaecological Endoscopy（ESGE）［J］. Gynecol Surg 14：6.

［45］ HANSTEDE M M，VAN DER MEIJ E，GOEDEMANS L，et al. Results of centralized Asherman surgery，2003-2013 ［J］. Fertil Steril，2015，104：1561-1568.

［46］ LEE W L，LIU CH，CHENG M，et al. Focus on the primary prevention of intrauterine adhesions：current concept and vision. Int J Mol Sci，2021，22

（10）：5175.

［47］ ZHOU L, ZHOU L, Wang T. Comparison of the effects of hysteroscopic cold broad sword play combined with estrogen and progestin sequential therapy and drospirenone and ethinylestradiol tablets in patients with severe intrauterine adhesion［J］. Emerg Med Int, 2022, 2022：9898228.

［48］ JOHARY J, XUE M, ZHU X, et al. Efficacy of estrogen therapy in patients with Intrauterine adhesions：systematic review［J］. J Minim Invasive Gynecol, 2014, 21（1）：44-54.

［49］ VITALE S G, RIEMMA G, CARUGNO J, et al. Postsurgical barrier strategies to avoid the recurrence of intrauterine adhesion formation after hysteroscopic adhesiolysis：a network meta-analysis of randomized controlled trials［J］. Am J Obstet Gynecol, 2022, 226（4）：487-498.

［50］ COUGHLAN C, LEDGER W, WANG Q, et al. Recurrent implantation failure：definition and management ［J］. Reprod Biomed Online, 2014, 28（1）：14-38.

［51］ YU D, WONG Y M, CHEONG Y, et al. Asherman syndrome-one century later［J］. Fertil Steril, 2008, 89（4）：759-779.

［52］ COOK J R, SEMAN E I. Pregnancy following endometrial ablation：Case history and literature review ［J］. Obstetr Gynecol Surv, 2003, 58（8）：551-556.

［53］ ESPINOS J J, FABREGUES F, FONTES J, et al. Impact of chronic endometritis in infertility：a SWOT analysis［J］. Reprod Biomed Online, 2021, 42（5）：939-951.

［54］ SAXTORPH M H, PERSSON G, HALLAGER T, et al. Are different markers of endometrial receptivity telling us different things about endometrial function？ ［J］ Am J Reprod Immunol, 2020, 84（6）：e13323.

［55］ KITAYA K, MATSUBAYASHI H, YAMAGUCHI K, et al. Chronic endometritis：potential cause of infertility and obstetric and neonatal complications［J］. Am J Reprod Immunol, 2016, 75（1）：13-22.

［56］ BOUET P E, HACHEM H E, MONCEAU E, et al. Chronic endometritis in women with recurrent pregnancy loss and recurrent implantation failure：prevalence and role of office hysteroscopy and immunohistochemistry in diagnosis［J］. Fertil Steril, 2016, 105（1）：106-110.

［57］ BAYER-GARNER I B, KOROURIAN S. Plasma cells in chronic endometritis are easily identified when stained with syndecan-1［J］. Mod Pathol, 2001, 14（9）：877-879.

［58］ GREENWOOD S M, MORAN J J. Chronic endometritis：morphologic and clinical observations［J］. Obstet Gynecol, 1981, 58（2）：176-184.

［59］ KITAYA K, YASUO T, TADA Y, et al. Current understanding of chronic endometritis［J］. Diagnostic histopathology, 2013, 19（7）：231-237（2013）.

［60］ GHARBARAN R. Advances in the molecular functions of syndecan-1（SDC1/CD138）in the pathogenesis of malignancies［J］. Crit Rev Oncol Hematol, 2015, 94（1）：1-17.

［61］ XU Y H, MEI J, DIAO L H, et al. Chronic endometritis and reproductive failure：Role of syndecan-1 ［J］. Am J Reprod Immunol, 2020, 84（3）：e13255.

［62］ HIRATA K, KIMURA F, NAKAMURA A, et al. Histological diagnostic criterion for chronic endometritis based on the clinical outcome［J］. BMC Womens Health, 2021, 21（4）：94.

［63］ LI, Y Y, XU S R, YU S Y, et al. Diagnosis of chronic endometritis：How many CD138（+）cells/HPF in endometrial stroma affect pregnancy outcome of infertile women？［J］. Am J Reprod Immunol, 2021, 85（5）：e13369.

［64］ WANG S, LI F H, ZHANG W, et al. Investigation of the relationship between chronic endometritis manifestations under hysteroscope and CD138 expression ［J］. Appl Bionics Biomecha, 2022, 2022：8323017.

［65］ YANG R, DU F G, WANG Y, et al. The hysteroscopy and histological diagnosis and treatment value of chronic endometritis in recurrent implantation failure patients［J］. Arch Gynecol Obstet, 2014, 289（6）：1363-1369.

［66］ ZARGAR M, GHAFOURIAN M, NIKBAKHT R, et al. Evaluating chronic endometritis in women with recurrent implantation failure and recurrent pregnancy loss by hysteroscopy and immunohistochemistry ［J］. J Minim Invasive Gynecol, 2020, 27（1）：116-121.

［67］ CICINELLI E, MATTEO M, TINELI R, et al. Prevalence of chronic endometritis in repeated unexplained implantation failure and the IVF success rate after antibiotic therapy [J]. Hum Reprod, 2015, 30 (2): 323-330.

[68] LI, Y Y, YU S Y, HUANG C Y, et al. Evaluation of peripheral and uterine immune status of chronic endometritis in patients with recurrent reproductive failure [J]. Fertil Steril, 2020, 113 (1): 187-196.

[69] KASIUS J C, FATEMI H M, BOURGAIN C, et al. The impact of chronic endometritis on reproductive outcome [J]. Fertil Steril, 2011, 96 (6): 1451-1456.

[70] CARVALHO F M, AGUIAR F N, TOMIOKA R, et al. Functional endometrial polyps in infertile asymptomatic patients: a possible evolution of vascular changes secondary to endometritis [J]. Eur J Obstetr Gynecol Reprod Biol, 2013, 170 (1): 152-156.

[71] KUSHNIR V A, SDLOUKI S, SARIG MEIH T, et al. Systemic inflammation and autoimmunity in women with chronic endometritis [J]. Am J Reprod Immunol, 2016, 75 (6): 672-677.

[72] LIENG M, ISTRE O, SANDVIK L, et al. Prevalence, 1-year regression rate, and clinical significance of asymptomatic endometrial polyps: cross-sectional study [J]. J Minim Invasive Gynecol, 2009, 16 (4): 465-471.

[73] DREISLER E, STAMPE SORENSEN S, Ibsen P, et al. Prevalence of endometrial polyps and abnormal uterine bleeding in a Danish population aged 20 - 74 years [J]. Ultrasound Obste Gynecol, 2009, 33 (1): 102-108.

[74] HINCKLEY M D, Milki A A. 1000 office-based hysteroscopies prior to in vitro fertilization: feasibility and findings [J]. JSLS, 2004, 8 (2): 103-107.

[75] SHENG K K, LYONS S D. To treat or not to treat? An evidence-based practice guide for the management of endometrial polyps [J]. Climacteric, 2020, 23: 336-342.

[76] VITALE S G, HAIMDVICH S, LAGANA A S, et al. Endometrial polyps. An evidence-based diagnosis and management guide [J]. Eur J Obstet Gynecol Reprod Biol, 2021, 260: 70-77.

[77] INVASIVE A A M. AAGL practice report: practice guidelines for the diagnosis and management of endometrial polyps [J]. J Minim Invasive Gynecol, 2012, 19 (1): 3-10.

[78] BOSCH T V D, SCHOUBROECK D V, LUFS J, et al. Effect of gel-instillation sonography on Doppler ultrasound findings in endometrial polyps [J]. Ultrasound Obstet Gynecol, 2011, 38 (3): 355-359.

[79] PREUTTHIPAN S, LINASMITA V. A prospective comparative study between hysterosalpingography and hysteroscopy in the detection of intrauterine pathology in patients with infertility [J]. J Obstet Gynaecol Res, 2003, 29 (1): 33-37.

[80] KODAMAN P H. Hysteroscopic polypectomy for women undergoing IVF treatment: when is it necessary? [J]. Curr Opin Obstet Gynecol, 2016, 28 (3): 184-190.

[81] RACKOW B W, JORGENSEN E, TAYLOR H S. Endometrial polyps affect uterine receptivity [J]. Fertil Steril, 2011, 95 (8): 2690-2692.

[82] ALANSARI L M, Wardle P. Endometrial polyps and subfertility [J]. Human Fertility, 2012, 15 (3): 129-133.

[83] FATEMI H M, KASIUS J C, TIMMERMANS A, et al. Prevalence of unsuspected uterine cavity abnormalities diagnosed by office hysteroscopy prior to in vitro fertilization [J]. Hum Reprod, 2010, 25 (8): 1959-1965.

[84] YANAIHARA A, YORIMITSU T, MOTOYAMA H, et al. Location of endometrial polyp and pregnancy rate in infertility patients [J]. Fertil Steril, 2008, 90 (1): 180-182.

[85] BOSTEELS J, WEYERS S, PUTTEMANS P, et al. The effectiveness of hysteroscopy in improving pregnancy rates in subfertile women without other gynaecological symptoms: a systematic review [J]. Hum Reprod Update, 2010, 16 (1): 1-11.

[86] HÖHN A K, BRAMBS C E, HILLER G G R, et al. 2020 WHO Classification of female genital tumors [J]. Geburtshilfe Frauenheilkd, 2021, 81 (10): 1145-1153.

[87] TIAN Y, LIU Y, WANG G I, et al. Endometrial hyperplasia in infertile women undergoing IVF/ICSI: a retrospective cross-sectional study [J]. J Gynecol Obstet Hum Reprod, 2020, 49 (9): 101780.

[88] CREE I A, WHITE V A, INDAVE B I, et al. Revising the WHO classification: female genital tract tumours [J]. Histopathology, 2020, 76 (1):

151-156.

［89］ ONSTAD M A, SCHMANDT R E, LU K H. Addressing the Role of obesity in endometrial cancer risk, prevention, and treatment ［J］. J Clin Oncol, 2016, 34 (35): 4225-4230.

［90］ GONTHIER C, WALKER F, LUTON D, et al. Impact of obesity on the results of fertility-sparing management for atypical hyperplasia and grade 1 endometrial cancer ［J］. Gynecol Oncol, 2014, 133 (1): 33-37.

［91］ CHEN J Z, CHENG Y L, FU W, et al. PPOS protocol effectively Improves the IVF outcome without increasing the recurrence rate in early endometrioid endometrial cancer and atypical endometrial hyperplasia patients after fertility preserving treatment ［J］. Front Med, 2021, 8: 581927.

［92］ GUO Y X, ZONG X, LI H Z, et al. Analysis of IVF/ICSI outcomes in infertile women with early-stage endometrial cancer and atypical endometrial hyperplasia after conservative treatment ［J］. J Assisted Reprod Genet, 2022, 39 (7): 1643-1651.

［93］ VAUGON M, PEIGNE M, PHELIPPEAU J, et al. IVF impact on the risk of recurrence of endometrial adenocarcinoma after fertility-sparing management ［J］. Reprod Biomed Online, 2021, 43 (3): 495-502.

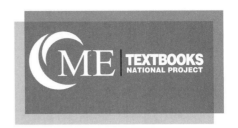

第四篇

妇科肿瘤

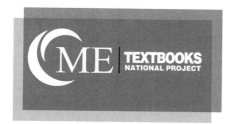

妇科恶性肿瘤与生育力保护

第16章

蒋 芳 向 阳
中国医学科学院　北京协和医学院　北京协和医院

生育是女性人生中的重要议题，而妇科恶性肿瘤严重威胁女性健康。随着恶性肿瘤治疗方法的不断改进，患者生存率有了显著改善，但肿瘤治疗会对女性的生育功能产生严重影响。在过去几十年里，妇科肿瘤治疗理念的更新与辅助生殖技术（assisted reproductive technology，ART）的不断进展使得妇科肿瘤患者的生育功能和保留生育功能的治疗均取得显著改善。关于妇科恶性肿瘤治疗与生育力保护的相关研究也越来越多，应运而生的肿瘤生殖学是肿瘤学与生殖医学交叉整合的新兴学术领域。

对于妇科恶性肿瘤患者，失去生育功能可能会对她们的身体、心理和社会功能产生负面影响。因此，为了保护患者的生育功能，在治疗过程中，医师和患者需要权衡治疗方法和治疗效果，并做出适当的决策。同时，要了解保护生育功能的方法及可能发生的风险，帮助患者在治疗前做好心理准备。研究妇科恶性肿瘤和生育力保护的意义在于为临床医师和患者提供科学的参考，使他们在治疗过程中做出更合适的选择，从而更好地保护患者的身体和心理健康。

一、妇科恶性肿瘤的发病率和肿瘤治疗对生育的影响

据全球癌症统计数据显示，2020年，全球妇科肿瘤的新发病例数为1930万例，到2020年为止，子宫颈癌（简称"宫颈癌"）仍是最常见的妇科恶性肿瘤，并居女性癌症发病率的第四位。卵巢癌和子宫肿瘤的新发病例数分别为313 959例（占所有癌症的1.7%）和417 367例（占所有癌症的2.2%），死亡病例数分别为207 252例（占所有癌症死亡的1.9%）和97 370例（占所有癌症死亡的1.0%）。

妇科恶性肿瘤的治疗除了会影响患者的健康和生活质量外，还会对生育功能造成影响。对于妇科肿瘤，通常可通过手术切除肿瘤以彻底治愈，但切除卵巢或子宫会导致不可逆的生殖损伤。化学治疗（简称"化疗"）和放射治疗（简称"放疗"）已成功用于多种妇科恶性肿瘤的治疗；烷基化药物、铂类衍生物、紫杉烷类、蒽环类和抗代谢物是妇科癌症最常用的抗肿瘤药物，这些抗肿瘤药物会导致超出细胞DNA修复能力的广泛性DNA损伤，最终导致癌细胞发生凋亡性细胞死亡。然而，这些疗法通常对组织细胞没有选择性，在杀伤癌细胞的同时，也会对健康组织和器官造成损伤。

在抗肿瘤药物中，环磷酰胺等烷化剂导致卵巢毒性和不孕的风险最高。无论细胞增殖状态如何，烷化剂均通过诱导DNA交联和DNA链断裂发挥其细胞毒活性。由于细胞周期独立的细胞毒活性，烷化剂靶向构成卵巢储备的生长卵泡和休眠的原始卵泡。基于乳腺癌的研究结果显示，妇

科肿瘤化疗常用的顺铂和紫杉醇等，根据患者化疗后的月经恢复率，不孕症风险为相对中等至低风险。表16-1总结了常用化疗药物的特点及其对生育功能的潜在影响。

表 16-1　常用化疗药物的特点及其对生育功能的潜在影响

化疗药物	分类	作用机制	细胞周期影响	不孕风险
环磷酰胺	烷化剂	DNA 交联形成和双链断裂	细胞周期非特异	高
多柔比星	蒽环类	DNA 拓扑异构酶 Ⅱ 失活、氧自由基形成和 DNA 双链断裂的诱导	细胞周期非特异	中
卡铂、顺铂	铂类	通过与基因组共价结合形成链内和链间 DNA 交联	细胞周期非特异	中
紫杉醇	紫杉烷类	通过破坏有丝分裂过程中的微管形成来抑制细胞分裂	M 期	低
长春新碱	长春花生物碱	抑制微管蛋白聚合和微管形成	M 期	低
放线菌素 D	抗肿瘤抗生素	通过结合转录起始复合物抑制 mRNA 转录	细胞周期非特异	中
博来霉素	抗肿瘤抗生素	通过氧自由基导致单链和双链 DNA 断裂	G2-M 期	低
依托泊苷	拓扑异构酶 Ⅱ 抑制剂	通过阻断拓扑异构酶 Ⅱ 活性抑制 DNA 复制	G1-S 期	低
甲氨蝶呤	抗代谢物	二氢叶酸还原酶失活抑制嘌呤核苷酸从头合成	S 期	低
5-氟尿嘧啶	抗代谢物	通过胸苷酸合成酶的失活和 RNA 加工的改变来抑制 DNA 合成和功能	S 期	低

患者在化疗和放疗后更容易出现卵巢功能不全和更年期提前，以及因毒性导致的生殖器官纤维化、萎缩和血管损伤。其对生殖器官（尤其是卵巢）的损伤程度取决于多种因素，包括治疗时患者的年龄、化疗药物和放疗的累积剂量、化疗方案和放疗范围。直接针对卵巢的腹部和盆腔放疗可导致卵泡耗竭和卵巢功能衰竭。此外，放疗会造成子宫内膜和肌层损伤、纤维化和萎缩，由此导致严重的生育问题。由于卵巢的散射效应和位置变化，准确确定生殖器官的确切辐射暴露通常具有挑战性。接受过全身放疗的年轻患者的数据显示，低于 4 Gy 的腹、盆腔辐射剂量似乎不会损害卵巢或子宫功能；但随着剂量超过 10 Gy，闭经和卵巢损伤的风险会显著增加。Wallace 等开发了一个微分方程来模拟和预测给定放射剂量下卵泡数量随年龄下降的速度。通过求解该方程，可估计患者经特定剂量放射后剩余卵泡的数量，并预测放射治疗后卵巢衰竭的风险。基于该模型和临床研究的数据，目前广泛认可的导致患者卵巢衰竭和严重子宫损伤而无法妊娠的放射总剂量为超过 20 Gy。

二、妇科肿瘤患者的生育力保护咨询

美国临床肿瘤学会（American Society of Clinical Oncology，ASCO）发布的女性肿瘤患者生育力保存实践指南强烈建议临床医师在开始肿瘤治疗之前，告知患者即将接受的对卵巢和/或生殖器官有潜在毒性的治疗可能对未来生育力产生不利影响，以及可用的生育力保存选择。基于此推荐，对于准备接受肿瘤治疗而面临不孕风险的妇科肿瘤患者，需要转诊到生殖专科进行生育力保存评估。然而，自 2006 年发布第一份 ASCO 生育力保存实践指南至今，美国也只有不到一半的肿瘤科医师遵循这些指南并将其接诊的面临生育功能丧失风险的患者转诊到生殖专科。Selter 等的调查显示，2016 年，在美国患有肺癌、乳腺癌、结直肠癌或宫颈癌的育龄期女性中，只有 5.5% 接受了生育力保存评估，其中只有 4.6% 的患者进行了生育力保存相关治疗。

肿瘤科医师通常更专注于提供最有效的癌症治疗以延长患者寿命并改善患者生活质量，但需要强调的是，生殖健康是生存质量的重要组成部分。在过去 20 年里，随着癌症患者存活率的提高，生殖健康的需求也更加迫切。

限制妇科肿瘤患者转诊和决策的因素包括患者在诊断为肿瘤时感到痛苦和不知所措，对可用的生育力保存治疗方法缺乏了解，以及对治疗费用的担忧等。然而，生育力保存咨询已被证明可显著减少妇科肿瘤患者对生育的长期遗憾和不满。因此，生育力保存的评估应该与肿瘤治疗计划同时开始。为患者评估并确定最佳的保留生育功能的治疗方法通常可以在 2~3 周即可完成，不会延误肿瘤治疗。对于需要立即开始肿瘤治疗的患者，还存在其他生育力保存方案，如卵巢组织冻存和自体移植。

此外，对妇科恶性肿瘤易感基因的评估是提供个性化治疗和监测策略咨询的重要组成部分。应为患有遗传性乳腺癌和卵巢癌综合征（$BRCA1$ 和 $BRCA2$ 突变），以及林奇综合征（又称"遗传性非息肉病性结直肠癌"）（DNA 错配修复基因突变）等遗传性癌症综合征的患者提供分子检测和遗传咨询。携带 $BRCA1$ 或 $BRCA2$ 突变的女性患卵巢癌、输卵管癌和腹膜癌的终生风险高达 46%。林奇综合征患者罹患子宫内膜癌和卵巢癌的风险分别为 60% 和 12%。$PTEN$、$TP53$ 和 $STK11$ 的突变也与妇科恶性肿瘤的遗传易感性有关。因此，强烈推荐对完成生育或无生育要求的 $BRCA$ 突变携带者行预防性输卵管卵巢切除术，对完成生育或无生育要求的林奇综合征患者行预防性子宫全切术及输卵管卵巢切除术。

三、促性腺激素释放激素激动剂在卵巢保护中的应用争议

使用促性腺激素释放激素激动剂（gonadotropin-releasing hormone agonist，GnRH-a）通过抑制卵巢功能来防止化疗损害卵巢储备的做法一直备受争议。因为相关研究的结果相互矛盾，方法学问题突出且缺乏生物学可行性。对这种方法的有效性质疑的基础在于，构成人类卵巢储备的休眠原始卵泡不表达促性腺激素释放激素（gonadotropin-releasing hormone，GnRH）或促性腺激素［卵泡刺激素（follicle-stimulating hormone，FSH）、黄体生成素（luteinizing hormone，LH）］受体。研究人员使用 FSH 受体缺陷小鼠模型模拟 GnRH-a 治疗期间 FSH 的抑制，结果表明，无论是否使用 GnRH-a，环磷酰胺都会引起原始卵泡的显著丢失。

临床研究调查了 GnRH-a 在预防性化疗对卵巢损伤中的作用，但不同结果之间相互矛盾。在涉及乳腺癌患者的研究中，部分研究人员认为，对于 40 岁以下患者，GnRH-a 联合治疗可能会减少化疗引起的早发性卵巢功能不全。然而，这些研究因许多缺点而受到批评，例如，用患者月经情况来评价卵巢储备功能，以及将卵巢储备减少与卵巢功能衰竭混淆。随机临床试验使用定量和可靠的卵巢储备检测指标，如抗米勒管激素（anti-Müllerian hormone，AMH）水平。AMH 是检测卵巢储备变化的最佳生物标志物，通常与窦卵泡计数结合使用。结果显示，GnRH-a 联合化疗并不能减少卵巢储备的损失。鉴于这些研究没有明确证据表明卵巢抑制对化疗有保护作用，目前并不建议在接受致生殖细胞毒性治疗的患者中采用 GnRH-a 联合治疗作为保留生育功能的方法。

四、妇科肿瘤患者的生育力保存策略

在妇科肿瘤患者中，保留生育功能治疗的策略包括保留生育功能的手术治疗和应用 ART。应根据患者的肿瘤类型、分期、诊断时的年龄、卵巢储备状态及肿瘤治疗方式而制订治疗方案。因此，为了给患者提供最佳治疗方案，须采用多学科诊疗团队（multi disciplinary team，MDT），包括妇科医师、外科医师、肿瘤学家和生殖医学专家的协同合作。

（一）宫颈癌

流行病学资料显示，2020 年，全球宫颈癌新发病例有 604 127 例（占所有癌症的 3.3%），死亡 342 734 例（占所有癌症死亡的 3.2%）。研究显示，36.5% 的宫颈癌患者是 45 岁以下女性。虽然国际妇产科联盟（International Federation of Gynecology and Obstetrics staging，FIGO）分期为 ⅠA2-ⅡA 期疾病的标准治疗方法是广泛性子宫切除术，但对于部分患者，可进行保留生育功能的手术治疗。ⅠA1 期患者可行环形电切术或冷刀锥切术。ⅠA1 期且无淋巴脉管间隙浸润（lympho-vascular space invasion，LVSI）、切除后子宫颈内膜病理为阴性及手术切缘阴性的冷刀锥切术后患者的复发风险<0.5%。40 岁以下接受子宫切除术与宫颈锥切术宫颈癌患者的 5 年生存率相当，分别为 99% 和 98%。但 LVSI 阳性宫颈癌患者的复发风险会增加至 9%。因此，建议在这些病例中进行盆腔淋巴结清扫和前哨淋巴结定位。Bogani 等报道 ⅠA2～ⅠB2 期宫颈癌患者的 5 年无病生存率为 94%，总生存率为 97%，这些患者可通过腹腔镜盆腔淋巴结清扫术联合广泛性宫颈切除术以保留患者的生育功能。

广泛性宫颈切除术和盆腔淋巴结清扫术是早期宫颈癌保留子宫治疗的主要手术方式，包括经腹部宫颈切除术（abdominal trachelectomy，AT）、经阴道宫颈切除术（vaginal trachelectomy，VT）及微创宫颈切除术（laparoscopic trachelectomy，LT）（如腹腔镜或机器人手术）。一项荟萃分析显示，虽然 AT 的手术时间比广泛性子宫切除术更长，但两组患者的 5 年总生存率和无病生存率没有差异，表明对于希望保留生育功能的患者，AT 是安全的治疗选择。Cao 等进行一项多中心研究，结果显示，与 AT 组相比，VT 组患者的妊娠结局更好（39.5% *vs.* 8.8%，$P=0.003$）；然而，与 AT 组相比，VT 组患者的术后复发率较高（9.8% *vs.* 0，$P=0.035$）。此外，对于 ⅠB2 期患者，新辅助化疗联合保守性手术可作为一种有效的保留生育功能治疗方法。对于肿瘤直径>2 cm 的局部晚期宫颈癌，新辅助化疗和经腹广泛性宫颈切除术是可行的治疗策略，但此类患者保留子宫的手术方法存在复发风险（17%），并且可能会影响肿瘤治疗的安全性。因此，这些选择只应在特定患者中谨慎应用。

（二）子宫内膜癌

子宫内膜癌的标准手术治疗方式是子宫全切+双附件切除，以及前哨淋巴结定位或盆腔/腹主动脉旁淋巴结清扫。6.5% 的子宫内膜癌患者年龄<45 岁，她们可能希望保留生育功能。目前，可用于子宫内膜癌保留生育功能的治疗策略包括激素治疗和宫腔镜下肿瘤切除。

1. 激素治疗　适用于 MRI 或阴道超声检查未显示淋巴结转移或肌层浸润的高分化子宫内膜样癌患者。重要的是，这些患者应每 3～6 个月进行一次子宫内膜采样以评估治疗效果。对高风险组织学亚型或更高分期的患者不适合进行保留生育功能的治疗。孕激素治疗方案包括口服醋酸甲地孕酮（160 mg/d）或醋酸甲羟孕酮（500 mg/d），以及左炔诺孕酮宫内缓释节育系统（levonorg-estrel-releasing intrauterine system，LNG-IUD）。Greenwald 等的研究显示，在 15 年的随访期内，接受激素治疗的患者（$n=161$）与接受初次手术的患者（$n=6178$）相比，全因死亡率和癌症特异性死亡率没有差异。此外，与口服激素治疗相比，LNG-IUD 具有更高的治疗反应。

2. 宫腔镜下肿瘤切除　宫腔镜下肿瘤切除术结合孕激素治疗是另一种保留生育功能的治疗策略，但目前该方案仅限于病例报告和病例队列的报道。因此，尚不清楚这种方法是否能提供更好的肿瘤学和生育结果。

有研究显示，在早期子宫内膜癌患者中，子宫切除术中保留卵巢可能是一种安全的选择，既不会增加肿瘤复发的风险，也可以通过保留卵巢减少绝经相关症状的发生。但采用此方案的患者无法自然妊娠，需考虑采用体外受精技术进行胚胎移植。此外，有报道进行子宫移植手术后成功妊娠并活产的病例，在特定情况下可考虑使用。

（三）卵巢癌

与宫颈癌和子宫内膜癌相比，卵巢癌患者的保留生育功能治疗更具挑战性，因为卵巢癌涉及卵母细胞储备的来源。对于早期疾病（FIGO ⅠA～ⅠB 期）、交界性肿瘤（borderline tumor, BOT）、卵巢生殖细胞-性索间质肿瘤的育龄期患者，仍有一些保留卵巢的选择。单侧输卵管卵巢切除术似乎是治疗单侧 BOT 的安全方法，当双侧卵巢都受累且可完全切除时，应首选卵巢囊肿切除术以保留卵巢。系统回顾分析显示，行 BOT 治疗的早期患者，自然妊娠率为 54%，致死性复发风险为 0.5%；而行 BOT 治疗的晚期患者，自然妊娠率为 34%，致死性复发风险为 2.0%。

早期（ⅠA～ⅠB）浸润性上皮性卵巢癌患者可行保留卵巢及子宫的全面分期术，包括腹膜多点活检及系统性盆腔/腹主动脉旁淋巴结清扫术，这种治疗方法的安全性已被证实，同时患者能获得良好的妊娠结局。但对于低分化和特殊病理类型患者，保留生育功能手术治疗的安全性仍有待仔细评估。

（四）妊娠滋养细胞肿瘤

妊娠滋养细胞肿瘤（gestational trophoblastic neoplasia, GTN）包括良性葡萄胎及恶性 GTN。

1. 良性葡萄胎　对于良性葡萄胎患者，需要考虑再次妊娠时机的问题，通常清宫后 6 个月、人绒毛膜促性腺激素 β 亚单位（human chorionic gonadotrophin-β, β-hCG）水平已降至正常者可以妊娠。对于清宫后不足 6 个月时的意外妊娠，只要患者妊娠前 β-hCG 已恢复正常，则无须终止妊娠。1 次葡萄胎后再次葡萄胎妊娠的发生率为 0.6%～2.0%，连续发生葡萄胎后再次发生葡萄胎的风险显著增加。

2. 恶性 GTN　主要以化疗为主。无论临床期别的 GTN，经规范化疗后整体治愈率高达 90% 以上，保留生育功能治疗已成为常规。荟萃分析显示，GTN 的化疗似乎不会增加不良围生期结局，但化疗后≤6 个月的妊娠自然流产发生率更高。GTN 中有 1%～3% 为中间型滋养细胞肿瘤，对于年轻、渴望生育、低危且病灶局限的胎盘部位滋养细胞肿瘤患者，可在充分知情同意的前提下，采用彻底刮宫、子宫病灶切除和/或联合化疗等方法保留子宫。治疗后，若患者出现持续性子宫病灶和血 β-hCG 水平异常，则应考虑行子宫切除术。弥漫性病变患者不适用保留子宫的手术。而对于上皮样滋养细胞肿瘤，考虑到其具有较强的侵袭行为且对化疗不敏感，目前不推荐进行保留生育功能的手术。

五、辅助生殖技术的应用

放疗、化疗或手术切除可能造成卵巢储备功能的不可逆损伤，可以在治疗前应用 ART［如控制性超促排卵（controlled ovarian hyperstimulation，COH）］并进行卵母细胞和胚胎冻存，从而保留患者生育功能。COH 是指用药物在可控制范围内诱发多个卵泡同时发育和成熟，以获得更多高质量的卵子，从而获得更多可供移植的胚胎，提高妊娠率。传统 COH 方案的主要问题在于，同时发育多个大卵泡会导致循环雌二醇水平升高，可能加重雌激素敏感恶性肿瘤的不良结局。因此，有研究开发了更安全的卵巢刺激方案，如使用抗雌激素药物（如他莫昔芬和来曲唑）单独或与较低剂量的促性腺激素联合使用，提供高卵母细胞和胚胎产量。对于子宫内膜癌患者，可使用来曲唑 COH 方案并进行胚胎冻存；对于乳腺癌患者，在短期和中期的随访后也显示了以上方案的安全性。此外，与传统的在卵泡期开始 COH 相反，临床引入了"随机开始卵巢刺激"的概念，即卵巢刺激可在月经周期的任何阶段开始，而不会减少卵母细胞和胚胎的产量。通过"随机开始卵巢刺激"，在 2 周时间内，可成功收集足够数量的卵母细胞，特别适用于需要紧急保留生育功能的患者。

胚胎和卵母细胞冻存是成熟的 ART，当没有足够时间进行 COH 时，患者可选择卵巢组织冻存（ovarian tissue cryopreservation，OTC）及随后的自体移植程序。OTC 可保存大量嵌入卵巢皮质中的卵泡，并可在月经周期的任何阶段进行。完成肿瘤治疗后，解冻的卵巢皮质组织可重新植回患者体内。该方法在 2000 年首次试验成功，目前已经开发了先进的原位和异位卵巢移植技术，使用机器人手术和脱细胞外基质支架，改善手术技巧以提高移植物存活率。尽管该方法在目前仍被认为处于试验阶段，但一项 meta 分析中发现，该方法在患者汇总的累计成功率达到 37.7%，故已被许多国家列为已确立的 ART 方法。该方法存在冻存的卵巢组织中重新植入隐匿性肿瘤细胞的风险，但对来自非转移性乳腺肿瘤、骨和软组织肿瘤患者的卵巢样本进行的研究中并未显示出冻存的卵巢组织中有癌细胞迹象。因此，对于没有卵巢受累的早期子宫内膜癌和宫颈癌患者，OTC 后自体移植重新引入癌细胞的风险似乎非常小。尽管如此，在任何情况下都建议在移植前对冷冻、解冻的卵巢组织样本进行恶性细胞的组织学评估。

六、结论和展望

随着科技的进步和医疗水平的不断发展，恶性肿瘤患者的生育力保存越来越受到关注。保留妇科恶性肿瘤患者的生育功能需要综合考虑病情、治疗方法、生育力保存技术及治疗后随访等方面。在决定是否保留生育功能时，首先需要对患者的病情进行评估。如果肿瘤处于晚期或已经转移，可能需要优先考虑治疗疾病和保证患者的生存，而不是保留生育功能。在选择治疗方法时，应慎重选择对生育功能影响较小的治疗方案。目前还有一些生育力保存的新方法正在实验阶段，例如，通过抗细胞凋亡/细胞保护剂、干细胞技术、使用诱导多能干细胞进行的体外卵子发生、体外原始卵泡生长和 3D 打印来预防化疗引起的卵巢损伤等，以期在不久的将来转化为临床实践。

参考文献

［1］SUNG H，FERLAY J，SIEGEL R L，et al. Global Cancer Statistics 2020：GLOBOCAN estimates of incidence and mortality worldwide for 36 cancers in 185 countries ［J］. CA Cancer J Clin，2021，71（3）：209-249.

［2］BEDOSCHI G，NAVARRO P A，OKTAY K. Chemotherapy-induced damage to ovary：mechanisms and clinical impact ［J］. Future Oncol，2016，12（20）：2333-2344.

［3］TAYLAN E，OKTAY K H. Current state and controversies in fertility preservation in women with breast cancer ［J］. World J Clin Oncol，2017，8（3）：241-248.

［4］WALLACE W H，THOMSON A B，SARAN F，et

al. Predicting age of ovarian failure after radiation to a field that includes the ovaries [J]. Int J Radiat Oncol Biol Phys, 2005, 62 (3): 738-744.

[5] WO J Y, VISWANATHAN A N. Impact of radiotherapy on fertility, pregnancy, and neonatal outcomes in female cancer patients [J]. Int J Radiat Oncol Biol Phys, 2009, 73 (5): 1304-1312.

[6] OKTAY K, HARVEY B E, PARTRIDGE A H, et al. Fertility preservation in patients with cancer: ASCO clinical practice guideline update [J]. J Clin Oncol, 2018, 36 (19): 1994-2001.

[7] SELTER J, HUANG Y, GROSSMAN BECHT L C, et al. Use of fertility preservation services in female reproductive-aged cancer patients [J]. Am J Obstet Gynecol, 2019, 221 (4): e316, e321-328.

[8] HORICKS F, VAN DEN STEEN G, GERVY C, et al. Both in vivo FSH depletion and follicular exposure to Gonadotrophin-releasing hormone analogues in vitro are not effective to prevent follicular depletion during chemotherapy in mice [J]. Mol Hum Reprod, 2018, 24 (4): 221-232.

[9] MOORE H C, UNGER J M, PHILLIPS K A, et al. Goserelin for ovarian protection during breast-cancer adjuvant chemotherapy [J]. N Engl J Med, 2015, 372 (10): 923-932.

[10] OKTAY K, TAYLAN E, RODRIGUEZ-WALLBERG K A, et al. Goserelin does not preserve ovarian function against chemotherapy-induced damage [J]. Ann Oncol, 2018, 29 (2): 512-513.

[11] DEMEESTERE I, BRICE P, PECCATORI F A, et al. No evidence for the benefit of gonadotropin-releasing hormone agonist in preserving ovarian function and fertility in lymphoma survivors treated with chemotherapy: final long-term report of a prospective randomized trial [J]. J Clin Oncol, 2016, 34 (22): 2568-2574.

[12] KYRGIOU M, KOLIOPOULOS G, MARTIN-HIRSCH P, et al. Obstetric outcomes after conservative treatment for intraepithelial or early invasive cervical lesions: systematic review and meta-analysis [J]. Lancet, 2006, 367 (9509): 489-498.

[13] WRIGHT J D, NATHAVITHRANA R, LEWIN S N, et al. Fertility-conserving surgery for young women with stage IA1 cervical cancer: safety and access [J]. Obstet Gynecol, 2010, 115 (3): 585-590.

[14] BOGANI G, CHIAPPA V, VINTI D, et al. Long-term results of fertility-sparing treatment for early-stage cervical cancer [J]. Gynecol Oncol, 2019, 154 (1): 89-94.

[15] CAO D Y, YANG J X, WU X H, et al. Comparisons of vaginal and abdominal radical trachelectomy for early-stage cervical cancer: preliminary results of a multi-center research in China [J]. British Journal of Cancer, 2013, 109 (11): 2778-2782.

[16] BENTIVEGNA E, GOUY S, MAULARD A, et al. Oncological outcomes after fertility-sparing surgery for cervical cancer: a systematic review [J]. Lancet Oncol, 2016, 17 (6): e240-253.

[17] MOAWAD NS, SANTAMARIA E, RHOTONVL-ASAK A, et al. Laparoscopic ovarian transposition before pelvic cancer treatment: ovarian function and fertility preservation [J]. J Minim Invasive Gynecol, 2017, 24 (1): 28-35.

[18] BAIOCCHI G, MANTOAN H, CHEN M J, et al. Uterine transposition after radical trachelectomy [J]. Gynecol Oncol, 2018, 150 (2): 387-388.

[19] RODOLAKIS A, BILIATIS I, MORICE P, et al. European society of gynecological oncology task force for fertility preservation: clinical recommendations for fertility-sparing management in young endometrial cancer patients [J]. Int J Gynecol Cancer, 2015, 25 (7): 1258-1265.

[20] GREENWALD Z R, HUANG L N, WISSING M D, et al. Does hormonal therapy for fertility preservation affect the survival of young women with early-stage endometrial cancer? Cancer [J], 2017, 123 (9): 1545-1554.

[21] GUNDERSON C C, FADER A N, CARSON K A, et al. Oncologic and reproductive outcomes with progestin therapy in women with endometrial hyperplasia and grade 1 adenocarcinoma: a systematic review [J]. Gynecol Oncol, 2012, 125 (2): 477-482.

[22] LUCCHINI S M, ESTEBAN A, NIGRA M A, et al. Updates on conservative management of endometrial cancer in patients younger than 45 years [J]. Gynecol Oncol, 2021, 161 (3): 802-809.

[23] DITTO A, MARTINELLI F, BOGANI G, et al. Long-term safety of fertility sparing surgery in early stage ovarian cancer: comparison to standard radical surgical procedures [J]. Gynecol Oncol, 2015, 138 (1): 78-82.

[24] MADI J M, PAGANELLA M P, LITVIN I E, et al. Perinatal outcomes of first pregnancy after chemotherapy for gestational trophoblastic neoplasia：a systematic review of observational studies and meta-analysis [J]. Am J Obstet Gynecol, 2022, 226 (5)：633-645, e638.

[25] ZHAO J, LV W G, FENG F Z, et al. Placental site trophoblastic tumor：a review of 108 cases and their implications for prognosis and treatment [J]. Gynecol Oncol, 2016, 142 (1)：102-108.

[26] DOLMANS M M, IWAHARA Y, DONNEZ J, et al. Evaluation of minimal disseminated disease in cryopreserved ovarian tissue from bone and soft tissue sarcoma patients [J]. Hum Reprod, 2016, 31 (10)：2292-2302.

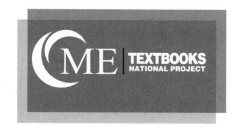

宫颈癌患者生育功能的保护

第 **17** 章

吴 鸣
中国医学科学院 北京协和医学院 北京协和医院

子宫颈癌（简称"宫颈癌"）是我国最常见的妇科恶性肿瘤，其发病年龄较轻，很多患者处于育龄期。宫颈癌发病主要与人乳头瘤病毒（human papilloma virus，HPV）感染有关，其中HPV-16 和 HPV-18 是导致宫颈癌最常见的病毒类型，占所有宫颈癌患者的 70% 以上。宫颈癌的治疗目前较为成熟，早期患者常可通过手术治愈，晚期患者或部分早期患者可通过放射治疗（简称"放疗"）或化学治疗（简称"化疗"）很好地控制肿瘤，获得生存机会。然而，患者无论处于早期还是晚期，宫颈癌都有一定的复发率，这也是目前宫颈癌治疗的重点。目前，靶向治疗和免疫治疗在宫颈癌的治疗中越来越得到重视，并已成为晚期宫颈癌治疗的可供选择的方法。宫颈癌的相关治疗方法，如手术、放疗和化疗可能严重损害患者生育功能，且对卵巢功能产生不利影响，导致卵巢功能不全和早绝经，并可能进一步导致患者生活质量下降，尤其是对处于育龄期的患者。目前有研究在开始化疗、放疗或手术之前采取生育力保存的技术，如卵母细胞回收和冻存、自体卵巢组织冻存和移植等，为年轻宫颈癌患者保留卵巢内分泌功能创造了可能性。另外，采用卵原干细胞（oogonial stem cell，OSC）可重建组织，并获得卵母细胞样细胞，该研究目前已在动物模型中获得成功，相信在不久的将来会给年轻的癌症患者带来新的希望。

一、宫颈癌的治疗与不孕风险

宫颈癌是一种高度异质性疾病。与大多数癌症一样，早期宫颈癌患者的预后较好，晚期患者预后很差。淋巴结转移、宫旁受累、切缘不净、淋巴血管间隙受累、深肌层浸润及肿瘤大（>4 cm）通常被认为是复发和转移的危险因素。如果手术后出现以上危险因素，常需要术后应用放疗或化疗以改善患者生存，降低复发率。

除手术和放疗会对卵巢储备造成不利影响外，治疗宫颈癌所用的大多数化疗药物都可能影响卵母细胞的生存能力，导致较高的不育风险。目前并没有不同期别宫颈癌患者治疗后发生不育风险的百分比。常用化疗药物损害生育功能的作用机制包括：①铂类药物，如顺铂和卡铂是临床最常用的化疗药物，其性腺毒性的主要作用机制与 P53 激活相关的 DNA 损伤所诱导的细胞凋亡机制导致卵巢原始卵泡的缺失有关；②紫杉醇被广泛用于治疗妇科恶性肿瘤，其可显著降低窦卵泡的成熟度，并可影响黄体导致卵泡闭锁；③贝伐单抗，可导致卵巢缺氧，对卵母细胞成熟构成危险。其他药物，如拓扑替康、抗体药物偶联物、疫苗和免疫检查点抑制剂等对卵子产生的影响及对女性生育的病理生理学影响目前尚不清楚。

早期宫颈癌患者多为年轻女性，肿瘤治疗不可避免地对其生育功能产生影响，导致相应的不育风险。肿瘤治疗相关的卵巢功能衰竭可能显著影响患者癌症治愈后的生活质量。除了与肿瘤治疗相关的不育和性功能障碍外，患者还可能出现消极的心理问题，如抑郁、压力和焦虑等。此外，卵巢功能衰竭导致激素生物利用率降低，导致患者更年期提前，其中68%的患者会出现血管舒缩症状和泌尿生殖系统疾病。早期低雌激素水平可能导致心血管并发症（发生率为54%），以及因癌症治疗而导致的骨质疏松症，其中67%的患者骨折风险增加。尽管很多年轻患者经过保留生育功能的治疗后成功妊娠，但目前此方面并未获得足够的关注。

二、宫颈癌保留生育功能治疗的策略

宫颈癌患者大多为年轻女性，且处于育龄期，有一定的生育要求，在这些情况下，建议向肿瘤生育学专家团队进行广泛咨询，包括妇产科医师、肿瘤学家和生殖医学专家，充分了解癌症治疗的潜在不育风险。肿瘤生育学专家团队除了与患者及其家属充分探讨肿瘤的分期、组织学分级和预后外，还需要评估疾病治疗方法，如诊断时的年龄、产次、生育要求、卵巢储备状态，以及从诊断到开始肿瘤治疗的时间。对于宫颈癌患者的生育力保存措施见表17-1。

表17-1　不同分期宫颈癌的治疗方法及相关生育力保存措施

分期	治疗方法	生育力保存措施
早期		
ⅠA1	宫颈锥切术	宫颈锥切术
ⅠA2~ⅡA	广泛性子宫切除术+淋巴结切除术，联合放疗。如出现高危因素（如淋巴结阳性、切缘不净、宫旁受累）应联合放、化疗	保留生育功能的手术，如广泛性阴式宫颈切除术+淋巴结切除术
晚期		
ⅡB~ⅣA	放、化疗	化疗前或期间应用GnRH-a抑制卵巢功能 放疗前进行卵巢移位 先期化疗前或放、化疗前进行卵母细胞冻存 卵巢组织冻存
转移病例		
ⅣB、复发	顺铂姑息治疗、控制出血和镇痛的放疗+远处转移的系统化疗	辅助生殖技术

注：GnRH-a. 促性腺激素释放激素激动剂。

（一）促性腺激素释放激素激动剂对卵巢功能的抑制作用

在实施化疗期间或之前，使用促性腺激素释放激素激动剂（gonadotrophin releasing hormone agonist，GnRH-a）来抑制卵母细胞成熟是目前公认的保留生育功能的方法。特别是当其他方法不可行时，可应用GnRH-a来减少化疗导致的卵巢毒性。尽管GnRH-a在保留生育功能方面的应用仍存在争议，但该治疗方法被认为可在某些患者中紧急使用。

（二）保留生育功能的手术

很多早期宫颈癌患者是未来有生育要求的女性，因此，术前和术中需仔细评估患者病情，以及保留生育功能手术治疗的可行性。经充分评估后，可以尝试进行保守性手术治疗。

1. 宫颈环形电切术（Loop electrosurgical excision procedure，LEEP）或冷刀锥切术　对于没有淋巴脉管间隙浸润（Lymphovascular space invasion，LVSI）的ⅠA1期宫颈癌患者，淋巴结受累的风险通常<1%，只要术后切缘为阴性，LEEP或冷刀锥切术均是可选择的手术方式，其复发率通常<0.5%，患者5年生存率达99%，甚至优于标准的子宫切除术（98%）。

2. 宫颈切除术或广泛性宫颈切除术

（1）ⅠA1期LVSI阳性患者：临床复发的风险可能会增加到9%，应选择广泛性宫颈切除术或宫颈切除术（不包括子宫旁切除），但需同时进行盆腔淋巴结和前哨淋巴结显像。

（2）ⅠA2期LVSI阴性患者：单独行宫颈锥切术有时是可行的。

（3）ⅠA2期LVSI阳性患者：在排除淋巴结受累后，建议施行广泛性宫颈切除术或宫颈切除术，同时需要彻底进行盆腔淋巴结切除或前哨淋巴结切除。

（4）ⅠB1期淋巴结阴性患者：对于ⅠA2～ⅠB1期宫颈癌患者，其淋巴结阳性率从5%～7%增加到16%。欧洲妇科肿瘤学会指南指出，对于ⅠB1期且淋巴结阴性的年轻宫颈癌患者，建议进行广泛性宫颈切除术。然而，考虑到目前宫旁受累的发生率较低（0.4%～0.6%），欧洲一些专家正在评估一种"不太激进"的方法，如单纯进行宫颈切除术或宫颈锥切术，以降低手术和妊娠并发症。

（5）ⅠB2期患者：先期化疗后进行宫颈锥切术或单纯/广泛性宫颈切除术可能是一种可行的保留生育功能治疗策略，其结果与标准治疗相似（复发率为8.5%）。然而，ⅠB2期患者的保守性手术治疗仍处于研究阶段，目前仅限于在特定患者中应用。

（三）卵巢移位

有关卵巢移位患者妊娠结果的随机对照研究有限，但这种保留生育功能手术的成功率可达90%，因此，是一种有效的保留生育功能的治疗方法。该技术是将卵巢转移至腹腔位置，以避免由于照射导致的卵巢功能损伤。然而，正是因为将卵巢移位到新位置，导致未来体外取卵无法通过阴道进行。有的医师倾向于建议患者采用"联合方法"，即移植选定一个卵巢，冻存另一个卵巢。目前，高精度的现代放疗方法（如MRI引导的近距离放疗）已经可以选择性地针对宫颈进行照射，可以避免子宫体受到放射损伤。

（四）卵母细胞冻存

美国临床肿瘤学会和欧洲肿瘤学会支持在恶性肿瘤治疗前对卵母细胞和胚胎进行冻存，以保护女性恶性肿瘤幸存者的生育功能。目前，卵母细胞冻存成功的可预测性与促性腺激素控制卵巢刺激后回收和储存的卵母细胞的生存能力有关。但以上措施有时难以实施，特别是对于需要立即开始治疗的宫颈癌患者。卵母细胞成熟需要一定时间，但在这种情况下，可能没有足够的时间诱导控制卵巢刺激。另一方面，卵母细胞的冻存需要根据患者治疗情况来进行调节，例如，对于即将接受手术的患者，手术前取卵通常可有效获得适当数量的卵母细胞，但该过程可能会导致肿瘤细胞扩散。总之，卵母细胞冻存必须在施行先期化疗或放、化疗之前完成，并且必须告知患者取卵过程中可能会发生卵巢/子宫医源性损伤和肿瘤细胞扩散的风险。

（五）卵巢组织冻存

对于需要紧急进行肿瘤治疗且存在基因毒性风险的患者，卵巢组织冻存和自体移植是可行的。该方法不受激素刺激和月经周期的影响，通常通过腹腔镜或剖腹入路进行卵巢取样，然后在癌症治愈后进行原位或异位自体再植。但该方法存在冻存的卵巢组织中重新植入隐匿性肿瘤细胞的风险。有作者报道了宫颈癌中卵巢受累的可能性，特别是在非鳞癌患者和 FIGO 2018 ⅡB 期宫颈腺癌患者中。因此，对于宫颈癌年轻患者，在肿瘤生育咨询期间应考虑进行正电子发射计算机体层显像（Positron emission tomography and Computed tomography，PET/CT）检查和分期评估，以便为每一位患者提供正确的建议和个性化保留生育功能的治疗方法。

三、宫颈癌治疗后的生育率和妊娠结局

保留生育功能的手术存在相应并发症的潜在风险，主要包括因宫颈功能衰竭导致解剖支持受限，进而导致早产和流产。Ⅰ期患者宫颈切除手后的妊娠率约为 55%，单纯宫颈切除术和广泛性阴式宫颈切除术后患者的妊娠率相似。另一方面，开腹和腹腔镜广泛性宫颈切除术可使患者的妊娠率进一步降低至 40%。同样，接受阴式或微创手术患者的妊娠率高于接受开腹手术的患者。此外，一项大型文献综述强调，采用独特的保留生育功能的手术方法治疗宫颈癌患者的总妊娠率、活产率和早产率分别为 55%、70% 和 38%。

应告知宫颈癌术后妊娠患者相应的产科风险，而宫颈锥切术或宫颈切除术前接受先期化疗或辅助化疗患者发生早产的风险并不高。虽然先期化疗具有潜在的性腺毒性作用，但其可减少手术的必要性，且对宫颈/子宫峡部长度的影响较小，因此，对于接受保留生育功能手术治疗的患者，可以建议其在性腺毒性治疗前进行卵母细胞冻存，但要注意在取卵过程中可能存在恶性肿瘤细胞扩散的风险。此外，在需要进行广泛性手术的宫颈癌患者中，恢复生育功能的潜在治疗方法包括子宫移植或辅助生殖。理论上来说，行子宫切除术患者的被冻存的卵母细胞可用于辅助生殖，但据报道，只有少数年轻的宫颈癌患者通过辅助生殖技术成功妊娠，她们接受了子宫切除术和放疗，并进行了卵巢移位，之后又进行了经腹部取卵。目前关于卵巢组织冻存和再植入后成功妊娠的结果仍缺乏。对于非鳞状细胞癌患者，卵巢组织再植后恶性肿瘤细胞扩散的风险可能较高。事实上，文献数据显示，ⅡB 期卵巢保留生育功能手术相关转移的发生率较高，故不建议对这些患者进行卵巢组织冻存。

总之，目前关于卵母细胞和卵巢组织的冻存在宫颈癌患者中的有效性和安全性证据仍有限，对于患有恶性肿瘤的年轻女性患者，仍需要探索零风险保留生育功能治疗的策略。

四、宫颈癌保留生育功能治疗的安全方法探索

近年来，尽管宫颈癌患者的卵母细胞回收和卵巢组织冻存存在局限性，但 OSC 的应用越来越受到临床关注。事实上，当 OSC 在适当条件下体外生长时，它们能够在卵母细胞样细胞（Oocyte-like cell，OLC）中产生经过最后细胞分化阶段的功能性卵母细胞，其形态和分子模式与分化良好的卵母细胞相似。有研究表明，从年轻和绝经后女性中分离的 OSC 在短期培养中可生长为 OLC，并表达卵母细胞成熟的典型标志物 SYCP3 和 GDF9，从而证明了 OSC 在接受抗癌治疗并有不育风险的女性患者的生育重建中可发挥重要作用。此外，OSC 的发现可能为卵巢储备不足引起不孕患者的综合治疗开辟新的途径。

因此，对于年轻的宫颈癌患者，从单个 OSC 中培养 OLC 的体外后代，选择优质卵子冻存并随后用于保留生育功能的可能性和安全性值得进一步深入探索。

五、结　　论

宫颈癌是最常见的妇科恶性肿瘤，宫颈癌的治疗可能会导致患者卵巢储备短暂或永久耗尽。目前采用的个性化保留患者生育功能的治疗策略已取得令人鼓舞的成果，包括保留生育功能的手术，以及卵母细胞和卵巢组织冻存。每个患者的冻存都需要由多学科诊疗团队进行评估，以选择最合适的手术方法。除手术外，还需进一步研究应用新的干细胞技术的可能性（如 OSC）。OSC 的应用不仅具有选择受精卵的优势，并且可避免与激素过度刺激相关的额外致癌风险。然而，在将这项技术应用于妇科恶性肿瘤患者保留生育功能的治疗之前，仍需要进行深入的研究。

参考文献

[1] HAUSEN Z H. Papillomaviruses and cancer: from basic studies to clinical application [J]. Nat Rev Cancer, 2002, 2 (5): 342-350.

[2] WANG C, ZHANG KQ. Advances in preservation of endocrine function with ovarian tissue cryopreservation and transplantation in cervical cancer [J]. Zhong Nan Da Xue Xue Bao Yi Xue Ban, 2020, 45 (8): 994-998.

[3] SILVESTRIS E, CAFFORIO P, D'ORONZO S, et al. In vitro differentiation of human oocyte-like cells from oogonial stem cells: single-cell isolation and molecular characterization [J]. Hum Reprod, 2018, 33 (3): 464-473.

[4] VELMA V, DASARI S R, TCHOUNWOU P B. Low doses of cisplatin induce gene alterations, cell cycle arrest, and apoptosis in human promyelocytic leukemia cells [J]. Biomark Insights, 2016, 11: 113.

[5] VIVIANI S, DELLINO M, RAMADAN S, et al. Fertility preservation strategies for patients with lymphoma: a real-world practice survey among Fondazione Italiana Linfomi centers [J]. Tumori, 2022, 108 (6): 572-577.

[6] WATARU T, NAO S, NORIYUKI T, et al. Ovarian toxicity of paclitaxel and effect on fertility in the rat [J]. J Obstetr Gynaecol Res, 2009, 35 (3): 414-420.

[7] ROSENBERG S M, PARTRIDGE A H. Premature menopause in young breast cancer: effects on quality of life and treatment interventions [J]. J Thorac Dis, 2013, Suppl 1 (Suppl 1): S55-61.

[8] ALDER J, ZANETTI R, WIGHT E, et al. Sexual dysfunction after premenopausal stage Ⅰ and Ⅱ breast cancer: do androgens play a role? [J]. J Sexual Med, 2008, 5 (8): 1898-1906.

[9] NAFTOLIN F, FRIEDENTHAL J, NACHTIGALL R, et al. Cardiovascular health and the menopausal woman: the role of estrogen and when to begin and end hormone treatment [J]. F1000 Res, 2019, 8: 1576.

[10] OKTAY K, HARVEY B E, PARTRIDGE A H, et al. Fertility preservation in patients with cancer: ASCO clinical practice guideline update [J]. J Clin Oncol, 2018, 36 (19): 1994-2001.

[11] Ethics Committee of the American Society for Reproductive Medicine. Fertility preservation and reproduction in patients facing gonadotoxic therapies: an Ethics Committee opinion [J]. Fertil Steril, 2018, 110 (3): 380-386.

[12] TAYLAN E, OKTAY K. Fertility preservation in gynecologic cancers [J]. Gynecol Oncol, 2019, 155 (3): 522-529.

[13] WRIGHT J D, NATHAVITH A R, LEWIN S N, et al. Fertility-conserving surgery for young women with stage Ⅰ A1 cervical cancer: safety and access [J]. Obstetr Gynecol, 2010, 15 (3): 585-590.

[14] MARTH C, LANDONI F, MAHNER S, et al. Cervical cancer: ESMO clinical practice guidelines for diagnosis, treatment and follow-up [J]. Ann Oncol, 2017, 28 (suppl_ 4): iv72-iv83.

[15] CIBULA D, PÖTTER R, PLANCHAMP F, et al. The European Society of Gynaecological Oncology/European Society for Radiotherapy and Oncology/European Society of pathology guidelines for the management of patients with cervical cancer [J]. Radiother Oncol, 2018, 127 (3): 404-416.

[16] MACHIDA H, IWATA T, OKUGAWA K, et al. Fertility-sparing trachelectomy for early-stage cervical cancer: a proposal of an ideal candidate [J]. Gynecol Oncol, 2020, 156 (2): 341-348.

[17] MATSUO K, CHEN L, MANDELBAUM R S, et al. Trachelectomy for reproductive-aged women with early-stage cervical cancer: minimally invasive surgery versus laparotomy [J]. Am J Obstetr Gynecol, 2019, 220 (5): 469.

[18] TOMAO F, MARUCCIO M, PRETI E P, et al. Conization in early stage cervical cancer: pattern of recurrence in a 10-year single-institution experience [J]. Int J Gynecol Cancer, 2017, 27 (5): 1001-1008.

[19] ZUSTERZEEL P L M, AARTS J W M, POL F J M, et al. Neoadjuvant chemotherapy followed by vaginal radical trachelectomy as fertility-preserving treatment for patients with FIGO 2018 stage ⅠB2 cervical cancer [J]. Oncologist, 2020, 25 (7): e1051-e1059.

[20] FOKOM, DOMGUE J, SCHMELER K M. Conservative management of cervical cancer: current status and obstetrical implications [J]. Best Pract Res Clin Obstetr Gynaecol, 2019, 55: 79-92.

[21] BENTIVEGNA E, GOUY S, MAULARD A, et al. Oncological outcomes after fertility-sparing surgery for cervical cancer: a systematic review [J]. Lancet Oncol, 2016, 17 (6): e240-e253.

[22] GHADJAR P, BUDACH V, KOHLER C, et al. Modern radiation therapy and potential fertility preservation strategies in patients with cervical cancer undergoing chemoradiation [J]. Radiat Oncol, 2015, 10: 50.

[23] VON WOLFF M, BRUCKNER T, STROWITZKI T, et al. Fertility preservation: ovarian response to freeze oocytes is not affected by different malignant diseases-an analysis of 992 stimulations [J]. J Assist Reprod Genet, 2018, 35 (9): 1713-1719.

[24] GRIFFITHS M J, WINSHIP A L, HUTT K J. Do cancer therapies damage the uterus and compromise fertility? [J]. Hum Reprod Update, 2020, 26 (2): 161-173.

[25] TAYLAN E, OKTAY K. Autologous Transplantation of Human Ovarian Tissue [M]. In: The Ovary, 3rd edn. Leung P and Adashi E (Eds), Elsevier, 2018, 493500.

[26] CHENG H, HUO L, ZONG L, et al. Oncological outcomes and safety of ovarian preservation for early stage adenocarcinoma of cervix: a systematic review and meta-analysis [J]. Front Oncol, 2019, 14: 777.

[27] SILVESTRIS E, DE PALMA G, CANOSA S, et al. Human ovarian cortex biobanking: a fascinating resource for fertility preservation in cancer [J]. Int J Mol Sci, 2020, 21 (9): 3245.

[28] BENTIVEGNA E, MAULARD A, PAUTIER P, et al. Fertility results and pregnancy outcomes after conservative treatment of cervical cancer: a systematic review of the literature [J]. Fertility Sterility, 2016, 106 (5): 1195-1211.

[29] NEZHAT C, ROMAN RA, RAMBHATLA A, et al. Reproductive and oncologic outcomes after fertility-sparing surgery for early stage cervical cancer: a systematic review [J]. Fertility Sterility, 2020, 113 (4): 685-703.

[30] ALVAREZ R M, RAMANATHAN P. Fertility preservation in female oncology patients: the influence of the type of cancer on ovarian stimulation response [J]. Hum Reprod, 2018, 33 (11): 2051-2059.

[31] CREUX H, MONNIER P, SON W Y, et al. Thirteen years' experience in fertility preservation for cancer patients after in vitro fertilization and in vitro maturation treatments [J]. J Assist Reprod Genet, 2018, 35 (4): 583-592.

[32] VAN DEN AKKER O B. Psychological trait and state characteristics, social support and attitudes to the surrogate pregnancy and baby [J]. Hum Reprod, 2007, 22 (8): 2287-2295.

[33] MALZONI M, TINELLI R, COSENTINO F, et al. Laparoscopic radical hysterectomy with lymphadenectomy in patients with early cervical cancer: our instruments and technique [J]. Surg Oncol, 2009, 18 (4): 289-297.

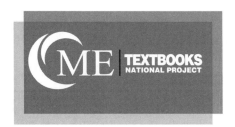

中间型滋养细胞肿瘤保留生育功能治疗

第 **18** 章

赵 峻
中国医学科学院 北京协和医学院 北京协和医院

中间型滋养细胞肿瘤（intermediate trophoblast tumor，ITT）是妊娠滋养细胞肿瘤（gestational trophoblastic neoplasms，GTN）中的罕见类型，起源于中间型滋养细胞（intermediate trophoblast，IT）。随着生物医学模式向社会心理医学模式的转变，临床医师逐渐认识到肿瘤治疗所致的生育力丧失可能对患者产生一些负面影响，甚至影响其对后续治疗的配合。ITT 多见于育龄期女性，该阶段女性通常尚未完成其生育计划。因此，在为 ITT 患者制定治疗方案时，临床医师要重视患者的生育要求，重视对生育功能的保护，尽可能选择对其生育功能影响小的治疗方案。本文对 ITT 患者保留生育功能的治疗进行阐述。

一、分 类

（一）胎盘部位滋养细胞肿瘤

胎盘部位滋养细胞肿瘤（placental site trophoblastic tumor，PSTT）的发生率约为 1/10 万次妊娠，占所有 GTN 的 1%~2%。1976 年，Kurman 首次用"胎盘部位假瘤"描述该病，当时认为该病是一种良性疾病。1981 年，Scully 和 Young 提出该病有恶性潜能，并将其更名为 PSTT。

（二）上皮样滋养细胞肿瘤

上皮样滋养细胞肿瘤（epithelioid trophoblastic tumor，ETT）极为罕见，发生率低于 PSTT。根据北京协和医院的资料显示，ETT 占所有 GTN 的 0.4%。以往被命名为"不典型绒毛膜癌"或"多发性中间滋养叶结节"。1998 年，由 Shih 和 Kurman 首先报道并命名为 ETT。

（三）不典型胎盘部位结节

10%~15% 的不典型胎盘部位结节（atypical placental site nodule，APSN）患者可能发展为 ITT 或与其同时存在，故 APSN 往往被认为是 ITT 的癌前病变阶段。

二、诊 断

ITT 的临床表现各异，并且缺乏特异性，故诊断通常较为困难。仅通过临床表现、血清学肿瘤标志物、影像学检查等难以诊断，甚至常规病理学也难以确诊，往往需要结合免疫组织化学染色结果才可明确诊断（表18-1）。特别强调的是，ITT 的诊断"金标准"是组织病理学及免疫组织化学染色结果。

表 18-1　免疫组织化学染色在 ITT 鉴别诊断中的应用

免疫组化指标	APSN	ETT	PSTT	绒毛膜癌	鳞状细胞癌
p63	+	+	−	+/−	+
CK18	+	+	+	+	−
Inhibin-α	+/−	+	+	+/−	−
hPL	+/−	+/−	+++	+/−	−
Mei-CAM	+/−	+/−	+	+	−
β-hCG	3%~10%	+/−	+/−	+	−
Ki-67index	+	10%~25%	7%~21%	>50%	>50%
HLA-G	+	+	+	+	−

注：ITT. 中间型滋养细胞肿瘤；APSN. 不典型胎盘部位结节；ETT. 上皮样滋养细胞肿瘤；PSTT. 胎盘部位滋养细胞肿瘤。

三、治　　疗

（一）全身静脉化学治疗

尽管相对于绒毛膜癌及侵蚀性葡萄胎而言，ITT 对化学治疗（简称"化疗"）不敏感，多药联合化疗是治疗转移性 ITT 的重要手段。有子宫外转移或有其他不良预后因素的患者需要接受系统性多药联合化疗。此外，病灶切除术后合并病理高危因素者亦建议术后辅以多药联合化疗。

不同化疗药物对卵巢功能的损害程度不同。对于有生育要求者，应选择对卵巢损伤小的化疗药物。烷化剂［尤其是环磷酰胺（CTX）］的剂量与卵巢毒性呈正相关，但其安全剂量并未制定统一阈值；相比之下，抗代谢药物对卵巢功能的损害则较小。有报道显示，抗代谢药物甲氨蝶呤（MTX）单药化疗方案对卵巢功能损害最小，而含有烷化剂的 EMA/CO［依托泊苷（VP-16）+MTX+放线菌素 D（KSM）/CTX+长春新碱（VCR）］方案显著增加患者绝经年龄提前的风险。据北京协和医院报道，接受含有烷化剂的 EMA/CO 方案化疗的患者出现闭经的概率高于单药化疗或 FAV［VCR+氟脱氧尿苷（FUDR）/5-氟尿嘧啶（5-FU）+KSM］方案者。另有研究发现，接受含 VP-16 方案治疗患者的抗米勒管激素（AMH）水平在化疗期间下降幅度高于不含 VP-16 方案患者，且与 VP-16 总剂量呈正相关。因此，应根据国际妇产科联盟（FIGO）分期及预后因素合理选择化疗方案，在符合治疗原则的情况下尽量避免选择对卵巢功能影响大的药物，尤其避免使用对卵巢功能影响较大的烷化剂。此外，应在治疗前告知患者化疗有导致卵巢功能障碍或卵巢功能早衰的潜在风险，请生殖内分泌医师会诊，对其化疗前的基础生育力进行全面评估。

常用化疗方案包括 EMA/CO、EMA/EP［VP-16+MTX+KSM/VP-16+顺铂（DDP）］、FAV、FAEV（VCR+FUDR/5-FU+KSM+VP-16）等。转移性 PSTT 在应用 EMA/CO 方案治疗失败后，再用 EMA/EP 方案仍可获得长期完全缓解；对于应用 EMA/EP 方案治疗后复发的患者重复采用 EMA/EP 化疗，仍可达到长期缓解甚至是治愈。北京协和医院采用 FAV、FAEV、EMA/CO 及 EMA/EP 方案治疗 PSTT，死亡率为 8.6%，完全缓解率达到 66.7%，复发 6 例（10.3%）。复发患者采用 EMA/CO 或 EMA/EP 方案进行治疗，2 例再次获得完全缓解，2 例仍在治疗中，2 例患者死亡。

ETT 对化疗不敏感，手术是其主要治疗手段。经确诊后，应立即行子宫切除术。对于高度选择的患者，可行保守性手术（诊刮或子宫病灶切除）以保留子宫。目前推荐对转移患者进行手术切除转移病灶，辅以铂类药物为主的化疗。

（二）动脉插管化疗/动脉栓塞

1. 动脉插管化疗　动脉插管化疗可提高肿瘤局部的药物浓度且降低化疗药物的总剂量，在确保疗效的同时，降低化疗不良反应的发生率及程度。

（1）根据肿瘤部位选择相应的动脉进行插管化疗：位于子宫原发部位的肿瘤，可将导管经股动脉插入髂内动脉或超选择至子宫动脉及其下行支进行治疗；肝转移者可通过肝动脉插管进行化疗。

（2）常用药物：MTX 和 5-FU/FUDR。临床实践中，动脉灌注化疗或置管化疗联合全身静脉用药可取得较满意的疗效。

2. 动脉栓塞　滋养细胞肿瘤具有亲血管性，合并子宫动静脉瘘时可发生致命性的大出血。如果此时行清宫术，可能反而加重出血。传统的止血方法包括子宫全切术和/或子宫动脉结扎术，但子宫全切术会使患者永久性丧失生育力。肿瘤生长导致子宫体积大且血供丰富，子宫静脉丛处于扩张状态，行子宫动脉结扎术有时较为困难，止血不一定成功。随着介入技术的发展，选择性栓塞盆腔肿瘤的主要供血血管能在有针对性止血的同时降低对子宫正常组织血供的影响，从而保留患者生育功能。子宫动脉结扎术在局部浸润麻醉下即可进行，对于无法承受手术或全身麻醉的大出血患者尤其适用。目前已有子宫动脉栓塞后接受化疗，并在治疗结束后成功足月妊娠的病例报道。由此可见，动脉栓塞供血血管是阴道及盆腔病灶大出血患者进行保留生育功能治疗的备选方案。

（三）保守性手术

ITT 对化疗欠敏感，手术切除子宫为其主要治疗手段，甚至有些 I 期患者仅接受子宫切除术就能达到完全缓解。对于高度选择的患者，可考虑行保留生育功能的手术方式，如开腹病灶切除术、腹腔镜下病灶切除术、宫腔镜下病灶切除术及诊断性刮宫术等；有高危因素的患者应辅以联合化疗，以期保留生育力。特别强调的是，对于子宫弥漫性病灶且存在不良预后因素的患者，即使生育愿望强烈，也不应为追求保留生育力而延误肿瘤治疗。需告知患者及其家属，根据后续治疗效果仍有二次手术切除子宫的可能。

2022 年，北京协和医院报道了 126 例 PSTT 患者中 29 例接受了保留生育功能的治疗。与子宫切除术组相比，保留生育功能治疗组的所有患者均达到完全缓解，且并未显著延长化疗持续时间。患者随访 36~176 个月未见复发，完全缓解后分娩了 16 例次健康足月新生儿。结果显示，对于高度选择的患者，保留生育功能的治疗可以获得良好的治疗结局和妊娠结局。然而，保留生育功能治疗有严格的适应证，包括：①患者具有强烈希望保留生育功能的意愿；②肿瘤属于肿块型（局限于子宫且边界清楚）或息肉型，前者可行病灶切除术，后者可通过宫腔镜、诊断性刮宫去除病灶，并酌情在术前、术后辅以联合化疗。在进行保留生育功能的治疗后，应密切监测患者血清学指标及影像学变化，必要时进行根治性手术治疗。

与肿瘤进展缓慢的 PSTT 相比，ETT 患者通常预后较差且复发率较高，因此，一般不建议 ETT 患者保留子宫。最近，我国台湾学者报道了 1 例 19 岁强烈希望保留生育功能的 ETT 患者，该患者宫腔镜下发现右侧子宫角有一个孤立的实性肿块（大小为 2.0 cm×1.5 cm×1.5 cm），血清 β-hCG 持续低水平升高（约 100 U/L），在行病灶切除术及 3 个疗程的 EMA/EP 方案化疗后 20 个月的随访期间没有任何复发迹象。笔者本人亦诊治过 1 例产后 ETT 患者，在腹腔镜下子宫后壁局限性病灶切除术后病理确诊为 ETT，术后采用 FAV 方案化疗，随访至今已 2 年余，无复发迹象。以上病例报道说明，对于病变能够完全切除的 ETT 患者，进行保留生育功能的手术也是安全且可行的，但还需要更大样本的临床研究证实。

此外，有部分 ETT 患者子宫原发病灶消失，仅有肺内转移病灶。对于肺内转移瘤较大且孤立者可行肺内转移瘤切除术，而无须进行子宫手术。

（四）免疫治疗

大多数 ITT 患者可通过手术和/或化疗治愈，但如果疾病进展至全身广泛转移阶段，手术无法完全切除，同时对化疗药物耐药，则预后不良。滋养细胞肿瘤多为妊娠性，能刺激母体免疫系统产生免疫应答反应。越来越多的证据支持免疫检查点抑制剂（immune checkpoint inhibitor，ICI）用于复发性或耐药 ITT 患者。

有学者报道了 1 例 23 岁 PSTT Ⅰ期患者拒绝行子宫切除术，其肿瘤检测结果提示为免疫反应性肿瘤，接受每 2 周静脉注射 200 mg 彭布罗利珠单抗治疗，3 个疗程后血 β-hCG 水平降至正常，达到完全缓解后成功妊娠并足月阴道分娩，产后 6 周复查无肿瘤复发迹象，表明免疫治疗在恰当选择的患者中具有较好疗效。但是，并非所有 ITT 患者都对 ICI 有反应，此外，与治疗相关的不良事件和对未来生育力的影响亦不容忽视，以上问题均应在开始治疗前予以考虑。因此，在将 ICI 纳入标准治疗前需要进行深入研究，应将 ICI 在 ITT 中的治疗效果与标准治疗相对比，并确定与治疗反应相关的分子和临床预测因素。

（五）小结

由于 ITT 对化疗的敏感性不如其他起源于细胞滋养细胞和合体滋养细胞的 GTN（如侵蚀性葡萄胎和绒毛膜癌），因此，手术一直是治疗 ITT 的主要手段，甚至有很多患者仅接受手术治疗就能达到完全缓解。然而，对于有转移或不适合手术治疗的患者，全身静脉化疗、动脉栓塞/插管化疗及免疫治疗也能发挥重要作用，在处理这种罕见疾病时，应强调上述多种疗法综合应用的价值，选择对患者最佳的个性化治疗方法。

四、治疗后再妊娠结局

一般而言，血管栓塞和/或盆腔动脉插管化疗对 ITT 患者的生育力几乎没有影响，虽然化疗期间患者可能出现闭经，但绝大部分患者在化疗结束后月经可复潮，并有成功足月妊娠的报道，但远期有提前绝经的风险。多药化疗可使患者绝经年龄提前 3 年，且通常会导致暂时性闭经，但年轻女性患者很少会发生永久性卵巢功能衰竭或导致不育，绝大多数都能妊娠并生育健康新生儿。大剂量、多疗程的联合化疗可能会导致年龄偏大患者在治疗后永久性闭经，免疫治疗在该类患者中有一定优势，其可减少化疗剂量对卵巢的不良反应，近期也有关于免疫治疗后妊娠的文献报道。此外，研究还发现单药治疗不影响生育率和随后的妊娠结局，化疗结束后 6 个月内妊娠的患者更容易发生流产。由于终止化疗 1 年内妊娠易与疾病复发混淆，同时为了避免化疗药物对胎儿的不利影响，目前推荐终止化疗 1 年内严格避孕，1 年后如无复发迹象可解除避孕措施。若患者在终止化疗后 1 年内意外妊娠并不建议终止妊娠。

有研究提示，子宫局部病灶去除术+子宫重建术后可获得成功足月妊娠，且在后续妊娠因产科因素行剖宫产术中见子宫病灶切除术的原瘢痕仍完整。接受子宫病灶去除术后再妊娠者，在妊娠期应按高危妊娠予以监测，同时监测血 β-hCG 水平，且一般需选择性剖宫产术终止妊娠，但也有阴道分娩的报道。分娩后，胎盘应常规送病理检查，血清 β-hCG 水平需监测至产后 6 个月。

五、随　　访

ITT 患者在治疗后至少 12 个月内，每个月复查血清 β-hCG 水平对于监测复发至关重要，且在此期间必须采取可靠的避孕措施。与其他类型的高危 GTN 患者复发率（约为 6%）相比，PSTT 的复发率更高，约为 21%；ETT 的复发可能较晚且复杂。因此，ITT 患者需要终身随访。

六、总　　结

ITT 是罕见的 GTN 亚型，临床对其生物学行为的理解和认识有限，对其治疗方法的选择及预后评估也存在许多尚未解决的问题。临床研究表明，ITT 患者在保留生育功能治疗后的妊娠率及分娩结局均令人满意，也有少部分患者因长期联合化疗及手术造成生育力永久性损害。对于 ITT，未来应加强相关基础研究，规范临床诊治流程，尽早诊断，早期开始治疗。此外，对于难治、耐药的 ITT，进行多中心临床研究有助于寻找新的治疗靶点和药物，以降低长期及多种化疗药物对卵巢功能的损害。保留生育功能的治疗应个体化且全面。化疗期间应重视对卵巢功能的保护，同时探索评估治疗前后卵巢功能的有效指标，在孕前评估、妊娠方式指导及分娩方式等方面需与辅助生殖科、产科等进行多学科合作，以期达到良好的生育结局。

参考文献

［1］向阳. 宋鸿钊滋养细胞肿瘤学［M］. 4 版，北京：人民卫生出版社，2020.
［2］薛薇，杨隽钧，赵峻，等. 化疗对妊娠滋养细胞肿瘤患者卵巢功能与生命质量的影响［J］. 中华妇产科杂志，2018，53（6）：377-383.
［3］赵峻，向阳. 滋养细胞肿瘤动脉介入治疗的价值和注意事项［J］. 中国实用妇科与产科杂志，2015，31（10）：898-901.
［4］赵峻，向阳. 妊娠滋养细胞肿瘤保留生育功能的治疗［J］. 中国癌症杂志，2012，22（6）：401-406.
［5］赵峻，向阳. 胎盘部位滋养细胞肿瘤及其诊治［J］. 实用肿瘤杂志，2008，23（1）：5-7.
［6］赵峻，向阳. 胎盘部位滋养细胞肿瘤的诊治［J］. 中国实用妇科与产科杂志，2017，33：353-357
［7］赵峻，向阳，郭丽娜，等. 胎盘部位滋养细胞肿瘤保留生育功能治疗 17 例临床分析［J］. 中华妇产科杂志，2014，49：265-269.
［8］BARRY W H, JOHN T. Placental site trophoblastic tumour and epithelioid trophoblastic tumour［J］. Best Pract Res Clin Obstet Gynaecol, 2021, 74: 131-148.
［9］BI X, ZHANG J, CAO D, et al. Anti-müllerian hormone levels in patients with gestational trophoblastic neoplasia treated with different chemotherapy regimens: a prospective cohort study［J］. Oncotarget, 2017, 8 (69): 113920-113927.
［10］BROCK P, MARY M, KATHERINE B, et al. Term pregnancy after complete response of placental site trophoblastic tumor to immunotherapy［J］. Obstet Gynecol, 2021, 138 (1): 115-118.
［11］HOSSEIN G, KAVOUS F, BEHNAZ M, et al. Fertility outcomes after uterine artery embolization for symptomatic uterine arteriovenous malformations: a single-center retrospective study in 33 women［J］. Cardiovasc Intervent Radiol, 2022, 45 (7): 983-991.
［12］JIANG S, ZHAO J, SHI X, et al. Retrospective a-

nalysis of clinical features and fertility outcomes with fertility-sparing treatment of placental site trophoblastic tumor [J]. Gynecol Oncol, 2023, 171: 1-8.

[13] KURMAN R J, SCULLY R E, NORRIS H J. Trophoblastic pseudotumor of the uterus. An exaggerated form of 'syncytial endometritis' simulating a malignant tumor [J]. Cancer, 1976, 38: 1214-1226.

[14] LINA S, GENEVIEVE B F, ALLAN C. Immune checkpoint inhibitors for the treatment of gestational trophoblastic neoplasia: rationale, effectiveness, and future fertility [J]. Curr Treat Options Oncol, 2022, 23 (7): 1035-1043.

[15] NGAN H Y S, SECKL M J, BERKOWITZ R S, et al. Diagnosis and management of gestational trophoblastic disease: 2021 update [J]. Int J Gynaecol Obstet, 2021, 155 Suppl 1 (Suppl 1): 86-93.

[16] SCULLY R E, YOUNG R H. Trophoblastic pseudotumor: a reappraisal [J]. Am J Surg Pathol, 1981, 5: 75-76.

[17] SHIH I M, KURMAN R J. Epithelioid trophoblastic tumor: a neoplasm distinct from choriocarcinoma and placental site triphoblastic tumor simulating carcinoma [J]. Am J Surg Pathol, 1998, 22: 1393-1403.

[18] ULRIKA J, LEONOOR C, NIENKE VAN T, et al. Fertility and pregnancy outcome in gestational trophoblastic disease [J]. Int J Gynecol Cancer, 2021, 31 (3): 399-411.

[19] QIANX Q, SHENY M, WAN X Y, et al. Epithelioid trophoblastic tumor that requires fertility preservation: a case report and review of literature [J]. Taiwan J Obstet Gynecol, 2020, 59 (5): 736-739.

[20] ZHAO J, LV W G, FENG F Z, et al. Placental site trophoblastic tumor: A review of 108 cases and their implications for prognosis and treatment [J]. Gynecol Oncol, 2016, 142: 102-108.

[21] ZHAO J, XIANG Y, WAN X R, et al. Clinical and pathologic characteristics and prognosis of placental site trophoblastic tumor [J]. J Reprod Med, 2006, 51: 939-944.

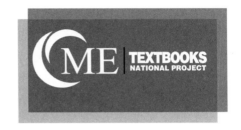

非上皮性卵巢癌的保留生育功能治疗

第 **19** 章

商 晓 马水清
中国医学科学院 北京协和医学院 北京协和医院

非上皮性卵巢癌（non-epithelial ovarian cancer，NEOC）是一种罕见肿瘤，约占所有卵巢癌的10%。NEOC 可分为两类，即卵巢性索间质肿瘤（sex cord stromal tumor，SCST）（3%）和卵巢恶性生殖细胞肿瘤（malignant ovarian germ cell tumor，MOGCT）（5%）。SCST 常见于成年女性，年发病率约为 2.1/百万女性；而 MOGCT 常见于青少年女性，年发病率约为 3.7/百万女性。由此可见，NEOC 在年轻的育龄期女性中发病率高，因此，保留生育功能是 NEOC 治疗中的一个重要问题。

非上皮性卵巢肿瘤与上皮性卵巢肿瘤均采用由国际妇产科联盟（FIGO）提出的手术病理分期。入路方式的选择取决于术前的影像学及体格检查。考虑到肿瘤破裂有将 I A 期变为 I C 期的可能，则需要术后辅助治疗。无论采用何种手术方式，术中均需仔细探查盆、腹腔。NEOC 的全面分期手术包括留取盆腹腔冲洗液+结肠下大网膜切除+膈顶腹膜、双侧结肠旁沟和盆腔腹膜活检。淋巴结清扫并非强制性，对于有明显淋巴结异常的患者，需行淋巴结切除。国内外共识均认为，对于 NEOC 患者施行保留生育功能的手术应仅限于渴望生育、年轻且有足够生育潜力的患者（通常为 40 岁以下患者），她们要充分了解并理解该治疗方法所承担的风险，并需要进行密切随访。此外，应根据 NEOC 的组织学类型和分期进行个体化治疗。

一、卵巢性索间质肿瘤

卵巢 SCST 来源于性索或间质细胞，包括纯性索肿瘤（幼年型和成年型颗粒细胞瘤）、纯间质肿瘤（多半为良性，50% 以上为纤维瘤）和混合 SCST［支持-间质细胞瘤（Sertoli-Leydig cell tumor，SLCT）］。对于大多数确诊或疑似 SCST 的患者，不建议行盆腔和腹主动脉旁淋巴结切除/清扫术，因为该肿瘤的淋巴结转移罕见，且淋巴结切除/清扫可能导致淋巴水肿，影响患者的生活质量。术中应仔细触诊盆腔和腹主动脉旁淋巴结，仅对触及淋巴结增大者或术前影像学异常者实施这些区域的淋巴结切除。

1. 颗粒细胞瘤 成年型颗粒细胞瘤较为常见，约占颗粒细胞瘤的 95%，发病高峰在围绝经期和绝经后早期。幼年型颗粒细胞瘤在颗粒细胞瘤中所占比例很小（约占 5%），但在青春期前和 30 岁以下的颗粒细胞瘤患者中约占 90%。颗粒细胞通常表现为腹痛和附件肿块，大多数为单侧实性肿块。这些肿瘤通常为功能性，分泌雌激素，导致约 80% 的患者出现性早熟和异常子宫出血；也可能有睾酮的分泌，导致部分患者出现男性化。颗粒细胞瘤的预后良好，通常在早期诊断。据报道，I 期颗粒细胞瘤患者的中位 5 年生存率为 95%，Ⅲ/Ⅳ 期为 59%。

美国国家综合癌症网络（NCCN）2023 年版指南建议，对于希望保留生育功能、肿瘤局限于卵巢的患者可行保留生育功能的全面分期手术（可不切除淋巴结），术后可用超声随访监测，完成生育后考虑接受根治性手术（2B 类）。因为 98% 的颗粒细胞瘤患者的肿瘤位于单侧，故不需要对对侧卵巢进行活检。值得一提的是，因为颗粒细胞瘤可分泌雌激素，在行保留生育功能手术治疗的患者中，建议进行子宫内膜活检以排除并发子宫内膜癌的可能性。接受保留生育功能手术（ IA 期）的患者不需要进行辅助化学治疗（简称"化疗"）。

2018 年，北京协和医院发表了一项纳入 113 例 I 期卵巢颗粒细胞瘤患者的回顾性分析显示，61 例患者接受保留生育功能的手术（保育组），52 例患者接受根治性手术（根治组），中位随访时间为 99.2 个月（20.2~394.3 个月），30 例患者复发（保育组 17 例，根治组 13 例）。多因素分析显示，保育组与根治组间患者的无病生存期无差异（ $P = 0.550$ ）。在保育组患者中，不完全分期与复发风险显著相关（ $P = 0.024$ ）；在 22 例有妊娠意愿的患者中，有 19 例患者获得了 20 次妊娠，妊娠率为 86.4%，活产率为 95.0%。

2. 支持-间质细胞瘤　SLCT 非常罕见，在卵巢恶性肿瘤中的占比小于 0.5%，多数发生于 20~40 岁女性。SLCT 由不同比例的支持细胞和间质细胞组成，并可能具有其他异质成分。支持细胞和间质细胞通常存在于睾丸的精小管周围，并参与雄激素的产生。SLCT 可分为高分化、中分化和低分化，肿瘤通常位于单侧，大多数分泌睾酮，高达 85% 的患者出现男性化，有些患者可能分泌雌二醇。大多数 SLCT 患者在诊断时都处于 I 期，故预后良好；晚期预后极差。

对于处于育龄期的 IA 期 SLCT 患者，可行保留生育功能的手术治疗，包括单侧卵巢输卵管切除术和分期术。若肿瘤含异质成分或为网状亚型，复发率高达 20%，对于此类组织学类型的 SLCT 患者，建议采用含铂化疗方案。低分化 SLCT 患者的复发率高达 60%，对于 I 期低分化 SLCT 患者，亦建议行术后辅助含铂化疗。

北京协和医院回顾性分析了 40 例卵巢 SLCT 患者，结果显示，患者中位年龄为 28 岁，所有肿瘤都局限于单侧卵巢，其中 1 例患者行囊肿切除术，27 例患者行单侧附件切除术（其中 13 例进行全面分期手术，包括网膜切除+阑尾切除+盆腔淋巴结切除），12 例患者行子宫双附件全切术。57.5% 的患者（23/40）接受术后化疗，无患者复发；2 例 IC 期低分化患者复发，经再次手术和化疗后，再次获得完全缓解。此研究结果提示，SLCT 预后好，对于年轻且希望保留生育功能的患者，保守性手术是可行的；对于肿瘤大（直径>10 cm ）、破裂（ IC 期）和低分化的无内分泌改变的 SLCT，可能具有恶性程度更高的生物学行为。

二、卵巢恶性生殖细胞肿瘤

MOGCT 起源于原始生殖细胞，可分为无性细胞瘤和非无性细胞瘤，后者主要包括卵黄囊瘤（yolk sac tumour，YST）和卵巢未成熟畸胎瘤。MOGCT 好发于年轻女性，确诊的中位年龄为 16~20 岁，肿瘤生长速度较快且 95% 为单侧肿物，诊断时多处于 I 期，预后较好。接受规范化治疗后，患者的 5 年生存率>85%。

目前，关于 MOGCT 是否实施常规淋巴结切除术的证据仍存在争议。一项大型回顾性研究显示，虽然是否行淋巴结切除术并不影响患者的生存情况，但淋巴结受累是预后不良的一个独立预测因素（ $HR = 2.4$ ，95%CI 1.00~5.53）。淋巴结受累的总体发生率取决于肿瘤的组织学类型，无性细胞瘤淋巴结受累的总体发生率为 18%~28%，混合性生殖细胞肿瘤为 7%~16%，未成熟畸胎瘤为 3%~8%，因此，应在无性细胞瘤和混合性生殖细胞肿瘤患者中实施淋巴结切除术。

1. 无性细胞瘤　卵巢无性细胞瘤是最常见的 MOGCT，可出现在任何年龄段，85% 的患者在诊断时年龄<30 岁。患者常表现为腹痛（由于肿物破裂伴腹腔积血或肿物扭转）、腹胀和月经紊乱。无性细胞瘤可能含有合胞体滋养层巨细胞，后者可产生血清碱性磷酸酶和乳酸脱氢酶，连续检测这些标志物有助于监测疾病。

卵巢无性细胞瘤患者对侧卵巢隐匿性受累的风险最高，因这些肿瘤对化疗敏感，卵巢挽救率高，因此，对外观正常的对侧卵巢例行楔形活检的做法并未被普遍接受。当双侧卵巢均受累时，不推荐进行双侧附件切除，可考虑行单侧附件切除和对侧卵巢囊肿切除，或者行双侧卵巢囊肿切除，尽可能保留一部分正常的卵巢。

ⅠA 期无性细胞瘤患者仅通过手术就可治愈，无须进行辅助治疗，是最适合进行保留生育功能治疗的患者，长期生存率可达到 100%；虽其复发率为 15%～25%，但在复发时进行治疗，治愈率仍可达到 90%。ⅠB/ⅠC 期甚至更晚期无性细胞瘤患者也可行保留生育功能的手术治疗，但患者术后必须接受含铂化疗，最常用的方案是 BEP［博来霉素（BLM）+依托泊苷（VP-16）+顺铂（DDP）］。虽然无性细胞瘤肿瘤细胞对放射治疗（简称"放疗"）极其敏感，但因放疗会导致卵巢功能早衰，影响生育能力，故较少用于育龄期女性患者的治疗。

2. 卵黄囊瘤　YST 是 MOGCT 中仅次于无性细胞瘤的第二常见肿瘤，中位发病年龄为 18 岁，1/3 的患者处于月经初潮前。大多数患者的血清甲胎蛋白（alpha fetoprotein，AFP）和 CA125 水平均会升高。大部分 YST 为单侧病变，其生长非常迅速且具有侵袭性，容易转移到其他腹腔内器官。近年来，手术结合化疗的广泛使用显著提高了患者的生存率，且总治愈率达到 80%。

目前，保留生育功能的手术适用于各种期别的 YST 治疗，其疗效与根治性手术相同。保留生育功能的手术应包括单侧输卵管卵巢切除术（因为输卵管与卵巢之间有丰富的淋巴血管连接，需切除同侧输卵管）和切除所有肉眼可见的肿瘤，并在术后辅助化疗（首选 BEP 方案）。2023 版 NCCN 指南推荐儿童、青少年和年轻成人（≤25 岁）YST 患者的手术范围与成人（>25 岁）患者不同，早期患者无须切除淋巴结，仅需进行大网膜活检。

Satoh 报道了一项纳入 211 例 YST 患者的多中心回顾性研究，结果显示，BEP 化疗方案显著改善各期别患者的 5 年总生存期。出于对化疗长期毒性的担忧，Kang 等进行研究表明，BEP 化疗方案不损害患者的卵巢功能和生育力。虽然患者在化疗期间停经，但超过 85% 的患者在化疗完成后恢复月经，且这些完成治疗的 YST 患者的妊娠率与普通人群无异。

3. 卵巢未成熟畸胎瘤　卵巢未成熟畸胎瘤非常罕见，在卵巢畸胎瘤中占比不足 1%，最常在 20 岁前发病。卵巢未成熟畸胎瘤通常由来自 3 个生殖细胞胚层（外胚层、中胚层和内胚层）的组织构成，在组织学上可见不同数量的未成熟组织。根据组织切片中含未成熟神经成分的组织占比分为Ⅰ级（高分化）、Ⅱ级和Ⅲ级（低分化）。

分级是判断卵巢外播散风险的重要指标之一，与卵巢未成熟畸胎瘤患者的总生存率直接相关，卵巢未成熟畸胎瘤的治疗也取决于其组织病理学类型和分级。所有期别的未成熟畸胎瘤患者均适合进行保留生育功能的手术，应注意避免对正常卵巢进行不必要的手术治疗，包括活检，因其容易导致术后粘连，且会损害患者生育功能。ⅠA 期高分化卵巢未成熟畸胎瘤患者在接受单侧输卵管卵巢切除术和全面分期术（包括腹腔冲洗留取细胞学和大网膜活检）后，不需要辅助化疗。此外，对于ⅠA 期中至低分化、ⅠB 期和ⅠC 期患者在保留生育功能手术后是否需要化疗仍存在争议。有研究表明，化疗可在疾病复发时再施行，但在这一领域仍缺乏共识。其他期别（ⅡA～Ⅳ期）患者术后均需要辅助 BEP 化疗，这是卵巢未成熟畸胎瘤治疗的"金标准"。

三、小　　结

NEOC 是一种罕见的卵巢恶性肿瘤，主要影响年轻女性和青少年女性。辅助生殖技术的应用为个体化治疗提供了更多选择，常规方法包括卵子和胚胎冻存技术及试管婴儿。原始卵母细胞体外培养技术的成熟可为年幼患者提供更多生育机会。对于青春期前患者，由于其卵巢功能还不成熟，卵巢组织冻存+移植更为合适，其中，原位自体卵巢移植是可行方案，但有导致肿瘤复发的可能。多个随机对照试验认为，化疗时应用促性腺激素释放激素激动剂（gonadotrophin releasing hormone agonist，GnRH-a）可保护患者卵巢功能，但对于生育力的保护尚缺乏足够证据。综上，辅助生殖技术在肿瘤生殖学领域的重要地位日益凸显，为接受放化疗的 NEOC 患者生育功能的保留提供了一线生机，更多生育功能保留治疗 NEOC 的方法仍需要妇科肿瘤医师不断进行探索。

参考文献

[1] MORICE P, DENSCHLAG D, RODOLAKIS A, et al. Recommendations of the fertility task force of the European Society of Gynecologic Oncology about the conservative management of ovarian malignant tumors [J]. Int J Gynecol Cancer, 2011, 21 (5): 951-963.

[2] THRALL M M, PALEY P, PIZER E, et al. Patterns of spread and recurrence of sex cord-stromal tumors of the ovary [J]. Gynecol Oncol, 2011, 122 (2): 242-245.

[3] ZHANG M, CHEUNG M K, SHIN J Y, et al. Prognostic factors responsible for survival in sex cord stromal tumors of the ovary-an analysis of 376 women. Gynecol Oncol, 2007, 104 (2): 396-400.

[4] RANGANATH R, SRIDEVI V, SHIRLEY S S, et al. Clinical and pathologic prognostic factors in adult granulosa cell tumors of the ovary [J]. Int J Gynecol Cancer, 2008, 18 (5): 929-933.

[5] WANG D, CAO D, JIA C, et al. Analysis of oncologic and reproductive outcomes after fertility-sparing surgery in apparent stage I adult ovarian granulosa cell tumors [J]. Gynecol Oncol, 2018, 151 (2): 275-281.

[6] GUI T, CAO D, SHEN K, et al. A clinicopathological analysis of 40 cases of ovarian Sertoli-Leydig cell tumors [J]. Gynecol Oncol, 2012, 127 (2): 384-389.

[7] NASIOUDIS D, KO E M, HAGGERTY A F, et al. Performance of lymphadenectomy for apparent early stage malignant ovarian germ cell tumors in the era of platinum-based chemotherapy [J]. Gynecol Oncol, 2020, 157 (3): 613-618.

[8] WEINBERG L E, LURAIN J R, SINGH D K, et al. Survival and reproductive outcomes in women treated for malignant ovarian germ cell tumors [J]. Gynecol Oncol, 2011, 121 (2): 285-289.

[9] SATOH T, AOKI Y, KASAMATSU T, et al. Administration of standard-dose BEP regimen (bleomycin+etoposide+cisplatin) is essential for treatment of ovarian yolk sac tumour [J]. Eur J Cancer, 2015, 51 (3): 340-351.

[10] KANG H, KIM T J, KIM W Y, et al. Outcome and reproductive function after cumulative high-dose combination chemotherapy with bleomycin, etoposide and cisplatin (BEP) for patients with ovarian endodermal sinus tumor [J]. Gynecol Oncol, 2008, 111 (1): 106-110.

[11] MANGILI G, SCARFONE G, GADDUCCI A, et al. Is adjuvant chemotherapy indicated in stage I pure immature ovarian teratoma (IT)? A multicentre Italian trial in ovarian cancer (MITO-9) [J]. Gynecol Oncol, 2010, 119 (1): 48-52.

[12] CHEN H, XIAO L, LI J, et al. Adjuvant gonadotropin-releasing hormone analogues for the prevention of chemotherapy-induced premature ovarian failure in premenopausal women [J]. Cochrane Database Syst Rev, 2019, 3 (3): CD008018.

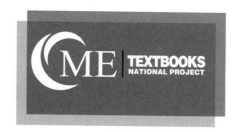

卵巢上皮性癌保留生育功能治疗

第 20 章

陈佳钰　潘凌亚

中国医学科学院　北京协和医学院　北京协和医院

2020 年，全球卵巢恶性肿瘤的发病人数为 313 959 例，中国这一疾病的发病人数为 55 342 例。上皮性卵巢癌（ovarian epithelial cancer，EOC）是卵巢恶性肿瘤中最常见的组织学类型，大多数患者在绝经后发病，7%~14% 的 EOC 发生在 40 岁以下的年轻女性中。根据 2020 年卵巢恶性肿瘤的发病人数保守估计，每年全世界 EOC 的发病人数不少于 30 000 例，而我国不少于 5000 例的卵巢癌患者正处于最佳或较好的生育年龄内。

约 70% 的患者在 EOC 发病时已进入临床晚期，包括子宫及双侧附件全切术在内的卵巢癌全面分期术和减瘤术成为卵巢癌治疗的标准手术方式。年轻患者的子宫及双侧附件全切术意味着生育力的永久丧失，可进一步导致患者生活质量下降和性功能障碍。随着女性结婚及生育年龄的延后，相当一部分早期、育龄期患者尚未完成生育，强烈渴望在治疗疾病的同时能够保留生育功能。

2023 年，美国国家综合癌症网络（NCCN）指南推荐，保留生育功能的单侧或双侧附件切除术可用于要求保留生育功能的早期 EOC、交界性肿瘤、恶性生殖细胞瘤、黏液性肿瘤及恶性性索间质肿瘤患者。

一、年轻卵巢癌患者保留生育功能治疗的可能性

临床期别早是卵巢癌保留生育功能治疗的前提条件。据统计，与老年 EOC 患者相比，年轻 EOC 患者常为临床早期，具有更好的预后。据估计，在 50 岁以下的 EOC 患者中，有 42% 的患者在患病时病变局限在卵巢；而 50 岁以上患者中只有 17%；7%~8% 的 I 期 EOC 患者年龄<35 岁。挪威一项纳入 571 例卵巢癌患者的队列研究显示，45 岁以下患者的死亡风险比 45 岁以上患者低近 3 倍。另一项包括 400 例患者的研究发现，在年龄<30 岁、30~60 岁和>60 岁的患者组中，5 年疾病特异性生存率随着年龄的增长而逐步下降。

近年来，随着影像诊断技术的不断进步，特别是高分辨 CT、磁共振成像（MRI）的高精度成像系统，以及能将精确的解剖学定位与组织代谢功能相结合的正电子发射计算机体层显像（positron emission tomography and computed tomography，PET/CT），使临床能够更加准确而全面地评估早期卵巢癌保留生育功能的可能性与风险。此外，经阴道多普勒超声技术的成熟与便捷，血清肿瘤标志物检测的应用等使临床对于卵巢癌病情的严密监测成为可能，从而进一步提高了保留生育功能治疗的安全性。

二、年轻卵巢癌患者保留生育功能治疗的尝试

20 世纪末期，妇科肿瘤专家开始尝试在卵巢癌患者中进行保留生育功能的手术治疗（fertility-sparing surgery，FSS）。1989 年，DiSaia 首次报道了为经过高度选择的 EOC 患者实施保留生育功能的治疗。患者选择的条件包括 ⅠA 期 EOC，肿瘤周围无粘连，包膜完整，无淋巴转移，腹膜冲洗阴性，有强烈妊娠的愿望并愿意接受密切的妇科随访。1994 年和 1997 年，Colombo 等和 Zanetta 等先后报道了早期卵巢癌患者保留生育功能治疗的结果。他们共纳入了 56 例接受 FSS 的患者，包括任何肿瘤分级的 ⅠA 期至 ⅠC 期，5 年生存率达到 96%。一项来自美国的多中心研究，包括 52 例接受 FSS 的早期 EOC 患者，估计 5 年和 10 年总生存率分别为 98% 和 93%，研究认为 FSS 可以在 Ⅰ 期 EOC 中进行。

经过几十年的探索，目前在年轻、早期 EOC 患者中 FSS 的比例正逐步升高，美国 SEER（Surveillance Epidemiology and End Results Program）数据库报道，1992—1995 年，早期、年轻 EOC 患者中行 FSS 的占比为 23%；而 2012—2014 年该比例上升至 34%。类似的在美国国家癌症数据库（National Cancer Database，NCDB）中，该比例由 2004—2007 年的 21% 上升到 2012—2015 年的 29%。

随着临床应用的不断扩大，FSS 在 EOC 中的适用人群，特别是在一些分化不良及特殊组织学类型的卵巢癌中的应用仍是富有争议的临床问题。

三、目前各大指南推荐的 FSS 适应证

2023 年 NCCN 指南指出，卵巢癌保留生育功能的治疗是一个不断发展及研究活跃的领域，有许多问题正在探讨中，一些患者特异性的因素，特别是恶性因素需要被考虑。从 2008 年 NCCN 指南引入中国，保留生育功能的治疗用于低危早期卵巢癌患者就得到推荐。推荐的手术方式为切除患侧附件、保留子宫和对侧附件的全面分期手术。依据这样的手术范围，保留生育功能的治疗应只适用于 ⅠA 期的早期卵巢癌患者。随着辅助生殖技术水平的不断提高，2017 年 NCCN 指南对卵巢癌保留生育功能的治疗做出了重要更新，首次以线流图的形式明示，对 ⅠA 期要求保留生育功能的患者行单侧输卵管-卵巢切除术（unilateral salpingo-oophorectomy，USO）、ⅠB 期患者行双侧输卵管-卵巢切除术（bilateral salpingo-oophorectomy，BSO）、保留子宫的全面分期手术，将保留生育功能治疗的适应证扩大至 ⅠB 期患者。全面分期手术的内容还包括全面探查、腹水细胞学检查及盆、腹腔的多点活检。据统计，经过全面分期手术，约有 30% 患者的肿瘤分期升高。对于中高危患者，在 FSS 后需行 3~6 个月的化疗。2022 年，Armstrong 等解读 NCCN 指南时指出，基于全面手术分期的 ⅠA 或 ⅠC 期 EOC 患者，无论肿瘤分级和组织学病理类型如何，都可以进行 FSS。然而，2023 年 NCCN 指南对于 ⅠC 期、透明细胞癌及高级别癌等具有一定高危因素的患者仍持谨慎推荐的态度，应该是基于安全性的考虑。

欧洲医学肿瘤学会（European Society for Medical Oncology，ESMO）推荐，ⅠA 期或 ⅠC 期且组织学特征良好的年轻女性，如非卵巢透明细胞癌（ovarian clear-cell carcinoma，OCCC）和 G1/G2 肿瘤，在包括淋巴结切除术在内的完整手术分期后可接受 FSS 治疗，而对存在 G3 或 OCCC 或 ⅠC 2~3 期等高危预后因素的患者，FSS 的安全性存在争议。欧洲妇科肿瘤学会（European Society of Gynecological Oncologica，ESGO）生育工作组建议 FSS 可作为 ⅠC 期、G2 和 ⅠA 期 OCCC 的一种选择，而 G3 或超过 Ⅰ 期和其他组织学侵袭性肿瘤为其禁忌证。

四、早期高级别浆液性卵巢癌保留生育功能的治疗

高级别浆液性卵巢癌（high-grade serous ovarian cancer，HGSOC）是 EOC 中最常见的病理类型，是 Ⅱ 型卵巢癌的代表，肿瘤的侵袭性强、恶性程度高，发病时多数已经进入临床晚期。随着医疗保健水平和影像诊断技术的不断提高，临床上的早期患者数量有所增加。较多回顾性研究认为，G3 肿瘤相比于 G1/G2 肿瘤复发率显著增高，且无病生存期（disease-free survival，DFS）和总生存期（overall survival，OS）缩短。日本的一项多机构研究发现，6 例 Ⅰ 期 G3 患者的复发率为50%。Du Bois 等报道 G2/G3 复发风险是 G1 的 4 倍。对于年轻 Ⅰ 期 G3 的浆液性卵巢癌保留生育功能治疗的安全性一直备受关注。

在一项对 1150 例卵巢癌保留生育功能治疗患者的综合文献综述中，21 个研究小组报告了 139例复发患者。其中，G1/G2 患者的复发率为 7%~11%，G3 患者则为 23%~29%，后者较前者升高了近 3 倍。多因素分析表明，G3 是一个独立的危险因素，与远处复发和较低的 OS 相关。应该说，Ⅰ A 期 G3 的 HGSOC 最值得考虑进行保留生育功能的治疗。该综述汇总 7 项研究报告的结果（表20-1），表明 FSS 可以安全地用于 Ⅰ A 期 G1/G2 患者，复发率分别为 6% 和 13%。在 33 例 Ⅰ A 期G3 患者中，观察到 14 例复发（42%），使用 FSS 治疗应慎重。此外，G3 患者 FSS 后复发部位以远处转移而非残留卵巢转移为主。有研究指出，G3 患者 95% 的复发均发生在卵巢之外，反映了低分化肿瘤的恶性生物学特性，从而不支持 G3 患者进行保留生育功能的治疗。

表 20-1　肿瘤分级与复发的关系

研究者	日期/年	例数/n	Ⅰ A 复发			Ⅰ C 复发		
			G1	G2	G3	G1	G2	G3
Colombo 等	1994	56	1/24	2/8	1/4	0/10	1/6	0/3
Schilder 等	2002	52	2/6	0/3	0/5	2/3	1/3	0/2
Morice 等	2005	34	1/13	4/14	1/3	2/2	—	1/1
Park 等	2008	62	1/29	0/3	4/4	1/15	1/2	2/2
Anchezar 等	2009	18	1/10	—	1/1	0/3	0/1	0/1
Satoh 等	2010	211	5/95	0/13	2/3	5/65	0/2	1/3
Fruscio 等	2013	240	7/84	2/31	5/15	6/54	4/37	2/14
总计	—	673	18/288 (6.4%)	10/75 (13.3%)	14/33 (42.4%)	14/154 (9.1%)	7/51 (13.7%)	6/26 (23.1%)

注：—. 无数据。

尽管如此，一些学者认为上述研究纳入 G3 患者的数量太少，绝大部分研究没有提供 FSS 的病理结果，G3 患者远处复发转移率高可能与其未行标准全面分期手术相关，从而忽视了原有的上腹腔转移。此外，G3 肿瘤的恶性生物学行为是肿瘤固有的，并非根治性手术（radical surgery，RS）能够挽救的，FSS 与根治性手术方式的选择并不影响 EOC 患者的生存和预后，这在不少大型回顾性研究中也被证实。回顾 NCDB 数据库中 1726 例 Ⅰ A 期和 Ⅰ C 单侧 EOC 患者的临床数据，其中825 例（47.8%）接受 FSS，采用倾向评分匹配产生了一个有 904 例患者队列，中位随访 63 个月，在 G3 等高危特征的患者中，接受 FSS 的患者 10 年生存率为 80.5%，而 RS 的患者 10 年生存率为

83.4%（*HR* = 0.86，95%*CI* 0.49~1.53，*P* = 0.61）。此外，HGSOC 患者 FSS 之后的辅助化疗或可延缓复发、改善预后。回顾 1998—2016 年期间 SEER 数据库中进行 FSS 的患者数据，纳入 1839 例行 FSS 的 EOC 患者，尽管 G3 患者 5 年癌症特异性生存率（cancer specific survival，CSS）（85.3%）低于 G1（95.2%）和 G2（94.7%），但 FSS 后辅助化疗显著升高了 G3 患者的 5 年 CSS（ⅠA 期由 78.1%升高至 94.6%，*P* = 0.024；ⅠC 期由 75.1%升高至 86.7%，*P* = 0.170）。2023 年 NCCN 指南推荐，对于Ⅰ期 G3 的 HGSOC 患者，术后需辅助化疗 6 个疗程。

北京协和医院的一项回顾性研究纳入 1999—2013 年 108 例育龄期（≤40 岁）EOC 患者，48.1%的患者行 FSS，51.9%的患者行 RS，中位随访 82 个月。结果发现，G3 是预后不良的独立危险因素，但高危人群 RS 和 FSS 两组 5 年 DFS 分别为 77.0%和 68.2%，5 年 CSS 分别为 77%和 100%，差异均无统计学意义（DFS，*P* = 0.776；CSS，*P* = 0.111）。

有研究提出，切除双侧卵巢、保留子宫（诊刮阴性）是 HGSOC 患者的另一种治疗选择，以卵母细胞捐赠或其他治疗方式来保留生育的潜在可能性，但目前尚未有这方面的报道。基于目前的循证资料，G3 患者 FSS 后复发部位以远处转移为主，对于单侧病变的患者切除健侧卵巢似乎并无必要。

五、早期卵巢透明细胞癌保留生育功能的治疗

OCCC 占 EOC 的 5%~25%。亚洲女性人群中透明细胞组织学患病率正在逐步升高，其中，日本的患病率约为 27%，而北美的患病率约为 12%。目前认为，OCCC 来自于子宫内膜异位症恶变，相当一部分 OCCC 患者在生育年龄发病，处于国际妇产科联盟（FIGO）分期的Ⅰ期，具有强烈的希望保留生育功能的愿望。OCCC 属于Ⅰ型卵巢癌，对化疗不敏感成为其生物学特征标签，甚至是在某些ⅠA 期患者中仍有较高的复发率和化疗耐药性。在 2023 年的 NCCN 指南说明中，将保留生育功能的治疗限制在交界性透明细胞瘤。

目前专门讨论 OCCC 保留生育功能治疗的文章较少，部分回顾性研究表明，OCCC 的病理类型与患者生存期无关。另一项研究纳入 60 例行 FSS 的 OCCC 患者，报告的疾病复发率为 16%，这与Ⅰ期 OCCC 复发率相仿（17%）。第一项专门评估Ⅰ期 OCCC 患者 FSS 治疗安全性的研究包括了 741 例ⅠA 期或ⅠC 期 OCCC，其中 28%的患者保留了卵巢，15%的患者保留了子宫。在这项研究中，卵巢和子宫的保留对病因特异性和总生存率均无不利影响。Kajiyama 等比较了两组Ⅰ期 OCCC 患者，16 例行 FSS，205 例行 RS，两组间 OS 和 DFS 无统计学差异，接受 FSS 治疗的 OCCC 患者的 OS 和 DFS 并不比其他组织学亚型患者差。尽管纳入的患者数量较少，但作者认为，FSS 治疗可用于 OCCC；同时指出，在亚洲与欧美国家的患者中，透明细胞病的进化不尽相同。有作者认为，OCCC 的不良预后与晚期远处转移相关，而非与 FSS 治疗保留了对侧卵巢和子宫相关。

肿瘤分期是影响 OCCC 患者行 FSS 治疗临床决策的首要问题。综合数项研究发现，ⅠA 期 OCCC 患者较少复发，ⅠC 期患者的 5 年无复发生存率为 63%~66%，作者认为ⅠC 期 OCCC 患者行 FSS 可能不安全。另一项综述也得出相似结论，基于ⅠC 期无复发生存率为 77%，FSS 不适用于ⅠC 期 OCCC 患者。由于ⅠA 期 OCCC 患者的生存率可达到 90%以上，日本临床肿瘤小组从 2010 年起对ⅠA 期 OCCC 患者推荐 FSS 作为一种潜在的可接受的治疗方式。

2019 年，Yoshihara 等收集 1986—2017 年的 103 例Ⅰ期单侧 OCCC 育龄期患者保留生育功能治疗的数据。多因素分析表明，与ⅠA/ⅠC1 期相比，ⅠC2/ⅠC3 期是影响无进展生存期（progression-free survival，PFS）和 OS 的唯一独立预后因素。不保留生育功能的手术与 FSS 的 PFS 和 OS 无统计学显著性差异。作者建议，对于ⅠA 期和ⅠC1 期的 OCCC 患者，有强烈生育愿望者

可考虑行 FSS 治疗。作为一种相对少见的卵巢癌，由于 OCCC 的疾病起源原因，临床一些患者以出现巧克力囊肿作为手术适应证，操作过程中巧克力囊肿破裂常不可避免，由此造成分期的升级。上述研究结论对于临床医师处理有强烈生育愿望的 OCCC 患者时具有借鉴作用。

早期 OCCC 患者术后是否需要辅助化疗目前暂无统一意见。2023 年 NCCN 指南明确推荐，对于ⅠA、ⅠB 及ⅠC1 期 OCCC 术后可以辅助化疗 3~6 个疗程，或者观察；对于ⅠC2/ⅠC3 期 OCCC 术后需全身辅助化疗。日本临床肿瘤小组推荐ⅠA 期患者在行 FSS 后辅助化疗 3~6 个疗程。根据 Takano 等的总结，未接受辅助化疗的ⅠC 期 OCCC 患者 FSS 术后复发率为 75%，而接受辅助化疗的患者术后复发率可降至 18%，强调了ⅠC 期 OCCC 患者术后辅助化疗对 FSS 临床获益的重要性。而欧美研究中辅助化疗似乎对 OCCC 患者生存的改善作用有限，这可能也与人种间的差异相关。

有研究报道，OCCC 患者行 FSS 后的复发时间，从手术到妊娠的中位间隔为 41.5 个月。绝大多数研究表明，复发多在停止治疗后的 2 年内发生。因此，为了保证妊娠期间的安全性，可建议 OCCC 患者在行 FSS 2 年后尝试妊娠。

北京协和医院尚无仅针对 OCCC 的保留生育功能治疗的研究，但以往研究中 FSS 并不增加包括 OCCC 在内的高危型 EOC 患者的复发及死亡风险。目前日本正在进行一项前瞻性临床研究（JCOG1203），针对ⅠA 期透明细胞组织学和ⅠC 期单侧 1/2 级非透明细胞组织学的非随机验证性试验，主要终点为 5 年总生存期，次要终点是其他生存终点和与生殖相关的因素。目前该试验结果尚未披露，期待该项试验未来为 OCCC 患者行 FSS 治疗提供新的临床证据。

六、低级别卵巢癌保留生育功能的治疗

低级别卵巢癌作为一类分化好的卵巢癌，是行 FSS 的主要人群。针对这部分患者，主要的关注点在于ⅠC2 及ⅠC3 期患者，甚至更晚期患者行 FSS 的安全性。欧洲较早期的一项报道共收集 152 例接受 FSS 的卵巢癌患者，其中ⅠA 期 88 例、ⅠB 期 2 例、ⅠC 期 51 例、Ⅱ期 2 例、ⅢA 期 3 例、ⅢC 期 6 例。累计 52 例妊娠，其中 38 例足月分娩，2 例异位妊娠，6 例自然流产，4 例终止妊娠，2 例结局不详。2023 年 NCCN 指南强调了全面分期手术在早期卵巢癌保留生育功能治疗中的重要性，明确推荐了ⅠA 和ⅠB 期患者的手术范围，但全文均未对ⅠC 期患者保留生育功能的治疗做出明确推荐和讨论。

Kajiyama 等报道，与ⅠA 和ⅠC1 期患者相比，ⅠC2 期或ⅠC3 期患者腹膜复发的风险更高。一项研究回顾了 2008—2015 年瑞典全人群的、被诊断为ⅠA 或ⅠC 期、18~40 岁的 83 例 EOC 患者的临床数据，其中 36 例行 FSS、47 例行 RS；中位随访时间无差异，分别为 63（16~111）个月和 64（21~112）个月；ⅠA 期复发率为 7%，ⅠC1 期复发率为 12%，ⅠC2 期复发率上升至 22%，但生存期结局无统计学差异。一项研究纳入 7 个中心共 29 例 EOC 行 FSS 的患者（ⅠA 期 14 例，ⅠC1 期 6 例，ⅠC3 期 9 例），中位随访时间为 60.6 个月，ⅠA/ⅠC1 期患者 5 年 DFS 和 OS 分别为 90.9% 和 100.0%，ⅠC3 期患者为 43.8% 和 87.5%（DFS 有统计学差异，$P=0.026$；OS 无统计学差异，$P=0.712$）。另一项研究报道显示，ⅠC2/ⅠC3 期患者的 DFS 和 OS 均比ⅠA 期患者差（OS，$P=0.030$；DFS，$P<0.005$）。总体来看，ⅠC2/ⅠC3 期的预后较ⅠA 期差是肿瘤生物学特性的体现，特别是ⅠC3 期可能提示肿瘤的远处转移，但要获得准确的统计学数据需要积累足够的样本数。有学者估计，要发现ⅠC 期疾病患者的生存率有 20% 的差异，需要 1282 例患者的队列研究，其中 52 例死亡。显然，获得这样的循证证据在临床上有一定的困难。

有研究表明，肿瘤分期与复发率及预后无关。一项系统综述确定了 151 例接受 FSS 的ⅠC2/Ⅰ

C3 期患者，累计复发率为 19.3%（$n=29$），死亡 12 例（6.7%），中位复发时间为 19（1.0~128.5）个月。42%（11/26）的患者肿瘤复发仅累及卵巢，15%（4/26）的患者有淋巴结转移，35%（9/26）的患者有盆腔或腹腔转移，8%（2/26）的患者有远处肿瘤复发。鉴于较高的生存率与较高的残留卵巢癌复发率，作者认为ⅠC2/ⅠC3 期患者行 FSS 是可行的。在临床实践中，对ⅠC2/ⅠC3 期，强烈要求保留生育功能的患者应充分知情。

北京协和医院回顾 2000 年 1 月至 2016 年 12 月收治的 40 例行 FSS 的ⅠA/ⅠC 期低级别患者临床数据，中位随访时间为 54（25~201）个月，2 年和 5 年无病生存率分别为 95.0% 和 87.5%，未发生死亡，妊娠期无肿瘤复发。

七、卵巢黏液性癌保留生育功能的治疗

卵巢黏液性癌［也称"黏液性卵巢癌"（mucinous ovarian cancer，MOC）］占所有 EOC 患者的 2%~3%，大多数 MOC 为单侧，可在早期发现，预后良好，5 年无病生存率超过 90%。MOC 患者通常比高级别浆液性卵巢癌患者更年轻，因此，MOC 患者可以保留生育功能是 NCCN 指南的明确推荐，并且未对肿瘤分期做出明确约束。

在 MOC 患者中行 FSS 的安全性已经得到证实。一项仅限于ⅠA~ⅠC 期 MOC 患者的研究显示，148 例患者中有 41 例接受了 FSS，其余接受 RS，作者报道的总生存率分别为 94.4% 和 97.3%，FSS 和 RS 后的 5 年无病生存率分别为 90.5% 和 94.4%。另一项研究包括 35 例接受 FSS 治疗的 MOC 患者，5 年和 10 年的疾病特异性生存率分别为 91.3% 和 81.4%，而接受根治性手术的患者分别为 86.4% 和 81.8%。

MOC 的病理类型（膨胀性/浸润性）、淋巴结清扫及术后辅助化疗对行 FSS 患者的预后似乎无影响。2017 年，Gouy 等发表了一项回顾性调查研究结果，对 21 例单侧 MOC 患者进行了单侧输卵管-卵巢切除术，中位随访时间为 46 个月，2 例患者出现复发，其中 1 例为膨胀性肿瘤，另一例为浸润性肿瘤。基于以上结果，作者认为 MOC 的类型（膨胀性/浸润性）不影响Ⅰ期 MOC 的肿瘤预后。

一项单中心回顾性分析纳入 2003 年 1 月至 2018 年 12 月收治的 38 例 40 岁以下行 FSS 的 MOC 患者，其中 18 例（47.4%）行全面淋巴结清扫，11 例（28.9%）行淋巴结取样，9 例（23.7%）未行淋巴结清扫，中位随访时间为 52.5 个月。结果显示，淋巴结切除手术方式对 FSS 治疗后存活期无显著影响。作者建议进行保留生育功能治疗的 MOC 患者，若未发现可疑淋巴结，无须行盆腔及腹主动脉旁淋巴结切除术。近 2 年的 NCCN 指南已明确推荐，如探查淋巴结阴性，MOC 患者无须行淋巴结切除术。

MOC 是一类对化疗不敏感的肿瘤。Asioudis 等的回顾性研究共纳入 4811 例 MOC 患者，接受化疗者 1322 例，未接受化疗者 2920 例，两组间 OS 率无统计学差异（5 年 OS 率分别为 86.8% 和 89.7%）。招募 912 例ⅠC 期 MOC 患者，其中 520 例（57.0%）应用辅助化疗，结果显示，辅助化疗的使用与病因特异性生存率无关（$HR=1.296$，$95\%CI\ 0.846~1.984$，$P=0.233$）。

除ⅠA 及ⅠC 期 MOC 外，有研究回顾了 SEER 数据库及 NCDB 数据库，指出Ⅱ~Ⅳ期 MOC 患者行 FSS，与行 RS 组相比，总生存期无显著差异，但仍需其他研究进一步证实其安全性。

北京协和医院回顾性分析 1997—2019 年 159 例经组织学证实的单侧Ⅰ期 MOC 患者，78 例患者行 FSS，81 例患者行 RS，中位随访时间为 69 个月。结果显示，18 例患者复发，其中 FSS 组 12 例，RS 组 6 例，FSS 组和 RS 组各有 1 例患者死亡，多因素分析显示，两组间 DFS 无统计学显著性差异。浸润性肿瘤的 DFS 较膨胀性肿瘤差（$P=0.056$）。84.9% 的患者接受了淋巴结切除术，包

括 46 个膨胀性亚型和 11 个浸润性亚型。所有患者均未见淋巴结转移。62.9% 的患者接受了辅助化疗，接受和未接受辅助化疗的患者之间 DFS 没有差异。

八、生育力保护与辅助生殖技术在卵巢癌保留生育功能治疗中的应用

生育力保护及生育率促进是 FSS 的最终目标。综合 12 个系列报道了 EOC 患者行 FSS 后的生育数据显示，42%（339/802）希望在 FSS 后妊娠的患者中，67% 成功妊娠（226/339）。应该说，在女性生殖系统恶性肿瘤保留生育功能的治疗中，卵巢癌患者是最有希望经过自然受孕完成生育的。

术后辅助化疗被认为是影响卵巢功能的重要因素之一，化疗药物对卵巢的毒性见表 20-2。有研究指出，EOC 经 FSS 后的辅助化疗与生育能力下降无关（$aOR = 3.05$，95% CI 0.72 ~ 12.88，$P = 0.129\,8$），与治疗期间及治疗后闭经和提前绝经的风险也无关。促性腺激素释放激素激动剂（gonadotrophin releasing hormone agonist，GnRH-a）可能对化疗期间卵巢功能有一定保护作用，可暂时抑制卵巢功能，对中/低毒性化疗药物的保护作用更好。在最近的一项系统回顾和荟萃分析中，包括 873 例患者的 5 项随机试验，化疗同时给予 GnRH-a 可显著降低发生化疗诱导的卵巢功能不全的风险超过 60%。在另一项荟萃分析中，估计在使用 GnRH-a 进行卵巢抑制化疗后恢复卵巢功能的女性百分比为 72%~96%，这是单独化疗的 2 倍多。与单独化疗相比，化疗合并 GnRH-a 后妊娠的可能性高约 2 倍。这些结果在 2019 年 Cochrane 的综述中得到了证实，该综述显示，卵巢功能早衰的风险降低 50% 以上，月经恢复率提高 60%，妊娠概率提高近 60%。然而，也有研究发现，现有 GnRH-a 保护价值的相关研究存在明显缺陷，包括卵巢储备的定义不一致，以及缺乏盲法或安慰剂，并且没有证据表明 GnRH-a 在长期生育方面的成功，也没有证据表明治疗后患者的妊娠率有所提高。此外，GnRH-a 治疗后的主要不良反应已有报道，如骨质流失、潮热、阴道干燥、头痛、情绪波动和抑郁，以及闭经，并可能干扰雌激素敏感肿瘤对癌症治疗的反应。

表 20-2　不同化疗药物对卵巢的毒性

危险度	药物种类	药物名称
中危	烷化剂	顺铂、卡铂、多柔比星
	细胞骨架干扰剂	紫杉醇、多西他赛、白蛋白结合型紫杉醇
低危	抗生素类	博来霉素、放线菌霉素
	抗代谢物	甲氨蝶呤、巯基嘌呤、氟尿嘧啶
高危	烷化剂	环磷酰胺、异环磷酰胺、亚硝基脲、氯苯、美法仑、丁磺、丙卡嗪

虽然有多种技术可用于癌症患者的生育力保存，但在处理卵巢癌患者时，仅有卵母细胞冻存和胚胎冻存是适合的保存方法。

胚胎冻存是目前最成熟的生育力保存方法之一，它的成功取决于获得的卵母细胞及储存胚胎的数量和质量，其不存在恶性细胞植入的风险。但存在控制卵巢刺激，以及关于胚胎未来的重要伦理、法律和宗教等问题。

卵母细胞冻存是临床生育领域的成熟方法之一，不增加恶性肿瘤复发风险，但不能恢复患者自然妊娠的可能性，也不能恢复卵巢功能。对于不能延迟治疗的患者、雌激素敏感肿瘤患者、青春期前女孩，以及在卵母细胞收获过程中被认为有显著感染、出血或癌细胞扩散风险的患者，卵

母细胞冻存均不适用。携带 *BRCA* 基因突变的患者应该通过三代试管婴儿技术选择性保存卵母细胞和胚胎冻存。由于术前经阴道取卵可能存在卵巢包膜和/或肿块破裂，以及癌细胞经阴道多次穿刺外溢的风险，使分期从ⅠA期上升到ⅠC期，卵巢癌患者可考虑在手术中收集卵母细胞。体外卵母细胞提取是卵巢癌患者的一种选择，由于温度变化引起的减数分裂中断和卵巢切除后的缺血，从卵巢切除术到卵母细胞提取的时间必须最短。目前有一些卵巢癌卵母细胞冷冻后活产的个案报道，但有报道称，癌症患者卵母细胞孵化后的活产率较低，可能由诊断时卵巢储备不足，对刺激反应低等原因造成。

卵巢组织冻存包括在开始性腺毒性治疗之前通过手术去除整个卵巢皮层或组织条。收集组织后，应对部分碎片进行组织病理学检查，以确定是否存在恶性肿瘤细胞，并评估原始卵泡的密度。卵巢组织冻存不会延迟癌症治疗，因为它可在正确分期后立即进行，且独立于月经周期。由于它不需要控制卵巢刺激，对激素依赖性肿瘤是安全的，也是目前青春期前女孩的唯一选择。该技术的最大优势在于不仅可以恢复患者的生育能力，还可以恢复其内分泌功能。在肿瘤治疗后，组织可以解冻并移植回去。如果存在其他不孕因素，则可能自发或通过体外受精受孕。卵巢组织冻存的主要问题是有重新植入恶性肿瘤细胞的风险，因为恶性肿瘤细胞可以在冷冻-解冻的过程中存活，虽然迄今鲜有关于癌症复发的报道，但建议定期进行妇科监测。首例冷冻卵巢组织原位移植于 1999 年进行，此后有数例成功的活产报道，妊娠率为 23%~37%。

人工卵巢是指分离原始卵泡并将其转移到一个特别设计的支架上，即便如此，由于人工卵巢需要包含基质细胞，癌症再播种的风险可能无法完全消除。在 2018 年欧洲人类生殖与胚胎学会年会上，研究人员表示他们已经成功地将人类卵泡分离出来，并在由脱细胞卵巢组织制成的生物工程卵巢支架上将其生长到具有生物功能的程度，在冻存前，从卵巢组织中分离出早期卵泡。

参考文献

[1] American Cancer Society. Ovarian cancer. https：//www. cancer. org/content/dam/CRC/PDF /Public/8773. 00. pdf.

[2] MATTHEWS T J, HAMILTON B E. Delayed childbearing：more women are having their first child later in life [J]. NCHS Data Brief, 2009（21）：1-8.

[3] NASIOUDIS D, CHAPMAN-DAVIS E, FREY M K, et al. Could fertility-sparing surgery be considered for women with early stage ovarian clear cell carcinoma?[J]. J Gynecol Oncol, 2017, 28（6）：e71.

[4] SANTOS M L, PAIS A S, ALMEIDA S T. Fertility preservation in ovarian cancer patients [J]. Gynecol Endocrinol, 2021, 37（6）：483-489.

[5] EFTEKHAR M, POURMASUMI S, KARIMI-ZARCHI M. Preservation of ovarian function during chemotherapy and radiotherapy in young women with malignancies [J]. Iran J Reprod Med, 2014,

12（6）：377-382.

[6] SIEGEL R L, MILLERr K D, JEMAL A. Cancer statistics, 2020 [J]. CA Cancer J Clin, 2020, 70（1）：7-30.

[7] DISAIA P J. Conservative management of the patient with early gynecologic cancer [J]. CA Cancer J Clin, 1989, 39（3）：135-154.

[8] COLOMBO N, CHIARI S, MAGGIONI A, et al. Controversial issues in the management of early epithelial ovarian cancer：conservative surgery and role of adjuvant therapy [J]. Gynecol Oncol, 1994, 55（3 Pt 2）：S47-S51.

[9] SCHILDER J M, THOMPSON A M, DEPRIEST P D, et al. Outcome of reproductive age women with stage IA or IC invasive epithelial ovarian cancer treated with fertility-sparing therapy [J]. Gynecol Oncol, 2002, 87（1）：1-7.

[10] CRAFTON S M, COHN D E, LLAMOCCA E N, et al. Fertility-sparing surgery and survival among reproductive-age women with epithelial ovarian

cancer in 2 cancer registries [J]. Cancer, 2020, 126 (6): 1217-1224.

[11] National Comprehensive Cancer Network. (NCCN) Clinical Practice Guidelines in Oncology. Ovarian Cancer, Version 1, 2023. https: //www. nccn. org/professionals/physician_ gls/default. aspx.

[12] ARMSTRONG D K, ALVAREZ R D, BACKES F J, et al. NCCN Guidelines© insights: ovarian cancer, version 3. 2022 [J]. J Natl Compr Canc Netw, 2022, 20 (9): 972-980.

[13] LEDERMANN J A, RAJA F A, FOTOPOULOU C, et al. Newly diagnosed and relapsed epithelial ovarian carcinoma: ESMO Clinical Practice Guidelines for diagnosis, treatment and follow-up [J]. Ann Oncol, 2013, 24 Suppl 6: vi24-vi32.

[14] MORICE P, DENSCHLAG D, RODOLAKIS A, et al. Recommendations of the Fertility Task Force of the European Society of Gynecologic Oncology about the conservative management of ovarian malignant tumors [J]. Int J Gynecol Cancer, 2011, 21 (5): 951-963.

[15] MELAMED A, RIZZO A E, NITECKI R, et al. All-cause mortality after fertility-sparing surgery for stage I epithelial ovarian cancer [J]. Obstet Gynecol, 2017, 130 (1): 71-79.

[16] DU BOIS A, HEITZ F, HARTER P. Fertility-sparing surgery in ovarian cancer: a systematic review [J]. Onkologie, 2013, 36 (7-8): 436-443.

[17] FRUSCIO R, CORSO S, CEPPI L, et al. Conservative management of early-stage epithelial ovarian cancer: results of a large retrospective series [J]. Ann Oncol, 2013, 24 (1): 138-144.

[18] BENTIVEGNA E, FRUSCIO R, ROUSSIN S, et al. Long-term follow-up of patients with an isolated ovarian recurrence after conservative treatment of epithelial ovarian cancer: review of the results of an international multicenter study comprising 545 patients [J]. Fertil Steril, 2015, 104 (5): 1319-1324.

[19] LIU D H, CAI J, GAO A W, et al. Fertility sparing surgery vs radical surgery for epithelial ovarian cancer: a meta-analysis of overall survival and disease-free survival [J]. BMC Cancer, 2020, 20 (1): 320.

[20] XIE Q, MENG X L, LIAO Q Y. Oncologic outcomes of fertility-sparing surgery in early stage epithelial ovarian cancer: a population-based propensity score-matched analysis [J]. Arch Gynecol Obstet, 2022, 306 (5): 1679-1688.

[21] HOU Y M, YU H, HAO J T, et al. Women with ovarian cancer and with fertility preservation: a survival analysis using the surveillance, epidemiology, and end results database and construction of nomograms to predict cancer-specific survival [J]. Front Oncol, 2022, 12: 860046.

[22] JIANG X, YANG J X, YU M, et al. Oncofertility in patients with stage I epithelial ovarian cancer: fertility-sparing surgery in young women of reproductive age [J]. World J Surg Oncol, 2017, 15 (1): 154.

[23] CHAN J K, TEOH D, HU J M, et al. Do clear cell ovarian carcinomas have poorer prognosis compared to other epithelial cell types? A study of 1411 clear cell ovarian cancers [J]. Gynecol Oncol, 2008, 109 (3): 370-376.

[24] MUZII L, PALAIA I, SANSONE M, et al. Laparoscopic fertility-sparing staging in unexpected early stage ovarian malignancies [J]. Fertil Steril, 2009, 91 (6): 2632-2637.

[25] BENTIVEGNA E, GOUY S, MAULARD A, et al. Fertility-sparing surgery in epithelial ovarian cancer: a systematic review of oncological issues [J]. Ann Oncol, 2016, 27 (11): 1994-2004.

[26] MANDELBAUM R S, KLAR M, TAKIUCHI T, et al. Fertility-sparing treatment for early-stage epithelial ovarian cancer: contemporary oncologic, reproductive and endocrinologic perspectives [J]. J Obstet Gynaecol Res, 2020, 46 (8): 1263-1281.

[27] PRODROMIDOU A, THEOFANAKIS C, THOMAKOS N, et al. Fertility sparing surgery for early-stage clear cell carcinoma of the ovary; a systematic review and analysis of obstetric outcomes [J]. Eur J Surg Oncol, 2021, 47 (6): 1286-1291.

[28] SATOH T, HATAE M, WATANABE Y, et al. Outcomes of fertility-sparing surgery for stage I epithelial ovarian cancer: a proposal for patient selection [J]. J Clin Oncol, 2010, 28 (10): 1727-1732.

[29] KAJIYAMA H, SHIBATA K, MIZUNO M, et al.

Fertility-sparing surgery in patients with clear-cell carcinoma of the ovary: is it possible? [J]. Hum Reprod, 2011, 26 (12): 3297-3302.

[30] KAJIYAMA H, SHIBATA K, MIZUNO M, et al. Long-term survival of young women receiving fertility-sparing surgery for ovarian cancer in comparison with those undergoing radical surgery [J]. Br J Cancer, 2011, 105 (9): 1288-1294.

[31] SATOH T, YOSHIKAWA H. Fertility-sparing surgery for early stage epithelial ovarian cancer [J]. Jpn J Clin Oncol, 2016, 46 (8): 703-710.

[32] YOSHIHARA M, KAJIYAMA H, TAMAUCHI S, et al. Prognostic factors and effects of fertility-sparing surgery in women of reproductive age with ovarian clear-cell carcinoma: a propensity score analysis [J]. J Gynecol Oncol, 2019, 30 (6): e102.

[33] TAKANO M, TSUDA H, SUGIYAMA T. Clear cell carcinoma of the ovary: is there a role of histology-specific treatment? [J]. J Exp Clin Cancer Res, 2012, 31 (1): 53.

[34] TAKANO M, SUGIYAMA T, YAEGASHI N, et al. Less impact of adjuvant chemotherapy for stage I clear cell carcinoma of the ovary: a retrospective Japan Clear Cell Carcinoma Study [J]. Int J Gynecol Cancer, 2010, 20 (9): 1506-1510.

[35] SATOH T, TSUDA H, KANATO K, et al. A non-randomized confirmatory study regarding selection of fertility-sparing surgery for patients with epithelial ovarian cancer: Japan Clinical Oncology Group Study (JCOG1203) [J]. Jpn J Clin Oncol, 2015, 45 (6): 595-599.

[36] COLOMBO N, PARMA G, LAPRESA M T, et al. Role of conservative surgery in ovarian cancer: the European experience [J]. Int J Gynecol Cancer, 2005, 15 Suppl 3: 206-211.

[37] KAJIYAMA H, MIZUNO M, SHIBATA K, et al. Recurrence-predicting prognostic factors for patients with early-stage epithelial ovarian cancer undergoing fertility-sparing surgery: a multi-institutional study [J]. Eur J Obstet Gynecol Reprod Biol, 2014, 175: 97-102.

[38] JOHANSEN G, DAHM-KÄHLER P, STAF C, et al. A Swedish nationwide prospective study of oncological and reproductive outcome following fertility-sparing surgery for treatment of early stage epithelial ovarian cancer in young women [J]. BMC Cancer, 2020, 20 (1): 1009.

[39] WATANABE T, SOEDA S, NISHIYAMA H, et al. Clinical and reproductive outcomes of fertility-sparing surgery in stage I epithelial ovarian cancer [J]. Mol Clin Oncol, 2020, 12 (1): 44-50.

[40] PARK J Y, KIM D Y, SUH D S, et al. Outcomes of fertility-sparing surgery for invasive epithelial ovarian cancer: oncologic safety and reproductive outcomes [J]. Gynecol Oncol, 2008, 110 (3): 345-353.

[41] NASIOUDIS D, HEYWARD Q D, KO E M, et al. Fertility-sparing surgery for patients with stage IC2 or IC3 epithelial ovarian carcinoma: any evidence of safety? [J]. Int J Gynecol Cancer, 2022, 32 (2): 165-171.

[42] YIN J, WANG Y X, SHAN Y, et al. Pregnancy and oncologic outcomes of early stage low grade epithelial ovarian cancer after fertility sparing surgery: a retrospective study in one tertiary hospital of China [J]. J Ovarian Res, 2019, 12 (1): 44.

[43] ZAPARDIEL I, DIESTRO M D, ALETTI G. Conservative treatment of early stage ovarian cancer: oncological and fertility outcomes [J]. Eur J Surg Oncol, 2014, 40 (4): 387-393.

[44] KAJIYAMA H, SHIBATA K, MIZUNO M, et al. Fertility-sparing surgery in young women with mucinous adenocarcinoma of the ovary [J]. Gynecol Oncol, 2011, 122 (2): 334-338.

[45] LEE J Y, JO Y R, KIM T H, et al. Safety of fertility-sparing surgery in primary mucinous carcinoma of the ovary [J]. Cancer Res Treat, 2015, 47 (2): 290-297.

[46] GOUY S, SAIDANI M, MAULARD A, et al. Results of fertility-sparing surgery for expansile and infiltrative mucinous ovarian cancers [J]. Oncologist, 2018, 23 (3): 324-327.

[47] LI T T, LIU Y, XIE S X, et al. Systematic pelvic and para-aortic lymphadenectomy during fertility-sparing surgery in patients with early-stage epithelial ovarian cancer: a retrospective study [J]. Front Oncol, 2022, 12: 913103.

[48] NASIOUDIS D, HAGGERTY A F, GIUNTOLI R L, et al. Adjuvant chemotherapy is not associated with a survival benefit for patients with early stage mucinous ovarian carcinoma [J]. Gynecol Oncol,

· 2019, 154（2）：302-307.

［49］MATSUO K, HUANG Y M, ZIVANOVIC O, et al. Effectiveness of postoperative chemotherapy for stage IC mucinous ovarian cancer ［J］. Gynecol Oncol, 2019, 154（3）：505-515.

［50］LIN W, CAO D Y, SHI X H, et al. Oncological and reproductive outcomes after fertility－sparing surgery for stage I mucinous ovarian carcinoma ［J］. Front Oncol, 2022, 12：856818.

［51］CANLORBE G, CHABBERT-BUFFET N, UZAN C. Fertility-sparing surgery for ovarian cancer ［J］. J Clin Med, 2021, 10（18）：4235.

［52］CEPPI L, GALLI F, LAMANNA M, et al. Ovarian function, fertility, and menopause occurrence after fertility － sparing surgery and chemotherapy for ovarian neoplasms ［J］. Gynecol Oncol, 2019, 152（2）：346-352.

［53］SANTOS M L, PAIS A S, ALMEIDA SANTOS T. Fertility preservation in ovarian cancer patients ［J］. Gynecol Endocrinol, 2021, 37（6）：483-489.

［54］LAMBERTINI M, MOORE H C F, LEONARD R C F, et al. Gonadotropin － releasing hormone agonists during chemotherapy for preservation of o-varian function and fertility in premenopausal patients with early breast cancer：a systematic review and meta－analysis of individual patient-level data ［J］. J Clin Oncol, 2018, 36（19）：1981-1990.

［55］MUNHOZ R R, PRERIRA A A, SASSE A D, et al. Gonadotropin-releasing hormone agonists for o-varian function preservation in premenopausal women undergoing chemotherapy for early－stage breast cancer：a systematic review and meta－analysis ［J］. JAMA Oncol, 2016, 2（1）：65-73.

［56］CHEN H X, LI J K, CUI T, et al. Adjuvant gona-dotropin-releasing hormone analogues for the pre-vention of chemotherapy induced premature ovarian failure in premenopausal women ［J］. Cochrane Database Syst Rev, 2011（11）：CD008018.

［57］PORCU E, VENTUROLI S, DAMIANO G, et al. Healthy twins delivered after oocyte cryopreservation and bilateral ovariectomy for ovarian cancer ［J］. Reprod Biomed Online, 2008, 17（2）：265-267.

［58］ALVAREZ M, SOLÉ M, DEVESA M, et al. Live birth using vitrified——warmed oocytes in invasive ovarian cancer：case report and literature review ［J］. Reprod Biomed Online, 2014, 28（6）：663-668.

［59］DONNEZ J, DOLMANS M M. Fertility Preservation in Women ［J］. N Engl J Med, 2017, 377（17）：1657-1665.

［60］DOLMANS M M. Recent advances in fertility preser-vation and counseling for female cancer patients ［J］. Expert Rev Anticancer Ther, 2018, 18（2）：115-120.

［61］PINELLI S, BASILE S. Fertility preservation：current and future perspectives for oncologic patients at risk for iatrogenic premature ovarian in-sufficiency ［J］. Biomed Res Int, 2018, 2018：6465903.

［62］GAMZATOVA Z, KOMLICHENKO E, KOSTARE-VA A, et al. Autotransplantation of cryopreserved ovarian tissue——effective method of fertility pres-ervation in cancer patients ［J］. Gynecol Endocrinol, 2014, 30 Suppl 1：43-47.

［63］LADANYI C, MOR A, CHRISTIANSON M S, et al. Recent advances in the field of ovarian tissue cryopreservation and opportunities for research ［J］. J Assist Reprod Genet, 2017, 34（6）：709-722.

［64］DEMEESTERE I, SIMON P, EMILIANI S, et al. Orthotopic and heterotopic ovarian tissue transplan-tation ［J］. Hum Reprod Update, 2009, 15（6）：649-665.

［65］MCKENZIE N D, KENNARD J A, HMAD S. Fer-tility preserving options for gynecologic malignan-cies：a review of current understanding and future directions ［J］. Crit Rev Oncol Hematol, 2018, 132：116-124.

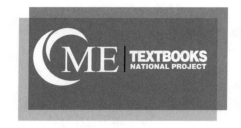

青少年及年轻人群妇科恶性肿瘤的遗传相关问题及长期管理

第21章

儿童及青少年发生生殖器官恶性肿瘤非常罕见。对于儿童及青少年生殖器官恶性肿瘤患者，在治疗时既要考虑肿瘤的预后，也要同时兼顾生育器官的保留及生育力的保护。妇科恶性肿瘤年轻患者常伴发遗传相关异常，需要进行遗传咨询及相关的基因检测。生育器官的保留及生育力的保护需求在青少年及 35 岁以下的成人患者中更为迫切，在治疗上也最为棘手。目前，很多学者倾向于把这一人群统称为青少年及年轻人群（adolescent and young adult，AYA），发病年龄包含青春期后及 35 岁以下成年人。AYA 妇科肿瘤发病年龄早，很多患者还未完成生育。肿瘤细胞类型及手术病理分期决定患者的治疗预后。对于有生育要求的患者应进行全面评估，从而谨慎选择进行生殖器官的保留及生育力的保护。

遗传性肿瘤综合征是指具有遗传易感性和家族聚集性的肿瘤，通常家族中有相关致病基因突变，患者的发病年龄相对年轻。AYA 肿瘤患者中，遗传性肿瘤综合征占比可高达 29%。妇科肿瘤相关的遗传病主要包括遗传性乳腺癌-卵巢癌综合征（hereditary breast and ovarian cancer syndrome，HBOC）、林奇综合征（Lynch 综合征）、利-弗劳梅尼综合征（Li-Fraumeni 综合征）、多发性错构瘤综合征（Cowden 综合征）、波伊茨-耶格综合征（PJ 综合征）及遗传性弥漫性胃癌。对存在遗传性肿瘤综合征的家族成员进行早期检测并给予相应的干预手段，有助于预防肿瘤发生、降低肿瘤风险、早期发现肿瘤及进行针对性治疗。对于家族中可能的 AYA 遗传易感基因携带者，遗传检测和咨询，以及综合治疗管理是极具挑战的难题，如何选择合适的时机进行检测、是否告知患者本人，以及如何进行遗传咨询及心理健康管理都值得进行深入的研究和探讨。本文就可能发生在 AYA 的遗传相关妇科肿瘤进行阐述，回顾并总结 AYA 妇科遗传性肿瘤的诊疗方法，对这些年轻患者提出综合性的管理建议。

一、青少年及年轻人群妇科肿瘤相关的遗传性肿瘤综合征

在目前已知的遗传性肿瘤综合征中，与 AYA 妇科肿瘤相关的主要为 HBOC、Lynch 综合征、Li-Fraumeni 综合征、Cowden 综合征及 PJ 综合征，其肿瘤疾病谱见表 21-1。

表 21-1　AYA 妇科肿瘤相关的遗传性肿瘤综合征及疾病谱

遗传性肿瘤综合征	乳腺癌	卵巢癌	内膜癌	结肠癌	其他肿瘤
HBOC	√	√	/	/	胰腺肿瘤、前列腺肿瘤、恶性黑色素瘤
Lynch 综合征	/	√	√	√	胃肿瘤、输尿管肿瘤、胆囊肿瘤、胰腺肿瘤、角质膜细胞瘤、肾肿瘤
Li-Fraumeni 综合征	√	/	/	√	肉瘤、脑肿瘤、肾上腺肿瘤
Cowden 综合征	√	/	√	√	甲状腺肿瘤、胃肠道错构瘤
PJ 综合征	√	√	/	√	子宫颈腺癌、胃肠道错构瘤、胰腺肿瘤、胃肿瘤、小肠肿瘤

注：√. 相关；/. 不相关；AYA. 青少年及年轻人群；HBOC. 遗传性乳腺癌-卵巢癌综合征。

1. HBOC　HBOC 是最常见的遗传性妇科肿瘤，通常是因 *BRCA*1、*BRAC*2 基因突变引起，以常染色体显性遗传方式在家族中传播。目前发现 *ATM*、*BRIP*1、*CDH*1、*CHEK*2、*NBN*、*NF*1、*PALB*2、*RAD51C*、*RAD51D* 等基因致病性突变也可引起 HBOC。人群中，HBOC 相关基因突变的发生率为 1/500。*BRCA*1 致病性基因突变携带者卵巢癌的终身累积发病风险为 39%～46%，从 35 岁开始发病风险逐渐增加；*BRCA*2 致病性基因突变携带者卵巢癌的终身累积发病风险为 12%～20%，从 40 岁开始发病风险逐渐增加。

为了预防晚期卵巢癌，建议对 HBOC 患者进行输卵管卵巢切除术（salpingo-ovariectomy，RR-SO）。在 HBOC 高风险女性（*BRCA*1 或 *BRCA*2 突变）中，降低风险的双侧 RRSO 与降低乳腺癌、卵巢癌、输卵管癌和原发性腹膜癌的风险相关；即使对于曾经患乳腺癌的女性，RRSO 也可降低其乳腺癌复发的风险。同时，手术的实施可发现高达 5% 的隐匿性卵巢癌、输卵管癌或原发性腹膜癌，从而达到早期诊断、早期治疗的目的。然而，需要引起重视的是，在这些卵巢癌高危女性中，降低卵巢癌风险后仍存在原发性腹膜癌的残留风险。RRSO 的手术时机应参考 *BRCA* 状态，*BRCA*1 突变人群推荐在 35～40 岁且完成生育后进行，*BRCA*2 突变人群推荐在 40～45 岁且完成生育后进行；若家族中存在相同突变的已发病患者，RRSO 的手术时机应提前至此患者发病年龄之前。推荐在腹腔镜下进行手术，首先应对上腹部、肠表面、网膜、阑尾（如果存在）和盆腔器官进行检查，发现任何腹膜异常均需进行活检。术中建议使用生理盐水 50 ml 进行盆腔冲洗，立即抽吸后进行冲洗液细胞学检查。该手术应尽量切除彻底，范围包括切除近端 2 cm 的卵巢血管或骨盆漏斗韧带、切除所有输卵管至子宫角部、切除卵巢和输卵管周围所有腹膜，特别是输卵管和/或卵巢和盆腔之间粘连的腹膜侧壁。

2. Lynch 综合征　3%～5% 的子宫内膜癌是由于遗传性因素引起，其中 Lynch 综合征是主要诱因，其又称为遗传性非息肉病性结直肠癌（hereditary nonpolyposis colorectal cancer，HNPCC）。Lynch 综合征的基因突变也为常染色体显性遗传，有较高的外显率，表现为 DNA 错位修复基因的缺陷，包括 *MLH*1、*MSH*2、*MSH*6、*PMS*2 和 *EPCAM*。Lynch 综合征是最常见的子宫内膜癌和结肠癌遗传性疾病，是第二常见的引起遗传性卵巢癌的基因突变。Lynch 综合征在人群中的发生率是 1/3000～1/600，致病基因突变携带者的结肠癌发病风险为 52%～82%，内膜癌为 25%～60%，卵巢癌为 4%～24%。

3. Li-Fraumeni 综合征　Li-Fraumeni 综合征是一种罕见的由于 *TP53* 突变引起的常染色体显性遗传疾病，可导致多发肿瘤，包括骨肉瘤、乳腺癌、结肠癌、肾上腺肿瘤、白血病、淋巴瘤和脑肿瘤。Li-Fraumeni 综合征的外显率很高，患者发病年龄较年轻，可于青少年时期起病，至 60 岁时肿瘤累积风险可高达90%。

4. Cowden 综合征 Cowden 综合征是常染色体显性遗传的 *PTEN* 基因致病性突变，相对罕见，在人群中的发病率为 1/200 000，主要表现为错构瘤，包括甲状腺、乳腺和子宫内膜的良恶性肿瘤。携带者发生乳腺癌的终身累积风险为 25%~50%，内膜癌为 5%~10%，结肠癌为 9%。

5. PJ 综合征 PJ 综合征是 *STK*11 基因突变常染色体显性遗传性综合征，满足以下 3 条中 2 条标准即可诊断：①胃肠道中 2 个或更多错构瘤样息肉；②嘴、唇、鼻、眼、外阴、手指皮肤黏膜色素沉着；③PJ 综合征家族史。PJ 综合征患者发生乳腺癌、卵巢性索间质肿瘤、子宫颈癌、子宫肿瘤、胰腺癌和肺癌、胃癌、结肠癌的终身累积风险明显高于正常人群。

二、遗传性肿瘤综合征家族成员的基因检测和遗传咨询策略

对于诊断为遗传性肿瘤综合征的先证者，应进行胚系的基因检测和遗传咨询，告知其家族成员，并建议进行基因检测。但这个决策对于家族中的年轻成员，尤其是儿童和青少年，是非常复杂且困难的，在临床实践中存在很多伦理问题和挑战。过早进行检测和咨询可能造成青少年患者产生严重的心理负担，而延迟检测和遗传咨询可能导致患者失去预防肿瘤发生的机会。对于一些成年发病的致病基因携带者，在青少年时期检测导致的精神伤害是不可忽略的。加之目前的遗传学检测对于突变基因的解读仍有很多空白和未知，且医师、患者家长和青少年患者本人可能有不同的立场和态度，故青少年肿瘤的遗传咨询一直是遗传性肿瘤疾病的一大难题，对这一问题的争论和探索仍在进行中。

2012 年，美国儿科学会（the American Academy of Pediatrics，AAP）和美国医学基因和遗传学会（the American College of Medical Genetics and Genomics，ACMG）联合发布对儿童/青少年的基因检测和遗传咨询声明。目前，对于儿童/青少年的遗传检测和咨询，至少有一点达成了共识，即"一切以孩子的利益出发"。这也需要结合医师、儿童/青少年及其家长的需求。

目前以下 3 点建议充分考虑：①是否只考虑该儿童/青少年，还是要考虑到家族中其他的年轻成员；②平衡该儿童/青少年目前的需求和未来的需求；③患者目前和未来的自主权益。

对于这些儿童和青少年来说，如果基因检测可能直接影响短期内的医疗决策，则应进行基因检测。但仅有非常少的疾病适合进行儿童/青少年的基因检测和遗传咨询，这些疾病的基因突变和遗传模式已研究清楚，相关基因突变的外显率和大致发病年龄已经明确，而且有可行的疾病预防方案和医疗决策。

总之，基因检测的时机至关重要。目前的观点是在可进行干预前再进行基因检测。这需要了解遗传性疾病的发病特点，从而制订检测计划。例如，对于存在遗传性视网膜母细胞瘤（retinoblastoma，RB）的家族，婴儿期就应进行 *RB* 基因的检测，因为这些儿童通常在 5 岁前发病。对于 *BRCA*1 基因突变的患者，35~40 岁开始发病的风险显著升高，故目前指南意见推荐在该年龄段预防性切除输卵管卵巢，这一年龄段发生卵巢癌的风险为 4.0%，仍高于一般人群风险的 1.8%。在给家族成员及家长做遗传咨询时，应充分交代风险及获益，在青少年长大、独立后，应遵循本人的意愿，选择进行基因检测的时机。对乳腺癌患者女儿遗传检测的问卷调查表明，大部分乳腺癌患者的女儿（75%）对基因检测和遗传咨询感兴趣并可接受。大多数情况下，推荐对家族中儿童/青少年基因检测时间节点为家族中先证者发病年龄减 5~10 岁。

随着基因检测方法的进步，基因检测可得到的结果越来越复杂，但真正能发现的致病或可能致病的基因突变只占少数，更多的是意义不明的变异（variants of unknown significance，VUS），有时也可能会发现一些其他基因突变，这些都给遗传咨询带来新的挑战。随着人们对遗传疾病和基

因突变认识的不断深入，希望未来为疾病的治疗和预防提供更多的策略。

三、青少年及年轻人群妇科肿瘤的长期随访

AYA妇科恶性肿瘤大多为生殖细胞肿瘤或支持间质肿瘤，年幼者可发生下生殖道软组织肉瘤、横纹肌肉瘤及透明细胞癌等。生殖细胞肿瘤有2个发病高峰，分别是3~7岁和14~18岁，这类肿瘤经规范治疗，预后非常好，患者可长期生存。对于其他病理组织类型的AYA妇科恶性肿瘤患者，随着肿瘤治疗手段的发展和生存支持的改善，患者的生存率得到很大的提高，但这些患者在肿瘤治愈后，仍面临许多其他健康方面的风险和挑战。儿童和青少年肿瘤长期存活者的远期发病率和死亡率都远高于正常人群，除了原发肿瘤的复发以外，其他身体疾病的发生率也较高（表21-2），这与早期激进的肿瘤治疗关系重大。以生殖细胞肿瘤为例，睾丸生殖细胞肿瘤患者治愈10年后的远期死亡率比正常人群增加23%，第二肿瘤是其最主要的死因，而非肿瘤死因也升高了15%；并且初治时化疗次数越多，死亡率升高越明显。因此，这些AYA肿瘤患者需要进行长期随诊和综合的医疗服务。

表21-2 儿童和青少年肿瘤长期存活者的其他系统性疾病

系统/器官	可能的远期影响
心理、行为	焦虑、抑郁、攻击性行为
神经认知	注意力缺陷、执行力损伤、学习障碍、周围神经病、卒中
听力	听力障碍
视力	青光眼、眼干燥症、视网膜炎、视神经损伤
口腔	牙齿牙根不发育、小牙症、口干症、放射性骨坏死
皮肤	纤维化、异常色素沉着
心血管	心肌病、冠心病、心包炎
呼吸	肺纤维化、间质性肺病
消化道	食管狭窄、肝静脉闭锁、肠梗阻、瘘、狭窄
泌尿	肾功能不全、出血性膀胱炎、膀胱纤维化
生殖	性腺功能不全、不孕
骨骼肌肉	骨量减低、骨质疏松、脊柱侧凸/脊柱后凸、肢体长度差异、成骨发育不全
内分泌、代谢	超重/肥胖、生长激素缺乏、甲状腺功能减退、性早熟、糖尿病
免疫	功能性脾功能减退、慢性感染
第二肿瘤	治疗相关的白血病、皮肤肿瘤、脑肿瘤、甲状腺肿瘤、乳腺肿瘤、直结肠肿瘤

国际上一些国家和机构发起并制定了儿童和青少年肿瘤存活者长期随访的建议和指南，包括儿童肿瘤组织（Children's Oncology Group），以及英国、日本等儿童肿瘤协作组等。欧洲成立了全欧青少年肿瘤存活者网络（Pan-European Net-work for Care of Survivors After Childhood and Adolescent Cancer，PanCare）及国际组织（International Late Effects of Child- hood Cancer Guideline Harmonization Group，IGHG）。

儿童和青少年肿瘤长期存活者的随访原则包括：①早期发现；②适时干预；③预防远期不良

反应。对于这些年轻患者,尤其是儿童,随访检查可能会导致过度诊断,并给患者带来心理压力。因此,一定要重视随访的有效性,在患者肿瘤情况和治疗情况的综合考量下,充分结合循证医学的结果,制定简单有效的随诊方案。COG 和 IGHG 等组织每隔数年更新随访指南,可作为随访参考,医师和患者可通过 Passport for Care 网站(https://www.passportforcare.org/en/)注册并输入相关信息,生成有针对性的长期随访建议。

临床上,筛查、诊断、治疗及长期管理具有肿瘤风险的 AYA 肿瘤患者是一项极其困难的任务,不但需要对疾病进行充分的学习和认识,注重循证,紧跟前沿,还要考虑这一特殊年轻段人群可能面临的身体、心理、社会等多方面因素。医师不但需要充分应用临床专业知识,还要结合 AYA 患者的个体化需求,综合进行管理和支持,才能让这一特殊群体得到更好的诊疗。

参考文献

[1] TESTA J R, MALKIN D, SCHIFFMAN J D. Connecting molecular pathways to hereditary cancer risk syndromes [J]. Am Soc Clin Oncol Educ Book, 2013 (33): 81-90.

[2] Hereditary cancer syndromes and risk assessment: ACOG committee opinion, number 793 [J]. Obstet Gynecol, 2019, 134 (6): e143-e149.

[3] HAMPEL H, BENNETT R L, BUCHANAN A, et al. A practice guideline from the American College of Medical Genetics and Genomics and the National Society of Genetic Counselors: referral indications for cancer predisposition assessment [J]. Genet Med, 2015, 17 (1): 70-87.

[4] KESSERWAN C, FRIEDMAN R L, BRADBURY A R, et al. The advantages and challenges of testing children for heritable predisposition to cancer [J]. Am Soc Clin Oncol Educ Book, 2016, 35 (36): 251-269.

[5] LAINIE F R, HOWARD M S, KAREN L D, et al. Technical report: ethical and policy issues in genetic testing and screening of children [J]. Genet Med, 2013, 15 (3): 234-245.

[6] JENNINGS C, WYNN J, MIGUEL C, et al. Mother and daughter perspectives on genetic counseling and testing of adolescents for hereditary breast cancer risk [J]. J Pediatr, 2022, 251: 113-119. e7.

[7] LANDIER W, SKINNER R, WALLACE W H, et al. Surveillance for late effects in childhood cancer survivors [J]. J Clin Oncol, 2018, 36 (21): 2216-2222.

[8] HELLESNES R, MYKLEBUST T R, FOSSÅ S D, et al. Testicular cancer in the cisplatin era: causes of death and mortality rates in a population-based cohort [J]. J Clin Oncol, 2021, 39 (32): 3561-3573.

[9] POWELL C B, CHEN L M, MCLENNAN J, et al. Risk-reducing salpingo-oophorectomy (RRSO) in BRCA mutation carriers: experience with a consecutive series of 111 patients using a standardized surgical pathological protocol [J]. Int J Gynecol Cancer, 2011, 21: 846-851.

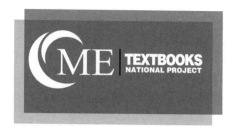

妊娠期恶性肿瘤的治疗与生育力保存

冯凤芝

中国医学科学院　北京协和医学院　北京协和医院

第 *22* 章

　　据估计，每1000名妊娠期女性中就有1人被诊断为恶性肿瘤。恶性肿瘤的标准治疗包括手术、放射治疗（简称"放疗"）和全身治疗［如化学治疗（简称"化疗"）、免疫治疗、靶向治疗和激素治疗］。对于妊娠期恶性肿瘤患者，由于对胎儿具有潜在危害，针对特定肿瘤的既定治疗方法可能不适用。在制定妊娠期恶性肿瘤患者的治疗方案时，需最大限度减少对母体及发育中胎儿的负面影响，除考虑肿瘤的组织学、发生部位和疾病分期外，还要考虑患者的年龄、身体状况、胎儿妊娠周数及患者对未来妊娠的需求。每个患者的管理都需要由个体化多学科团队组成，包括内科医师、手术医师、放射肿瘤科医师、产科医师、放射科医师和医学物理治疗师，他们与患者一起制定治疗方案。此外，传统的伦理审查使得妊娠期和哺乳期女性无法参与恶性肿瘤治疗的临床试验，因此，一直缺乏妊娠期恶性肿瘤治疗的安全性和有效性的数据资料。越来越多的文献报道了关于对发育中胎儿造成最小风险的治疗方案，专家们也已认识到，需要继续推进妊娠期恶性肿瘤治疗的研究和循证指南的制订。近年来，手术和放射技术的改进扩大了其在妊娠期使用的可能性。与部分传统化疗方法相比，免疫检查点抑制剂（immune checkpoint inhibitor, ICI）和靶向治疗等的系统性影响更小，治疗更精准。为此，本文复习近年文献，讨论妊娠期恶性肿瘤的治疗与生育力保存的相关问题。

一、妊娠期恶性肿瘤的治疗

　　妊娠期恶性肿瘤的病理生理学目前尚不十分清楚，可能由多种复杂因素组成。可能的机制包括雌、孕激素水平升高，胎盘血管生成因子产生及免疫抑制。妊娠相关的生理变化可能掩盖肿瘤的症状，或误认为肿瘤的症状是由妊娠引起，从而导致诊断延迟。

　　妊娠期恶性肿瘤的诊断和分期通常涉及医学影像检查。患者首选没有电离辐射的检查，如超声和MRI。传统的恶性肿瘤治疗方法包括手术治疗、化疗和免疫治疗等的系统治疗，以及放疗，或上述治疗方法的联合治疗。妊娠期恶性肿瘤的治疗方法选择在很大程度上取决于胎儿的妊娠周数。

（一）手术治疗

　　手术是争议最小的治疗妊娠期肿瘤的方法。它可在妊娠期任何时间进行，只是有时需要根据具体情况改变手术入路和麻醉方式。手术医师必须考虑母体和胎儿的安全并将预防流产或早产作为治疗目标之一，以实现恶性肿瘤的最佳手术治疗。

理想的手术时间是在中期妊娠时期，并且由熟悉妊娠期解剖与生理变化的手术医师和麻醉医师进行。手术治疗通常是早期恶性肿瘤的一线治疗方法。例如，对于妊娠期宫颈癌患者，其治疗方案的选择取决于胎龄和疾病分期。手术治疗可能包括宫颈锥切术、单纯宫颈切除术和盆腔淋巴结切除术。在妊娠期行广泛性宫颈切除术是非常危险的，可能导致患者发生严重的失血。

妊娠期的麻醉包括由于妊娠生理变化而进行彻底预充氧。术前可给予减少吸入性肺炎的药物，但患者发生误吸的风险通常很小。在目前常用的麻醉药物中，尚无明确对人类胎儿有害的药物，但该方面的数据有限。手术过程中应持续进行胎心监测，手术前后可应用多普勒超声评估胎儿心率。

妊娠期进行子宫手术时，通常建议使用宫缩抑制剂；而其他情况下，只有在出现子宫收缩时才考虑使用。术后应给予足够的镇痛和止吐药物。

（二）系统治疗

1. 化疗　是否应用新辅助化疗和/或辅助化疗，取决于恶性肿瘤的类型、分期和妊娠周数。一般来说，在妊娠的前3个月，由于妊娠丢失和先天性畸形的风险增加，应禁用化疗药物。在妊娠第12~14周后，使用包括细胞毒性治疗在内的多种抗癌药物是可行的。相反地，有些化疗药物已知有很高的致畸和/或致流产的潜在性，如抗代谢物甲氨蝶呤和阿糖胞苷，以及烷化剂达卡巴嗪和环磷酰胺，这些药物在妊娠期禁用。由于血管生成对正常胎盘和胎儿发育至关重要，抗血管内皮生长因子（vascular endothelial growth factor，VEGF）和其他抗血管生成药物通常在妊娠期禁用。在动物模型中，妊娠前3个月内使用细胞毒性药物与妊娠丢失、骨骼畸形和胎儿生长受限（fetal growth restriction，FGR）相关。然而，化疗对胎儿的影响除了取决于妊娠周数和药物类型外，还取决于多种因素，包括药物暴露的剂量和持续时间、药物的胎盘转运和母体的药动学。

在进行化疗的妊娠期恶性肿瘤患者中，常规需密切关注胎儿FGR和早产的发生情况。如果可能，应在妊娠第35~37周分娩。由于化疗导致造血和骨髓抑制，通常在预期分娩前至少3周停止治疗，以保证母体和胎儿的骨髓得到恢复。多数情况下，为排除转移性疾病，在胎儿出生后，应对胎盘进行评估。

2. 免疫治疗　包括ICI、溶瘤病毒和过继细胞输注的免疫治疗是肿瘤治疗的新选择，但它们在妊娠期的使用尚未得到充分研究。已报道的文献包括理论假设、临床前研究的经验和病例报告。由于对妊娠的风险未知，免疫治疗前应对患者进行个体化评估，以确定妊娠期治疗的风险-效益比。肿瘤免疫治疗的目的是重新激活患者的免疫系统，以克服适应性免疫抵抗并去除肿瘤细胞，但这可能与母体免疫系统对半同种异体胎儿产生耐受性的需要相冲突。已有研究证明，靶向程序性死亡受体1（programmed death-1，PD-1）/程序性死亡受体配体1（programmed death-ligand 1，PD-L1）的部分免疫疗法可增加动物的自然流产率。然而，美国国家癌症研究所（National Cancer Institute，NCI）不良事件报告系统发布的一项最新回顾性研究数据显示，在9例接受免疫治疗期间妊娠的黑色素瘤女性患者（临床试验在2011—2020年）中，有6例正常足月分娩，1例因子痫前期早产，2例选择性流产。一旦发现妊娠，所有正在接受治疗的患者都停止了免疫治疗。

所有接受免疫治疗的妊娠期患者应在国家和国际数据库中注册，以帮助获得更多的妊娠期免疫治疗的数据。由于妊娠期免疫治疗的临床结果尚不清楚，美国国家综合癌症网络（National Comprehensive Cancer Network，NCCN）建议所有育龄期患者在免疫治疗期间，以及最后一剂免疫治疗后至少5个月（5~10个半衰期，取决于药物）内需进行有效避孕。其他免疫治疗方法，包括细胞因子、疫苗、免疫调节药物和双特异性T细胞接合剂的长期不良反应尚不清楚，故基于这些药物的半衰期给予推荐。免疫治疗需要多学科支持，并在整个妊娠期密切监测胎儿并发症，如胎儿 FGR 和胎盘功能不全。ICI 可引起免疫相关不良事件（包括胃肠道、内分泌和皮肤毒性），应在整个治疗过程中监测患者情况。新生儿也可能存在这种免疫治疗相关毒性的风险，由于转运机制的原因（妊娠前 14 周不存在），胎盘转运最易发生在中晚期妊娠和晚期妊娠。

3. 靶向治疗　靶向治疗是指针对恶性肿瘤细胞中特定基因改变的药物。最常见的靶向治疗药物是单克隆抗体和小分子药物，如血管生成抑制剂和酪氨酸激酶抑制剂。靶向治疗可以是恶性肿瘤特异性的，也可以是"与肿瘤类型无关"的，这意味着它们对不同类型肿瘤中发现的特异性分子改变具有高度选择性。

关于妊娠期靶向治疗安全性的资料有限，故大多数药物都避免在妊娠期使用。曲妥珠单抗是一种常用于治疗 HER2 阳性的非妊娠期绝经前乳腺癌的靶向药物。已知曲妥珠单抗在中期和晚期妊娠使用可导致胎儿肾脏中表皮生长因子 2 的阻断，从而抑制肾细胞增殖，导致羊水过少。因此，通常建议乳腺癌患者靶向治疗后 6 个月才能妊娠。但也有一些已接受某些靶向治疗的患者并未出现重大不良妊娠结局的报道。例如，一项在妊娠前（2 年内）或妊娠期间接触利妥昔单抗的小型病例研究显示，只有少数患者出现了不良结局（如妊娠高血压和糖尿病），还有 3 种不同系统的先天性异常（多发血管瘤、双侧髋关节发育不良和喉裂），但没有主要结构异常的报告。

4. 激素治疗　与靶向治疗一样，大多数激素治疗在妊娠期应用的数据不足。从接受他莫昔芬治疗期间发生妊娠的乳腺癌患者中可了解到妊娠期使用他莫昔芬的数据资料。尽管多数患者并未显示有害影响，但已有关于胎儿异常的报道，如胎儿发生外生殖器性别不清和颅面缺陷。一旦发现患者妊娠，通常停用他莫昔芬，并推迟到分娩后再使用。

（三）放疗

由于放疗会将发育中的胎儿暴露于放射线中，通常在妊娠期禁用。当放疗作为恶性肿瘤治疗的组成部分时，通常会被推迟到分娩后进行。仅有少数患者，在治疗部位距子宫较远时，如下肢远端、颈部和脑肿瘤患者，会在妊娠期接受放疗。另外，晚期乳腺癌患者在早期妊娠后也会考虑放疗。

在过去的 30 年里，随着放疗技术的进步，放射剂量已经能更精确地传递到肿瘤组织中。过去放射野是由二维计划确定，现在很大程度上已经由三维适形放疗技术（three dimensional conformal RT，3DCRT）所取代，以实现更精确的靶向。这些技术包括调强适形放疗、容积弧形调强放疗和大剂量立体定向放疗。然而，在妊娠期必须考虑低剂量放疗时，调强适形放疗可导致大量组织暴露于低剂量。因此，由一个跨学科专家团队为妊娠期恶性肿瘤患者制订适当的治疗方案十分必要。影像学检查在放疗中发挥重要作用，包括制订治疗计划和图像引导下的剂量传递，以提高靶向肿瘤的高精度和准确性。对于妊娠期患者，MRI 是优于 CT 的首选影像学检查。

二、恶性肿瘤治疗后对生育力的影响

恶性肿瘤治疗可能会对未来生育造成影响。部分化疗药物（特别是烷化剂）可导致卵巢功能不全。他莫昔芬是一种抗雌激素药物，用于治疗激素受体阳性的乳腺癌患者，有妊娠需求的患者可能需要等到治疗结束后或暂时停止治疗后方可妊娠。据报道，接受他莫昔芬治疗的乳腺癌女性患者比未接受他莫昔芬治疗的女性妊娠可能性更小，其原因可能很复杂，但仅有一项研究显示患者卵巢储备并无显著降低。

盆腔放疗可破坏未成熟卵泡，导致卵巢储备减少和/或卵泡数量减少，最终导致生育力下降。对骨盆的放疗也会影响子宫，损害子宫弹性，导致子宫内膜血管结构的改变，从而可能导致流产、早产或低出生体重的风险增加。通过影像学检查，特别是 MRI 和超声检查，可观察到子宫体积减小、子宫内膜厚度变薄和血流减少。

对大脑的放疗会破坏神经内分泌轴，而下丘脑和脑垂体对高剂量的放疗特别敏感。促性腺激素释放激素（gonadotropin-releasing hormone，GnRH）、卵泡刺激素和黄体生成素的失调可影响雌二醇、孕酮和催乳素的分泌，从而导致生育力的改变。

如有可能，应尽早进行包括患者、肿瘤医师、妇产科医师，必要时包括生殖专家共同参与的多学科讨论，制定生育力保存方案。除了收养以外，还可选择卵母细胞冻存、胚胎冻存及 GnRH 处理抑制卵巢。子宫移植仍处于可行性试验的早期阶段，直到最近才有成功报道。对于有生育需求但由于恶性肿瘤治疗而无法生育的患者，子宫移植也可能作为保留生育功能治疗的选择之一。

三、总　　结

妊娠期恶性肿瘤并不常见，但也并非十分罕见。以往手术、化疗和放疗的恶性肿瘤标准治疗可能会对胎儿构成不必要的风险，此类患者给临床提出了一个独特的治疗挑战。医学持续的进步正在帮助改善这些患者的治疗策略。妊娠期的手术治疗对于某些妊娠期恶性肿瘤患者是一种安全有效的治疗选择。特定的化疗已被证明在妊娠期是可行的，特别是在胎儿器官已发生的中期妊娠。最新的全身治疗，如免疫治疗和靶向治疗具有复杂的作用机制，虽然需要更多的数据支持，但某些治疗期间意外妊娠的患者并未发生严重的不良反应，这表明某些药物也许可用于妊娠期恶性肿瘤的治疗。电离辐射在妊娠期通常是禁用的，但具有更精确靶向的新技术允许在特定情况下安全使用，通常用于远离胎儿的疾病部位。妊娠期恶性肿瘤的治疗非常复杂，需要一个专家团队来最大限度地使母体受益并尽量减少对胎儿的危害。在妊娠期恶性肿瘤患者中，影像学在诊断、制订治疗计划、随访及并发症监测中都发挥着重要作用。

参考文献

[1] New Drugs Raise Old Questions about Treating Cancer During Pregnancy. NIH National Cancer Institute，Updated 5/25/22. Accessed July 22，2022.

[2] HEPNER A，NEGRINI D，HASE E A，et al. Cancer during pregnancy：the oncologist overview [J]. World J Oncol，2019，10（1）：28-34.

[3] AMANT F，HAN S N，GZIRI M M，et al. Management of cancer in pregnancy [J]. Best Pract Res Clin Obstet Gynaecol，2015，29（5）：741-753.

[4] SILVERSTEIN J，POST A L，CHIEN A J，et al. Multidisciplinary management of cancer during pregnancy [J]. JCO Oncol Pract，2020，16（9）：545-557.

[5] WOLTERS V，HEIMOVAARA J，MAGGEN C，et al. Managementof pregnancy in women with cancer [J]. Int J Gynecol Cancer，2021，31（3）：314-322.

[6] Nonobstetric surgery during pregnancy. ACOG CommitteeOpinion No. 775. American College of Obstetricians and Gynecologists [J]. Obstet Gynecol，2019，133：e285-e286.

[7] PASTERNAK B，SVANSTRÖM H，HVIID A. Ondansetron in pregnancy and risk of adverse fetal outcomes [J]. N Engl J Med，2013，368（9）：814-823.

[8] ANDERKA M，MITCHELL A A，LOUIK C，et al. Medications used to treat nausea and vomiting of pregnancy and the risk of selected birth defects [J]. Birth Defects Res A Clin Mol Teratol，2012，94（1）：22-30.

[9] BORGERS J，HEIMOVAARA J，CARDONICK E，et al. Immunotherapy for cancer treatment during pregnancy [J]. Lancet Oncol，2021，22（12）：e550-e561.

[10] AMANT F，BERVEILLER P，BOERE I A，et al. Gynecologic cancers in pregnancy：guidelines based

on a third international consensus meeting [J]. Ann Oncol, 2019, 30 (10): 1601−1612.

[11] SCHWAB R, ANIC K, HASENBURG A. Cancer and pregnancy: A comprehensive review [J]. Cancers (Basel), 2021, 13 (12): 3048.

[12] POGGIO F, TAGLIAMENTO M, PIRRONE C, et al. Update on the management of breast cancer during pregnancy [J]. Cancers (Basel), 2020, 12 (12): 3616.

[13] MITTRA A, NAQASH A R, MURRAY J H, et al. Outcomes of pregnancy during immunotherapy treatment for cancer: analysis of clinical trials sponsored by the National Cancer Institute [J]. Oncologist, 2021, 26 (10): e1883−e1886.

[14] DUMA N, LAMBERTINI M. It is time to talk about fertility and immunotherapy [J]. Oncologist, 2020, 5 (4): 277−278.

[15] LAVACCHI D, ROVIELLO G, D´ANGELO A. Tumor-agnostic treatment for cancer: When how is better than where [J]. Clin Drug Investig, 2020, 40 (6): 519−527.

[16] VANDENBROUCKE T, VERHEECKE M, FUMAGALLI M, et al. Effects of cancer treatment during pregnancy on fetal and child development [J]. Lancet Child Adolesc Health, 2017, 1 (4): 302−310.

[17] PERROTTA K, KIERNAN E, BANDOLI G, et al. Pregnancy outcomes following maternal treatment with rituximab prior to or during pregnancy: a case series [J]. Rheumatol Adv Pract, 2021, 5 (1): rkaa074.

[18] BUONOMO B, BRUNELLO A, NOLI S, et al. Tamoxifen exposure during pregnancy: A systematic review and three more cases [J]. Breast Care (Basel), 2020, 15 (2): 148−156.

[19] KAL H B, STRUIKMANS H. Radiotherapy during pregnancy: fact and fifiction [J]. Lancet Oncol, 2005, 6 (5): 328−333.

[20] BOERE I, LOK C, POORTMANS P, et al. Breast cancer during pregnancy: epidemiology, phenotypes, presentation during pregnancy and therapeutic modalities [J]. Best Pract Res Clin Obstet Gynaecol, 2022, 82: 46−59

[21] CORRADINI S, ALONGI F, ANDRATSCHKE N, et al. MR-guidance in clinical reality: Current treatment challenges and future perspectives [J]. Radiat Oncol, 2019, 14 (1): 92.

[22] National Cancer Institute. Fertility issues in women and girls with cancer [J]. Updated 2/24/20. Accessed September 3, 2022.

[23] SHANDLEY L M, SPENCER J B, Fothergill A, et al. Impact of tamoxifen therapy on fertility in breast cancer survivors [J]. Fertil Steril, 2017, 107 (1): 243−252.

[24] WAIMEY K E, SMITH B M, CONFINO R, et al. Understanding fertility in young female cancer patients [J]. J Womens Health (Larchmt), 2015, 24 (10): 812−818.

[25] BATES G E, TAUB R N, WEST H. Fertility and cancer treatment [J]. JAMA Oncol, 2016, 2 (2): 284.

[26] BRÄNNSTRÖM M, DAHM-KÄHLER P. Uterus transplantation and fertility preservation [J]. Best Pract Res Clin Obstet Gynaecol, 2019, 55: 109−116.

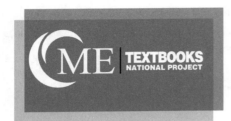

卵巢癌手术的多学科合作策略

第 23 章

金 滢
中国医学科学院 北京协和医学院 北京协和医院

卵巢癌具有腹腔内种植播散的特点，早期通常无症状，70%的患者在发现时即为晚期，给治疗带来很大挑战。卵巢上皮性癌的治疗以手术为基础，同时应辅助以化学治疗（简称"化疗"）等全身治疗。近年来，靶向药物维持治疗证据的不断出现，也给患者预后带来新的希望。卵巢癌治疗的复杂性，也决定了多学科诊疗团队（multidisciplinary team，MDT）在其治疗中占据重要地位。需要强调的是，卵巢癌治疗的 MDT 绝不仅限于卵巢癌手术前及术中的多学科会诊，而是以妇科肿瘤医师为主导，针对该疾病特点的影像学、外科手术、肿瘤病理和分子特点的综合考量；针对少数要求进行保留生育功能治疗的患者，应有生育力保存、辅助生殖等生殖科医师的参与。本文仅对卵巢癌手术 MDT 的术前评估和术中处理部分进行阐述。

一、卵巢癌手术的术前评估

卵巢癌的术前评估或治疗前评估需要兼顾患者的一般情况及肿瘤负荷。评估肿瘤负荷主要应用影像学和腹腔镜检查。腹腔镜检查的优点是可直观地观察到腹腔内病变的情况，但其具有一定的局限性，包括：①对于腹膜后病变，即淋巴结转移情况，以及肝、脾等实质脏器的转移则无法用腹腔镜观察到；②对于某些部位的病变，如肝上方右侧横膈病变，位于背侧靠近肝冠状韧带处的转移灶，用腹腔镜探查也有局限。影像学检查可弥补腹腔镜检查的局限性，包括增强 CT、增强 MRI 及正电子发射计算机体层显像（positron emission tomography and computed tomography，PET/CT）等，笔者团队应用较多的是增强 CT。

卵巢癌的影像学评估应以服务于手术为目的。卵巢癌的手术治疗目标是追求满意减瘤甚至肉眼无瘤。随着手术技术的提高，可进行腹膜切除和联合器官切除，满意减瘤率较从前提高，但随之而来，患者的术后病率增加，化疗延迟，同时生活质量下降。

卵巢癌影像学评估包括腹腔内病变及腹膜后淋巴结病变，建议采用增强 CT 进行评估。影像学评估对读片医师的要求较高，不仅要回答肿瘤转移部位的问题，更重要的是要回答手术难易程度、手术涉及范围等问题，给手术提供全面参考。因此，妇科肿瘤医师应学会自己读片，以获取放射科报告以外的信息。

1. 大网膜病变 大网膜是卵巢癌常见的受累部位，在卵巢癌手术中需常规切除。大网膜转移在增强 CT 下可表现为小的粟粒样种植、网状结节样或融合成包块，即所谓"大网膜饼"。如果病变位于网膜游离缘，即使病变很大，也不会增加手术难度；但如果"大网膜饼"与横结肠相连，或累及结肠系膜，则可能需要进行肠切除；如受累的肠管较长，可能不能达到满意减瘤，而需要进行新辅助化疗。

2. 肠系膜病变 由于腹水的流向，腹水中的肿瘤细胞容易种植在右下腹的肠系膜，故末段回肠更易受累。肠系膜受累的 CT 表现多样，可为肠系膜广泛浸润（表现为"脏脏的"肠系膜），或肠系膜上小的软组织结节或融合成包块，以第一种最为多见。广泛肠系膜受累还可使肠系膜僵硬挛缩，形成所谓"麻花肠"。肠系膜早期病变的识别较为困难，应仔细评估，在肠系膜血管影中辨别可能的转移病变。术前评估应注意识别严重的肠系膜病变如"麻花肠"，因为其可能导致不能满意减瘤。一般来说，CT 提示的肠道病变通常较手术探查时更轻。

3. 肝周病变 肝周横膈、肝表面包膜受累在卵巢癌中十分常见。由于腹水的流向及肝镰状韧带的阻挡，右侧横膈的病变更为多见，但肿瘤血行转移造成的肝实质转移在初治卵巢癌中并不常见。肝周横膈病变可能与肝表面粘连，继发性累及肝包膜，进而累及肝实质。肝周的腹水或病变与肝之间的清晰界限可除外肝实质受累。但肝实质如果与病变界限模糊，预示肝实质受累，会给手术造成一定困难。术前应根据肝受累的部位，充分制订手术计划，确定是否需要肝外科医师的协助。例如，对于肝肾隐窝病变，如延续到下腔静脉或胆囊窝，意味着手术难度非常大，可能需要外科医师的协助。

4. 脾实质及脾周病变 在卵巢癌中，左侧横膈可也受累，可能与脾粘连，侵犯脾包膜。另外，脾表面、大网膜病变均可能累及脾实质。脾实质受累通常需要进行脾切除，与肝切除相比，脾切除更为容易。在脾周病变中需要注意部分脾门病变，可保留脾而进行病灶切除，术前应仔细辨别脾门病灶与脾血管的关系，防止在切除病灶的过程中损伤脾血管而导致出血。

5. 腹膜后淋巴结 在卵巢癌中，腹主动脉旁淋巴结较盆腔淋巴结更易受累，评估时应尤其重视有无肾静脉水平以上的淋巴结转移，如肝门淋巴结、下腔静脉与门脉之间的淋巴结、腹腔干淋巴结及心膈角淋巴结，可能预示手术无法切净，需要进行新辅助化疗。除转移部位以外，对淋巴结的评估还应注意其与血管的关系。如果淋巴结仅增大，但界限清晰，呈光滑的圆形或椭圆形，通常意味着淋巴结切除不会很困难；但如果淋巴结与周围血管的界限不清，而且边界不规则，与血管壁融为一体，通常提示有淋巴结外周围脂肪组织受累，淋巴结与血管（特别是静脉）的关系密切，手术可能非常困难，术中应谨防出血。

二、卵巢癌手术的术中处理

卵巢癌手术的成功同样离不开术中外科手术团队的共同努力，特别对于困难的手术，需要有经验的外科医师参与，包括结直肠外科、肝外科及泌尿外科等。卵巢癌具有腹腔内播散、种植、转移的特点，与外科手术广泛性（根治性）切除手术不同，卵巢癌手术以切除病变做到肉眼无瘤为目的，故手术中应以妇科肿瘤医师为主导，对不同部位病变的处理符合卵巢癌的病变特点。

1. 对盆腹腔肠道受累的处理 对于盆腔病变，卵巢癌累及直肠、乙状结肠肠壁及系膜较多见。但与结直肠癌不同，卵巢癌通常为表浅种植，仅累及肠管及系膜表面的浆膜，而真正累及肠壁深层自外而内浸润肠黏膜者少见。结直肠外科对此类病变的处理方式通常是结直肠及系膜整块切除，但此类患者行肠管切除后可能因为张力过大而需要做预防性或永久性造口，给患者生理或心理造成伤害；即使可吻合，患者术后也需要经历肠道功能恢复和饮食过渡的过程，延长术后恢复时间，进而影响后续的辅助治疗。对于直肠及乙状结肠表浅浸润的患者，笔者团队近年尝试进行保留直肠和乙状结肠的盆腔病变整块切除，其要点为在双侧输尿管表面处理子宫血管，在阴道后壁切缘的下方进入直肠阴道隔，双侧整片切除盆腔腹膜及直肠系膜表面的浆膜，同时一并切除受累的直肠表面浆膜，对受损的直肠壁进行修补。与肠切除吻合相比，此术式的优点是同样可达到肉眼无瘤的目的，避免了肠切除吻合或造口，同时术后肠道功能恢复的时间大大缩短，而术后病率并未增加。该术式的使用也使医师积累了卵巢癌肠道受累患者的处理经验，可将直肠病变的处理方法推广到其他部位的肠管。例如，对于大网膜累及横结肠系膜和肠壁的处理也可采用类似方法，但在切除横结肠系膜表面病灶时，需注意避免损伤系膜血管，影响肠道血供。对于右侧结肠侧沟病变，如累及升结肠和回盲部肠壁，也可做类似处理。

2. 对肝周受累的处理　肝周，特别是右侧横膈是卵巢癌另一个容易转移的部位。对于初治卵巢癌，肝实质转移的ⅣB期患者相对少见，但横膈病变可能与肝包膜粘连，进而肝包膜受累，由外向内侵犯肝实质。对于无肝包膜受累的"纯粹"的横膈病变的处理相对简单，主要是进行肝的充分游离，即离断肝圆韧带、肝镰状韧带及冠状韧带后，将肝向左侧翻转，从而充分暴露横膈肿瘤所在部位。进行肝游离时要注意避免损伤肝静脉、下腔静脉、右肾静脉及肾上腺等。充分游离肝后，后续的横膈病变处理相对简单及安全，可行横膈表面腹膜切除或部分横膈切除，并进行膈肌修补。同样，对于右肾包膜表面受累，在肝游离充分的基础上也可较容易地完成。但如果肝包膜受累，进而进犯肝实质，手术会相对困难及复杂。一方面，病变可能累及肝肾隐窝并延续到下腔静脉表面，甚至有胆囊窝、肝十二指肠韧带表面的腹膜受累，病变严重者应寻求肝外科医师协助。另一方面，当肝实质受累，进行肝脏游离时，可能进一步损伤肝包膜，造成较大量出血，对此种情况应有预判，并根据术中情况随时处理。

对于卵巢癌患者管理来说，手术还远远不够，术后管理同样重要，不仅要将肿瘤切除干净，更应尽快开始后续规范的辅助治疗，才能真正延长患者的生存。

参考文献

[1] SHINAGARE A B, SADOWSKI EA, PARK H, et al. Ovarian cancer reporting lexicon for computed tomography (CT) and magnetic resonance (MR) imaging developed by the SAR Uterine and Ovarian Cancer Disease-Focused Panel and the ESUR Female Pelvic Imaging Working Group [J]. Eur Radiol, 2022, 32: 3220-3235.

[2] FERNANDES M C, NIKOLOVSKI I, LONG ROCHE K, et al. CT of ovarian cancer for primary treatment planning: what the surgeon needs to know-radiology in training [J]. Radiology, 2022, 304: 516-526.

[3] NOUGARET S, ADDLEY H C, COLOMBO P E, et al. Ovarian carcinomatosis: how the radiologist can help plan the surgical approach [J]. Radiographics, 2012, 32: 800-803, 1775-1800.

[4] SHAN Y, JIN Y, LI Y, et al. Rectosigmoid sparing en bloc pelvic resection for fixed ovarian tumors: Surgical technique and perioperative and oncologic outcomes [J]. Front Oncol, 2022, 12: 980050.

[5] TOZZI R, FERRARI F, NIEUWSTAD J, et al. Tozzi classification of diaphragmatic surgery in patients with stage IIIC-IV ovarian cancer based on surgical findings and complexity [J]. J Gynecol Oncol, 2020, 31: e14.

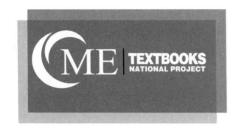

年轻子宫内膜癌患者保留生育功能治疗的现状及未来

第 24 章

曹冬焱
中国医学科学院 北京协和医学院 北京协和医院

子宫内膜癌（endometrial carcinoma，EC）又称子宫体癌，是女性生殖系统三大恶性肿瘤之一。近年来，子宫内膜癌已成为我国女性恶性肿瘤发病率增长最快的肿瘤之一。肥胖、高热量饮食、缺少运动等高危因素的增加，代谢异常导致的内分泌失调、月经异常在年轻女性中越来越常见，对于长期的月经异常缺乏正规的治疗和长期有效管理，以及我国女性晚孕不孕、少生少孕、缺乏口服避孕药意识导致保护因素不够，均导致子宫内膜癌在年轻女性中发病率显著增高。随着现代社会女性生育年龄的推迟，越来越多的年轻女性在诊断子宫内膜癌时尚未完成生育，此外，很多罹患子宫内膜癌的已生育的年轻女性仍有治疗肿瘤之后再次生育的迫切愿望。因此，对妇科肿瘤医师来说，为这些年轻的子宫内膜癌患者保留子宫从而保留其生育力是迫切需要完成的任务，也是必备的技能。

基于年轻子宫内膜癌患者病因多为缺乏周期性孕激素撤退性出血，肿瘤多局限于子宫内膜层，为分化较好的子宫内膜样腺癌，病程多半进展缓慢，对孕激素治疗反应良好，预后较好，采用高效孕激素保留患者生育功能已成为共识，近 10 年来，早期子宫内膜癌保留子宫的治疗也已进入国内外各大肿瘤专业协会的指南。对经过严格评估的低危早期年轻子宫内膜癌患者采用传统的连续口服高效孕激素的治疗方法可以获得 90% 以上的临床缓解率，但治疗上仍面临很多困难，指南适应证不能覆盖临床实践中的每一位患者，指南未提及的和无指引的年轻子宫内膜癌患者的治疗仍面临很多困境，例如，是否能够保留子宫，如何实现保留子宫，子宫保留之后能否生育等。如患者存在使用孕激素的相对禁忌证或既往对孕激素治疗无效、治疗缓解后再复发、内膜病情缓解后存在生殖问题等，其妊娠率和活产率，以及长期生存的管理和远期健康等问题也都一直是妇科肿瘤医师需要面临的新的考验和挑战。

一、子宫内膜癌保留生育功能治疗的规范化

（一）年轻早期子宫内膜癌患者保留生育功能治疗的适应证

国内外各大指南中关于子宫内膜癌能够进行保留生育功能治疗的人群的选择基本一致且多年来并无大的变化，国内最早的子宫内膜癌保留生育功能治疗指南是 2014 年由中华医学会妇科肿瘤学分会制定并出版的《中国妇科恶性肿瘤诊治指南》，其适应证为：①组织学诊断为高分化子宫内膜样腺癌；②影像学检查癌灶局限于子宫内膜，无肌层浸润、附件累及或远处转移；③年轻，有强烈生育愿望；④无药物治疗或妊娠禁忌证；⑤能良好沟通、充分依从并按时随访。

（二）年轻早期子宫内膜癌患者规范保留生育功能治疗的经典方案

经严格评估和充分知情后，给予患者每日持续足量口服高效孕激素进行治疗，常用药物剂量如下：每日口服醋酸甲羟孕酮500 mg，或甲地孕酮160~320 mg；每个月定期复诊，了解患者有无体重增长、阴道异常出血等情况，排除血栓栓塞性疾病，检查肝、肾功能，彩色多普勒超声监测子宫内膜厚度、附件及盆腔有无异常；服药3~4个月为一个疗程，疗程结束后，需要在宫腔镜下评估子宫内膜并取病理了解子宫内膜情况是否有逆转。子宫内膜病理达到完全缓解通常需要6~9个月。服药同时需要严格控制患者体重，同时需治疗高脂血症、胰岛素抵抗等并发症。

经高效孕激素规范治疗的早期子宫内膜癌患者具有相当高的疾病缓解率，北京协和医院收治的300余例子宫内膜癌及子宫内膜上皮内瘤变（endometrial intraepithelial neoplasia，EIN）患者疾病完全缓解（complete remission，CR）率在90%以上，总体妊娠率达30%，经积极辅助生育治疗妊娠率可达50%以上。

（三）专业多学科团队保障子宫内膜癌保留生育功能规范治疗的安全性和有效性

1. 治疗前的评估和充分知情非常重要　需要保证患者符合保留生育功能治疗的适应证，妇科肿瘤医师需要了解详细的病史、合并症和治疗史，有无孕激素治疗禁忌证；适应证要求无肌层受累，因此，需要有经验的影像学专家解读盆腔磁共振成像（MRI）结果，除外肌层受累及子宫外扩散；治疗前子宫内膜病理的审核应由妇科肿瘤病理医师确认为高分化子宫内膜样腺癌，必要时应行分子分型来除外高危型不适合保留子宫的患者；治疗前还需要生殖医师就患者月经及婚育情况、卵巢功能、患者本人及家庭的生育要求进行全面沟通和评估。总而言之，只有患者有生育愿望且有生育可能，早期低危育龄子宫内膜癌才能进行保留生育功能治疗。

2. 治疗期间，患者的宣教和顺应性非常重要　需要坚持服药，并配合饮食、运动及生活方式的调整来减重，合并高血糖症、高脂血症的患者应正规就诊并同时进行治疗，应能够理解保守性治疗的流程及风险，及时复诊观察不良反应，并遵医嘱接受宫腔镜检查取内膜评估疗效。

（1）评估间隔及内容：连续药物治疗3~4个月为一个疗程，常规行彩色多普勒超声和/或MRI检查，评估子宫大小、内膜厚度及有无肌层浸润情况，了解盆腹腔卵巢等其他脏器的情况。

（2）疗效评估的方法：宫腔镜或诊断性刮宫获取子宫内膜组织，送组织病理检查。

（3）疗效评估判定标准如下。

1）完全缓解（CR）：治疗后子宫内膜完全退缩，间质蜕膜样变，未见任何子宫内膜增生或癌变。

2）部分缓解（PR）：子宫内膜病变降低级别，或有残余子宫内膜癌灶，伴腺体退化萎缩。

3）无反应/病情稳定（SD）：治疗后子宫内膜无变化，残余癌灶及内膜无退化和萎缩现象。

4）疾病进展（PD）：子宫内膜癌患者出现明确肌层浸润或子宫外病变。

（4）终止药物治疗的时机：①有确切证据证实子宫肌层浸润或子宫外病变，即疾病进展；②患者不再要求保留生育功能；③疗效评估已达到CR（视具体情况停止治疗或巩固治疗1个疗程）；④出现严重不良反应无法继续治疗；⑤持续治疗6~12个月，肿瘤无反应者。

3. 子宫内膜病理缓解后的管理非常重要　无论是否要求生育、是否已经生育，患者均应长期随诊警惕子宫内膜癌复发。

（1）要求生育者：治疗目的是监测排卵，积极助孕。

1）治疗前有不孕病史者：进行不孕检查，包括精液常规、子宫碘油造影及有无排卵障碍等。

如发现任何一项异常，应根据不孕的原因及程度进行个体化处理；如未发现异常，应监测排卵，期待妊娠；如 6 个月仍不孕，应使用辅助生殖技术助孕。

2）治疗前无不孕病史者：观察自然周期月经恢复情况，基础体温测量（basal body temperature，BBT）了解患者排卵情况，指导患者在排卵期性交争取成功妊娠。如发现患者无排卵或有排卵但 6 个月仍无自然妊娠，进入上述不孕检查和治疗流程。

（2）暂无生育要求者：应观察患者月经情况并密切随诊，多数仍需维持治疗以维持规律月经周期、防止复发。

1）有自然月经者：观察，测基础体温。

2）无自然月经或基础体温提示无排卵者：①口服孕激素 ≥ 12 天/月，撤退出血；②口服短效避孕药，每个月定期撤退出血；③子宫内置入左炔诺孕酮宫内缓释系统（levonorgestrel-releasing intrauterine system，LNG-IUS）。

（3）已完成生育者：何时进行手术切除子宫或仍维持治疗需要经过妇科肿瘤医师充分评估，维持治疗可以口服药物或者子宫内置入 LNG-IUS。

年轻早期子宫内膜癌患者进行保留生育功能治疗是涉及多学科、多系统、多阶段的系统工程，所以，早期子宫内膜癌的非手术治疗通常需要在具有妇科肿瘤、妇科肿瘤病理（包括分子病理）、影像、生殖内分泌、代谢、体重管理等多学科团队的综合医院进行，才能实现适应证选择适当、治疗效果明确、治疗后妊娠率可期的结果。

二、非孕激素治疗在子宫内膜癌保留生育功能治疗中的作用及价值

（一）非孕激素非手术治疗早期子宫内膜癌的适宜人群

高效孕激素逆转子宫内膜是经典的治疗方法。一方面，很多年轻子宫内膜癌患者患有代谢异常综合征、高脂血症、肝功能异常、高凝血倾向等疾病，本身就是使用孕激素的相对禁忌证；另一方面，大剂量孕激素的不良反应，如体重增加、肝功能异常、血栓栓塞性疾病等，不但影响治疗的持续性，严重者甚至可以威胁患者的生命；还有一些患者采用经典的口服高效孕激素进行非手术治疗，6～12 个月评估内膜无治疗反应，提示孕激素治疗失败。对于这些患者来说，子宫内膜癌病情评估符合保留子宫的适应证，但孕激素治疗有相对或绝对禁忌或无治疗反应，探索孕激素以外的非手术治疗方法非常有必要。因此，非孕激素非手术治疗目前是应用于孕激素治疗有相对禁忌或者孕激素治疗失败的早期子宫内膜癌患者的主要治疗方法。

（二）非孕激素非手术治疗的药物及其作用机制

1. 促性腺激素释放激素激动剂　促性腺激素释放激素激动剂（gonadotropin releasing hormone agonist，GnRH-a）被广泛用于子宫肌瘤、子宫内膜异位症等良性疾病的治疗，作为假绝经疗法，其主要作用是抑制下丘脑-垂体-卵巢性腺轴的雌激素分泌，从而使增殖和癌变的子宫内膜失去雌激素的作用而萎缩，另外，GnRH-a 也可以直接作用于肿瘤组织，引起细胞凋亡，发挥抗肿瘤作用。主要不良反应为潮热、出汗等绝经期症状。

2. 来曲唑　为高选择性芳香化酶抑制剂，可以通过抑制脂肪细胞内芳香化酶来减少性腺外合成的雌激素，降低雌激素水平，通常被用于乳腺癌等雌激素受体表达阳性的肿瘤，消除雌激素对肿瘤的刺激作用。作为可长期服用的口服抗肿瘤药物，其无肝肾毒性，也无其他严重不良反应。

3. 左炔诺孕酮宫内缓释系统 是带有孕激素的宫内节育器，能够持续释放左炔诺孕酮 5～7 年，平均每天释放左炔诺孕酮约 14 μg（最初为每天 20 μg，5 年后降为约每天 10 μg）。由于 LNG-IUS 上释放的孕激素主要作用在子宫腔局部，入血的浓度微乎其微，几乎可以忽略不计，因而避免了口服大剂量高效孕激素引起的增重、肝功能异常、高凝血等不良反应。

4. 二甲双胍 作为经典的降糖药物，二甲双胍可以下调胰岛素受体和胰岛素生长因子的表达，作用于 P13K 相关通路，从而抑制肿瘤细胞的生长；还可以直接作用于肿瘤细胞，通过促进肿瘤细胞的凋亡及自噬、抑制肿瘤细胞内蛋白质合成、抑制血管生成等多种途径和机制发挥抗肿瘤作用，加速肿瘤细胞的死亡。

（三）非孕激素非手术治疗子宫内膜癌的方案

非孕激素非手术治疗子宫内膜癌的方法因缺乏大样本的临床数据和高质量的临床试验结果而尚未进入指南，目前临床上还是仅用于不适合大剂量高效孕激素治疗或孕激素治疗失败的患者，在充分知情和严密监测的情况下进行尝试性治疗。无论上述哪一种非孕激素非手术治疗方法，单药使用并无可与孕激素治疗相媲美的高缓解率，甚至来曲唑单药口服可能会通过负反馈机制导致卵巢分泌的雌激素增加而加重病情。目前不建议尝试单药治疗，其治疗无效不但耽误 6 个月以上的时间且增加患者花费，治疗期间对子宫内膜多次取样评估疗效导致的内膜容受性下降也会降低未来妊娠的成功率。建议在科学分析既往病史和治疗反应、充分评估目前状况、患者知情的前提下，根据患者具体病情选用联合方案之一进行尝试性治疗，治疗期间需密切监测患者有无阴道异常流血、腹痛、腹胀等不适，以及体重、体脂、血糖、血生化等指标的变化，影像学监测子宫内膜厚度及子宫附件与盆腔外情况，还需每 3～4 个月进行宫腔镜检查以了解子宫内膜状况并取样评估疗效。无论采用哪种方案，针对肥胖和代谢综合征患者的全身管理和健康宣教，治疗高血糖症、高脂血症、高凝血等全身合并症都十分必要。

1. GnRH-a 联合来曲唑方案 几乎适用于所有早期子宫内膜癌需要保留生育功能的患者，尤其适合肥胖、肝功能异常、孕激素治疗失败者，也适合合并子宫肌瘤或子宫腺肌病等的患者；此外，有高凝倾向、血栓栓塞疾病者也可使用，合并乳腺癌的患者同样适用。

具体用法：GnRH-a 3.75 mg 或 3.60 mg 皮下注射，每 4 周 1 次；来曲唑口服，每天 2.5 mg。GnRH-a 注射 2 针以上可能会出现潮热、出汗等低雌激素症状，通常症状轻微可以耐受，症状明显者可口服黑升麻提取物（莉芙敏）来缓解症状。

2. GnRH-a 联合 LNG-IUS 适合暂时未婚或已婚但短期无生育计划者，一旦子宫内膜逆转可长期保留 LNG-IUS 的放置，避免疾病复发；也适合因肝功能异常无法接受大剂量口服孕激素治疗者。不适合合并子宫肌瘤或子宫腺肌病等子宫腔较大的患者。标准尺寸的 LNG-IUS 每天释放的 20 μg 孕激素可能无法有效均匀作用到大面积的内膜，子宫腔过大或因为肌瘤占位变形也容易导致 LNG-IUS 位置下移、脱落，增加治疗失败的风险。该方案也不适合孕激素治疗失败、子宫内膜孕激素受体阴性的患者。

具体用法：GnRH-a 3.75 mg 或 3.60 mg 皮下注射，每 4 周 1 次；LNG-IUS 持续子宫内放置。通常子宫内膜癌的患者子宫内膜较厚，子宫腔稍大，为减少脱落和 LNG-IUS 下移，可考虑先注射 GnRH-a 1～2 针，待子宫缩小、出血减少后再放置 LNG-IUS。每 3～4 个月在宫腔镜下取内膜评估时应注意保持 LNG-IUS 的正常位置。

3. 二甲双胍联合口服避孕药 适合合并多囊卵巢综合征、高血糖症、胰岛素抵抗等疾病且子宫内膜病变较轻微的患者。

具体用法：二甲双胍口服每天 1～2 g；口服短效避孕药（每天 1 片）。

（四）非孕激素非手术治疗子宫内膜癌方案的疗效及优缺点

1. 总体疗效　北京协和医院妇科肿瘤中心采用 GnRH-a 联合来曲唑或 GnRH-a 联合 LNG-IUS 的方案治疗 60 例子宫内膜复杂性不典型增生（endometrial complex atypical hyperplasia，CAH）和 119 例早期子宫内膜癌患者。结果显示，内膜 CR 率分别为 96.7% 和 93.3%，获得 CR 的中位时间分别是（5.6±3.1）个月和（7.9±3.8）个月。对于 CAH 患者，治疗 3~4 个月第 1 次评估时病理 CR 率达 65.0%，满 6~7 个月第 2 次评估 CR 率达 91.7%，说明绝大多数 CAH 患者治疗 6 个月即可逆转。子宫内膜癌患者在治疗满 3、6、9 个月时获得内膜病理 CR 的比例分别为 31.9%、72.3% 和 89.1%。意味着大多数子宫内膜癌患者需要 2~3 个疗程以上才能达到 CR。

2. 对肥胖患者的疗效　其中 60 例超重［身体质量指数（body mass index，BMI）达到 25 kg/m^2 及以上但未超过 28 kg/m^2）］、72 例肥胖（BMI > 28 kg/m^2）患者 CR 率分别为 93.1% 和 95.3%，体重减轻 3.5 kg 以上者子宫内膜病理 CR 率为 97.9%，显著高于减重不佳者的 90.2%。

3. 对孕激素耐药患者的疗效　既往大剂量高效孕激素持续口服 6 个月以上，子宫内膜病理无缓解的 40 例患者，考虑为孕激素耐药、治疗失败，经评估仍可保留生育功能，充分评估后均采用 GnRH-a 联合来曲唑的联合治疗方案，有 87.5% 的患者获得了 CR。

4. 非孕激素非手术治疗的优缺点　大剂量孕激素作用于增生的子宫内膜导致蜕膜样变，通常会在治疗的前 2~3 个月表现为间断阴道少量流血，超声检查提示子宫内膜增厚，容易导致患者认为治疗无效，产生焦虑情绪，治疗顺应性下降导致无法坚持继续治疗。而采用 GnRH-a 联合来曲唑或 GnRH-a 联合 LNG-IUS 方案治疗早期子宫内膜癌的主要作用机制是低雌激素会更快地使子宫内膜发生萎缩、变薄，异常出血概率低，治疗易于坚持和耐受。治疗周期更短，意味着可能需要接受子宫内膜取样的次数更少，子宫内膜病理缓解后发生内膜过薄、容受性下降的概率更低。非孕激素治疗更有利于患者体重的控制和代谢异常的治疗，也无肝功能异常和血栓形成风险。非孕激素非手术治疗的缺点是每个月治疗费用比使用孕激素稍高，此外，GnRH-a 会带来潮热、出汗等低雌激素症状。

总之，对于合并有肥胖、肝功能异常、高凝血倾向等孕激素治疗禁忌，以及孕激素耐药治疗失败的患者，经科学评估和密切监测，GnRH-a 联合方案可以获得很高的子宫内膜病理缓解率，为无法使用孕激素治疗而渴求保留子宫的早期子宫内膜癌患者提供了可靠的替代治疗方案，也为子宫内膜癌非手术治疗提供了新的治疗前景和方法。

然而，临床上，往往会有一些强烈要求保留生育功能的子宫内膜癌患者因病情复杂，无法套用上述指南规定的标准情况和标准治疗，近年来，北京协和医院对这些指南无法覆盖的疑难患者做出了更多的尝试。

三、特殊情况下子宫内膜癌保留生育治疗的个体化尝试

（一）中分化是否为保留生育功能的绝对禁忌

对于在其他情况均符合保留生育功能治疗条件，仅病理为中分化子宫内膜癌的患者，保留生育功能治疗是超越指南的尝试，应在严格评估、充分知情、密切监视的情况下谨慎选择。北京协和医院对 8 例经严格评估的 G2 子宫内膜癌患者尝试非手术治疗，7 例获得 CR，2 例成功妊娠及分娩。

（二）子宫内膜癌合并早期卵巢癌能否保留生育功能

原发子宫内膜癌合并早期卵巢癌约占全部年轻子宫内膜癌患者的5%，虽然得了"双癌"，但只要2个癌均为早期，符合各自保留生育功能治疗的适应证，在充分知情、仔细评估、标准治疗的前提下，仍可以考虑保留子宫和至少一侧正常的卵巢，使患者获得肿瘤缓解和保留生育的"双赢"。

（三）林奇综合征患者患子宫内膜癌能否保留生育功能

林奇综合征（Lynch syndrome），又称遗传性非息肉病性结直肠癌（hereditary nonpolyposis colorectal cancer，HNPCC），占所有子宫内膜癌的2%~5%，是一种家族性遗传性疾病，由错配修复基因MMR突变引起。林奇综合征患者一生患子宫内膜癌的风险可高达27%~71%，而一般人群发生子宫内膜癌的风险仅为3%。

对于这部分患者，需要详细询问患者的病史及家族史，所有子宫内膜癌组织均应做免疫组化筛查明确有无MMR蛋白表达缺失，组织学有MMR蛋白缺失或有明确家族史的患者建议做胚系基因检测。针对林奇综合征患者能否保留生育功能的问题，笔者认为是可以的，世界上也有成功尝试的案例。但要在治疗前进行遗传咨询，注意评估除外子宫外病变，治疗过程中密切监测肿瘤变化；在患者完成生育后仍需密切随诊，必要时预防性切除子宫。

还有一些其他特殊情况，国内外的妇科肿瘤医师们都在小心翼翼地尝试，例如，保留生育功能治疗后复发的治疗方式选择、影像学报告局灶浅肌层浸润或合并乳腺癌患者是否可以保留生育功能等。

总之，对于年轻的早期子宫内膜癌患者，需要进行个体化、人性化考虑，务必科学评估、充分知情，为患者创造赢得肿瘤缓解及子宫保留的最大可能，获得妊娠和成功孕育的机会。

参考文献

［1］陈晓军，罗雪珍. 早期子宫内膜癌保留生育力选择与实施［J］. 中国实用妇科与产科杂志，2019，35（6）：618-623.

［2］WANG Y, YANG J X. Fertility-preserving treatment in women with early endometrial cancer: the Chinese experience［J］. Cancer Manag Res, 2018, 10: 6803-6813.

［3］ZHOU H M, CAO D Y, YANG J X, et al. Gonadotropin-releasing hormone agonist combined with a levonorgestrel-releasing intrauterine system or letrozole for fertility-preserving treatment of endometrial carcinoma and complex atypical hyperplasia in young women［J］. Int J Gynecol Cancer, 2017, 27（6）：1178-1182.

［4］ZHANG Z B, HUANG H F, FENG F Z, et al. A pilot study of gonadotropin-releasing hormone agonist combined with aromatase inhibitor as fertility-sparing treatment in obese patients with endometrial cancer［J］. J Gynecol Oncol, 2019, 30（4）：e61.

［5］陈君宇，曹冬焱，周慧梅，等. GnRH-a联合治疗用于口服孕激素治疗失败的子宫内膜非典型增生及子宫内膜癌患者的探讨［J］. 中华妇产科杂志，2021，56（8）：561-568.

［6］CHEN J Y, CAO D Y, YANG J X, et al. Oncological and reproductive outcomes for gonadotropin-releasing hormone agonist combined with aromatase inhibitors or levonorgestrel-releasing intra-uterine system in women with endometrial cancer or atypical endometrial hyperplasia［J］. Int J Gynecol Cancer, 2022, 32（12）：1561-1567.

［7］CHEN J Y, CAO D Y, YANG J X, et al. Fertility-sparing treatment for endometrial cancer or atypical endometrial hyperplasia patients with obesity［J］. Front Oncol, 2022, 12: 812346.

［8］CHEN J Y, CAO D Y, YANG J X, et al. Management of recurrent endometrial cancer or atypical endometrial hyperplasia patients after primary fertility-sparing therapy［J］. Front Oncol, 2021, 11: 738370.

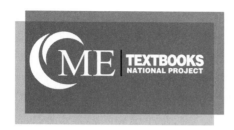

宫颈癌手术治疗的规范与进展

丁雪松　杨隽钧
中国医学科学院　北京协和医学院　北京协和医院

第 **25** 章

子宫颈癌（简称"宫颈癌"）是全球女性第四大常见癌症。随着筛查的普及，宫颈癌的发病呈现出年轻化趋势。宫颈癌的治疗以手术和放射治疗（简称"放疗"）为主，早期手术治疗可在取得病理分期的同时保留年轻女性的卵巢及阴道功能。随着手术解剖的发展、理念的进步和高质量循证医学证据的产生，宫颈癌手术治疗的规范及共识逐步精准化发展。

一、后 LACC 时代的入路选择

微创术式的发展使患者能在更少出血、更快术后康复的同时切除获得与经腹手术同样的手术切除范围。但 2018 年一项多中心随机对照非劣效性研究（LACC 研究）的结果显示，早期宫颈癌微创手术患者的复发和死亡风险均高于经腹手术患者。随后，美国国家综合癌症网络（NCCN）及欧洲妇科肿瘤学会（ESGO）等多项国际指南均指出，经腹术式为治疗宫颈癌的"金标准"。此外，对 LACC 研究肿瘤结局的解释亦存在争议。有学者认为，手术治疗方式研究中的混杂因素较多，可能对观察结局的可靠性造成一定影响。此外，多项回顾性分析结果显示，在 I B1 期、肿瘤直径≤2 cm 宫颈癌患者中，微创手术治疗组患者的生存结局不亚于经腹手术组。2020 年《子宫颈癌腹腔镜手术治疗的中国专家共识》指出，基于现有研究结果，临床分期为 I B1 期、肿瘤直径≤2 cm 的宫颈癌可能是腔镜手术的适应证。

与此同时，与传统经腹手术相比，微创手术中"举宫杯"的使用，以及瘤体取出时的体腔内暴露等"无瘤"措施的缺失可能是患者预后差的原因。多位学者提出"no-look no-touch"的微创改良举措，包括：①术初凝闭双侧输卵管根部，避免子宫腔内容物入腹；②采用子宫底悬吊替代"举宫杯"，避免机械性挤压宫颈病灶；③离断阴道前，使用套扎环环扎宫颈远端，避免标本取出时的体内暴露。2019 年，一项回顾性分析结果显示，在肿瘤直径≤4 cm 的宫颈癌患者中，微创手术组（$n=80$）在手术时长、术中出血及住院时长方面显著优于经腹手术组（$n=83$）。在 2.5 年的中位随访时间中，患者肿瘤预后（无病生存期及总生存期）无统计学差异，局灶复发率相仿[6.3%（腹腔镜）*vs.* 9.6%（经腹），$P=0.566$]。另一项倾向性评分分析 163 例患者经腹与改良腔镜手术预后研究得出相似结论，且两组间患者的肿瘤预后无统计学差异。

二、保留自主神经手术

随着手术解剖学的发展，术中自主神经的精细解剖对术后控便功能的恢复起到至关重要的作用。1983 年，日本学者 Fuji 提出仅切除下腹下神经丛子宫支的改良手术理念。随着对膀胱宫颈韧带解剖认识的深入，2007 年，Fuji 等率先为盆腔自主神经丛"十"字交叉提供了精准的图文描述。术中游离输尿管时应注意保护输尿管系膜（又称"输尿管板"）；打开子宫骶韧带时保留外侧腹下神经丛；凝断子宫深静脉时警惕下方盆腔内脏神经；凝断膀胱宫颈韧带后叶膀胱中下静脉，进一步推离膀胱时避免损伤血管下方下腹下丛膀胱支，以达到仅切断"十"字交叉内侧子宫支、保护控便功能的目标。2018 年，意大利学者回顾性分析了 652 例接受传统手术或保留自主神经手术宫颈癌患者的生存情况，结果显示，两种手术方式与肿瘤复发及死亡无相关性。

与此同时，德国学者 Höckel 提出了基于腔室解剖学的全系膜子宫切除术（total mesometrial resection，TMMR）。区别于传统的手术解剖，腔室解剖强调胚胎同源组织统一的组织学特性。在非同源胚胎组织间差异形成腔室边界，导致初发恶性实体瘤在较长一段时间内表现为腔室内局限性生长。Höckel 主张使用 TMMR 及腔室引流的治疗性淋巴切除术（therapeutic lymphadenectomy，tLNE）结合，完整切除宫颈所在米勒管腔室，避免术后复发高危人群发生辅助治疗不良反应。该术式强调锐性分离腔室间隙、保留尿生殖窦腔室结构（输尿管板及膀胱血供）及完全切除肛提肌以上的纤维脂肪系膜和回流腔室淋巴组织。Höckel 等报道，在未接受术后辅助放疗的 212 例 ⅠB~ⅡB 期（FIGO 2009）宫颈癌行 TMMR 患者中，总生存率可达 96%，5 年无瘤生存率可达 94%。该术式预后结局理想，但术中深度广泛性淋巴清扫对术者解剖储备及手术技巧提出较高要求，且纳入研究的各期别患者对 TMMR 术式获益是否相似仍待进一步研究。

三、保留生育功能的广泛性宫颈切除术

随着宫颈癌发病的年轻化，对于宫颈癌患者的管理需在减少复发、延长生存时间的同时最大程度提高患者生存质量。基于宫颈癌多以直接转移扩散的生物学行为，保留生育功能的手术治疗（fertility-sparing surgery，FSS）成为可能。目前，针对早期宫颈癌患者的 FSS 主要包括宫颈锥切术、单纯宫颈切除术、广泛性宫颈切除术（radical trachelectomy，RT）、新辅助化疗后的 RT。

1994 年，Dargent 首次报道了经阴道 RT 的术式，随后发展了经腹 RT 及微创 RT。目前 RT 的适应证包括 ⅠA1 期伴脉管瘤栓，ⅠA2 期，ⅠB1 期及部分 ⅠB2 期病变局限于宫颈外口、无宫颈管上方内膜受累，病理类型为鳞癌、腺癌或先鳞癌，以及无盆腔淋巴结及远处转移证据的无合并其他不孕因素且有强烈生育需求的患者。一项系统性综述汇总了 47 篇行 RT 患者预后相关报道，中位随访时间为 48 个月，肿瘤复发率为 3.3%，中位无进展生存期为 22 个月；中位 5 年无瘤生存率为 94.6%，5 年总生存率为 97.4%；术后妊娠率为 23.9%，活产率为 75.1%。部分文献探讨了 RT 对妊娠的影响因素，认为术后并发宫颈狭窄或宫颈功能不全可能是生育结局差的主要原因。2017 年，一项荟萃分析比较 RT 与宫颈锥切术对肿瘤预后及生育的影响，其中接受宫颈锥切术的患者术后妊娠率为 36.1%，自然流产率为 14.8%，早产率为 6.8%；而接收 RT 的患者术后妊娠率为 20.5%，自然流产率为 24.0%，早产率为 26.6%。值得一提的是，目前相关循证医学证据大多为小样本回顾性研究，对于肿瘤直径为 2~4 cm 的宫颈癌患者接受 FSS 及新辅助化疗仍存争议。

四、早期宫颈癌的单纯子宫切除术

对于无生育要求的 ⅠA1 期伴脉管瘤栓至 ⅡA1 期宫颈癌患者，行广泛性性子宫切除术是标准治疗方案。广泛性子宫切除术包括切除子宫、宫颈、部分阴道、宫旁组织及盆腔淋巴结。术中切除宫旁组织及部分阴道时要求精准分离切除组织周围的输尿管膀胱及直肠，这不仅提高了手术难

度，也增加了出血、尿道损伤及瘘形成的风险。有研究表明，在组织病理学低危的早期宫颈癌患者中，宫旁浸润的风险极低。低危患者中实施单纯子宫切除术可获得与广泛性子宫切除术相似的无病生存率和总生存率，复发率为 0~6%，与广泛性手术后的复发率相当。Sia 等回顾了国家癌症数据库中ⅠA2~ⅠB1 期接受单纯子宫切除或广泛性子宫切除术的 5461 例患者，1530 例接受单纯子宫切除，3931 例接受广泛性子宫切除术，其中ⅠA2 期亚组患者的 5 年总生存率分别为 97.6% 和 95.1%，差异无统计学意义。ConCerv 试验研究纳入 100 例ⅠA2~ⅠB1 期低危宫颈癌患者（肿瘤直径<2 cm，浸润深度<10 mm，无脉管瘤栓，鳞癌或 G1~G2 腺癌）的保守性手术治疗（子宫锥切术/单纯子宫切除术±淋巴结切除术），中位随访时长 36.3 个月，其中仅 3 例患者在 2 年内复发。在低危早期患者中，更彻底的宫旁切除术对肿瘤预后无益。此外，相关前瞻性研究正在进行中，SHAPE 试验（NCT01658930）是一项多中心随机对照研究，拟通过纳入 700 例ⅠA2 期和ⅠB1 期低危宫颈癌患者，以比较广泛性子宫切除术与单纯子宫切除术的肿瘤安全性，初步研究结果拟于 2023 年公布。

五、前哨淋巴结与病理超分期检测

对于术前评估为早期宫颈癌的患者，病理诊断无淋巴结转移者的 5 年生存率高达 90%；而术后病理发现淋巴结转移者的 5 年生存率骤减至 60.8%。因此，初治的准确分期对评估肿瘤预后及辅助治疗意义重大。术前影像学上短轴直>10 mm 的淋巴结通常考虑为转移性淋巴结，但目前形态学上尚无区分炎性肿大淋巴结与转移性淋巴结的有效方式，也无法取代早期宫颈癌患者淋巴结病理组织学诊断的意义。随着肿瘤的精准化管理，研究者提出早期宫颈癌患者行系统性淋巴结切除术后可并发淋巴囊肿及下肢淋巴水肿，早期宫颈癌淋巴转移率<20%，前哨淋巴结示踪技术的应用可在保证转移淋巴结高检出率的同时减少术后淋巴回流异常相关并发症。吲哚菁绿作为示踪剂过敏率低，前哨淋巴结显影率高，是示踪剂的最优选。一项回顾性分析指出，早期宫颈癌患者前哨淋巴结检测敏感性为 94%，阴性预测值为 91%~100%，假阴性率为 1.5%。基于 SENTICOL Ⅰ和Ⅱ试验的事后分析比较了前哨淋巴结活检与系统性盆腔淋巴结清扫对早期宫颈癌患者预后的影响，结果显示，中位随访 47 个月，21 例（8.1%）患者经历复发，其中 4 例患者为淋巴结复发，两组间生存结局无统计学差异，多因分析显示病理风险（Sedlis 标准）为独立高危因素。

此外，盆腔淋巴结系统性清扫前的前哨淋巴结活检使淋巴结病理超分期检测成为可能。对前哨淋巴结细切和免疫组化染色可将淋巴结转移的检出率提高 15%。检出转移根据瘤灶直径大小可分为宏转移（直径>2.0 mm）、微小转移（直径 0.2~2.0 mm）及孤立瘤细胞转移（直径<0.2 mm），微小转移对宫颈癌预后的影响争议尚存。2012 年，Cibula 等回顾性分析 645 例进行前哨淋巴结病理超分期检测宫颈癌患者的预后。结果显示，前哨淋巴结中的存在宏转移和微小转移患者的预后较差，微小转移是患者死亡的独立高危因素。纳入 139 例早期宫颈癌患者的 SENTICOL 试验结果显示，微小转移对宫颈癌患者预后无影响。目前，NCCN 指南推荐对于直径<2 cm 的宫颈癌患者，可行前哨淋巴结活检术替代系统性清扫；而对于肿瘤直径≥2 cm 的宫颈癌患者，前哨淋巴结活检的应用尚存在争议。

六、总　　结

宫颈癌手术治疗的手术理念随着手术解剖、手术技术及影像学进步逐渐转向精准化。笔者的经验是在保证手术切除范围的同时保留周围重要功能结构，提高患者生活质量而不降低生存结局。

通过术前充分评估患者个体情况，进而做出最优的术式选择。术中操作遵循"无瘤"原则，在不影响肿瘤预后的前提下改善患者术后排尿、排便功能。术者应批判性对待临床试验结果，严格把控适应证，保证患者的选择权，优化、改进手术步骤，使宫颈癌手术治疗及长期管理持续发展。

参考文献

［1］ RAMIREZ P T, FRUMOVITZ M, PAREJA R, et al. Minimally invasive versus abdominal radical hysterectomy for cervical cancer ［J］. N Engl J Med, 2018, 379 (20): 1895-1904.

［2］陈春林，郎景和，向阳，等. 子宫颈癌腹腔镜手术治疗的中国专家共识 ［J］. 中华妇产科杂志，2020, 55 (9): 7.

［3］ KANAO H, MATSUO K, AOKI Y, et al. Feasibility and outcome of total laparoscopic radical hysterectomy with no-look no-touch technique for FIGO IB1 cervical cancer ［J］. J Gynecol Oncol, 2019, 30 (3): e71.

［4］ FUSEGI A, KANAO H, ISHIZUKA N, et al. Oncologic outcomes of laparoscopic radical hysterectomy using the no-look no-touch technique for early stage cervical cancer: a propensity score-adjusted analysis ［J］. Cancers (Basel), 2021, 13 (23): 6097.

［5］ CECCARONI M, ROVIGLIONE G, MALZONI M, et al. Total laparoscopic vs. conventional open abdominal nerve-sparing radical hysterectomy: clinical, surgical, oncological and functional outcomes in 301 patients with cervical cancer ［J］. J Gynecol Oncol, 2021, 32 (1): e10.

［6］ DITTO A, BOGANI G, LEONE R M U, et al. Oncologic effectiveness of nerve-sparing radical hysterectomy in cervical cancer ［J］. J Gynecol Oncol, 2018, 29 (3): e41.

［7］ HÖCKEL M, HORN L C, HENTSCHEL B, et al. Total mesometrial resection: high resolution nerve-sparing radical hysterectomy based on developmentally defined surgical anatomy ［J］. Int J Gynecol Cancer, 2003, 13 (6): 791-803.

［8］ HÖCKEL M, HORN LC, MANTHEY N, et al. Resection of the embryologically defined uterovaginal (Müllerian) compartment and pelvic control in patients with cervical cancer: a prospective analysis ［J］. Lancet Oncol, 2009, 10 (7): 683-692.

［9］ SMITH E S, MOON A S, O'HANLON R, et al. Radical trachelectomy for the treatment of early-stage cervical cancer: a systematic review ［J］. Obstet Gyneco, 2020, 136 (3): 533-542.

［10］ ZHANG Q, LI W, KANIS M J, et al. Oncologic and obstetrical outcomes with fertility-sparing treatment of cervical cancer: a systematic review and meta-analysis ［J］. Oncotarget, 2017, 8 (28): 46580-46592.

［11］ COVENS A, ROSEN B, MURPHY J, et al. How important is removal of the parametrium at surgery for carcinoma of the cervix? ［J］. Gynecol Oncol, 2002, 84: 145-149.

［12］ WRIGHT J D, GRIGSBY P W, BROOKS R, et al. Utility of parametrectomy for early stage cervical cancer treated with radical hysterectomy ［J］. Cancer, 2007, 110: 1281-1286.

［13］ STEED H, CAPSTICK V, SCHEPANSKY A, et al. Early cervical cancer and para-metrial involvement: is it significant? ［J］. Gynecol Oncol, 2006, 103: 53-57.

［14］ FRUMOVITZ M, SUN C C, SCHMELER K M, et al. Parametrial involvement in radical hysterectomy specimens for women with early-stage cervical cancer ［J］. Obstet Gynecol, 2009, 114: 93-99.

［15］ TSENG J H, ALOISI A, SONODA Y, et al. Less versus more radical surgery in stage I B1 cervical cancer: a population-based study of long-term survival ［J］. Gynecol Oncol, 2018, 150: 44-49.

［16］ WANG W, SHANG C L, DU Q Q, et al. Class I versus Class III radical hyster-ectomy in stage I B1 (tumor <2 cm) cervical cancer: a matched cohort study ［J］. J Cancer, 2017, 8: 825-831.

［17］ CHEN L, ZHANG W N, ZHANG S M, et al. Class I hysterectomy in stage I A2- I B1 cervical cancer ［J］. Wideochir Inne Tech Maloinwazyjne, 2018, 13: 494-500.

［18］ LANDONI F, MANEO A, ZAPARDIEL I, et al. Class I versus class III radical hysterectomy in stage I B1- II A cervical cancer. A prospective randomized study ［J］. Eur J Surg Oncol, 2012, 38: 203-209.

[19] SIA TY, CHEN L, MELAMED A, et al. Trends in use and effect on survival of simple hysterectomy for early-stage cervical cancer [J]. Obstet Gynecol, 2019, 134 (6): 1132-1143.

[20] TAX C, ROVERS M M, DE GRAAF C, et al. The sentinel node procedure in early stage cervical cancer, taking the next step, a diagnostic review [J]. Gynecol Oncol, 2015, 139 (3): 559-567.

[21] BALAYA V, GUANI B, MORICE P, et al. Long-term oncological safety of sentinel lymph node biopsy in early-stage cervical cancer: A post-hoc a-nalysis of SENTICOL Ⅰ and SENTICOL Ⅱ cohorts [J]. Gynecol Oncol, 2022, 164 (1): 53-61.

[22] CIBULA D, ABU-RUSTUM N R, DUSEK L, et al. Prognostic significance of low volume sentinel lymph node disease in early-stage cervical cancer [J]. Gynecol Oncol, 2012, 124 (3): 496-501.

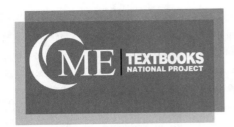

年轻宫颈癌患者行卵巢移位术的得与失

第 26 章

成宁海

中国医学科学院　北京协和医学院　北京协和医院

子宫颈癌（简称"宫颈癌"）是女性常见的恶性肿瘤。据国家癌症中心 2020 年发布的数据显示，我国新发宫颈癌患者 11.9 万例，宫颈癌世界人口年龄标准化发病率为 11.34/10 万，死亡 6 万例。2000—2016 年，我国宫颈癌发病率及死亡率均呈上升趋势，宫颈癌的防治形势愈发严峻。

一、卵巢移位术的开展

早期宫颈癌患者可选择手术治疗。对于存在高危因素的患者，术后需要辅助进行放射治疗（简称"放疗"）、化学治疗（简称"化疗"）。对于不适合手术的宫颈癌患者，放、化疗是标准治疗方法。随着同步放、化疗技术的日益完善，使得许多中、晚期宫颈癌患者也可长期生存。对于年轻的宫颈癌患者，放疗将引起卵巢功能发生不可逆的衰竭，并导致潮热、多汗、烦躁、阴道干涩、性生活困难等更年期症状，还可致全身其他系统如心血管系统、神经系统、泌尿系统及基础代谢的变化，使得患者生存质量严重下降。由于宫颈癌的发病年龄呈年轻化趋势，如何保留年轻患者的卵巢功能，更好地提高患者生活质量愈发成为临床关注的焦点。

放疗对卵巢功能的损害与放射剂量呈正相关。当卵巢接受的单次剂量达到 4 Gy 或 10 天内放射剂量达到 15 Gy 以上，可造成卵巢功能永久性丧失。计算机模拟试验发现，当盆腔放疗野总剂量达到 46 Gy 时，盆腔最小照射剂量已超过卵巢去势的剂量；卵巢远离放射野则几乎不受放疗影响。由于宫颈癌的卵巢转移率低，且性激素与宫颈癌的发生、发展没有明确的相关性，因此，对于需要放疗和保留卵巢功能的宫颈癌患者，可利用卵巢移位术将卵巢移位至盆腔放射野之外的放射安全区域，以避免因放疗而损害卵巢功能。

1958 年，McCall 首次报道在行经腹广泛性子宫切除术同时行卵巢移位术，患者的卵巢功能可继续维持 9 年，而且患者身心满意度高于未行卵巢移位术者。1984 年，Belinson 等改良经腹卵巢移位手术方法，保留卵巢血管蒂，移位卵巢于腹腔腹膜后。

按保留卵巢的位置可分为盆腔内（原位）保留和盆腔外保留两大类。为避免卵巢功能受到放疗的影响，临床通常将卵巢移到盆腔外。盆腔外保留有 4 种方式，包括卵巢移位术、卵巢移植术、卵巢埋藏术和卵巢皮质移植术，目前最常用的是卵巢移位术。

（一）卵巢原位保留术

切断卵巢固有韧带后，将卵巢缝合固定于盆腔侧腹膜上。该方法适合术后无须行补充放疗者。其优点是保留卵巢原有的解剖位置，对卵巢功能影响小，患者不适感少；卵巢之后如出现病变，易在妇科检查时发现。

（二）结肠旁卵巢侧面移位术

结肠旁卵巢侧面移位术（lateral ovarian transposition，LOT）是将卵巢动、静脉游离 15～20 cm，将卵巢提出盆腔，固定于结肠侧沟的腹壁腹膜上。注意卵巢血管不能扭曲，避免卵巢血运障碍，并于卵巢上下极置银夹/钛夹等金属标记，以便术后在 X 线及超声下确认卵巢位置进行随诊检查，同时作为放疗时遮蔽保护卵巢的指示。由于不需要吻合卵巢血管，避免了血管重建期间血供中断导致的卵泡损伤，故术后卵巢功能恢复快，卵巢可排卵进入腹腔，避免皮下囊肿形成，术后局部疼痛少，操作简单，目前临床上应用最广泛。

（三）卵巢移植术

切断卵巢固有韧带，游离卵巢动、静脉长度 8～10 cm，用肝素盐水灌洗卵巢血管，将带血管蒂的卵巢移植于远离放射野的部位，一般多选择乳房外侧皮下，也可选择腋窝、腹股沟等部位，以显微外科技术端-端吻合卵巢动、静脉和受区血管。该方法操作上较为烦琐，需要使用显微外科技术，移植的缺血期及缺血再灌注损伤常导致患者原始卵泡大量丧失，移植后的卵巢术后约有 6 个月的"休眠期"，卵巢功能因此受到影响。然而，该方法可突破血管的限制使卵巢远离盆、腹腔放射野，保护卵巢不受到盆、腹腔放疗的影响；且由于移植的卵巢位置表浅，可触及卵巢的变化，易于随诊。但由于卵巢保留排卵功能会周期性胀大或排卵后局部液体滞留，因此，多数患者术后可出现局部疼痛和移植部位肿胀。

（四）卵巢埋藏术

切断卵巢动、静脉后，将无血管蒂的游离卵巢埋于放射野之外的部位，如脐水平的腹直肌内或大腿皮下组织内。该方法较为简单，但由于离断卵巢血管会影响卵巢血供，卵巢功能的维持时间较短。目前，该方法已基本不再使用。

（五）卵巢皮质移植术

卵巢皮质移植术是较新的保留卵巢功能的方法。具体操作为：切除卵巢，剥离其正常皮质，形成多个大小为 50 mm×5 mm×（1～3 mm）的皮条，然后将其缝合于前臂或其他部位肌肉内。卵巢皮质可新鲜移植，也可先行低温冻存，在以后需要时移植，后者可避免化疗或放疗对卵巢功能的影响。移植后的卵巢皮质仍具有排卵及内分泌功能。卵巢皮质移植术亦可用于卵巢良性疾患须切除卵巢者。

二、卵巢移位术后的卵巢内分泌功能

卵巢功能及维持的年限是卵巢移位术后值得关注的问题。

（一）卵巢功能的评估方法

1. 测定血清卵泡刺激素（follicle-stimulating hormone，FSH）、黄体生成素（luteinizing hormone，LH）及雌二醇（estradiol，E_2）水平。

2. 询问患者的性欲和性生活情况，以及潮热、多汗、烦躁等围绝经期症状，可通过以下 2 个量表来评分。

（1）围绝经期综合量表：包括潮热、出汗、感觉异常、失眠、心悸、情绪激动、性交痛等。采用评分法评定围绝经期症状的程度。围绝经期临床症状评分＝症状出现程度（SD）×症状出现指数（SI）。根据患者的评分结果，将围绝经临床症状程度依次分为轻度、中度和重度3个等级。症状积分在0~15分为轻度；症状积分在16~30分为中度；症状积分在31分及以上为重度。

（2）匹兹堡睡眠质量指数（pittsburgh sleep quality index，PSQI）：采用PSQI量表来衡量睡眠质量。

3. 行阴道细胞涂片检查。

4. 检测骨密度，了解骨量丢失情况。

有文献报道这些保留卵巢功能的手术可维持卵巢功能达15年以上，明显改善患者的生活质量。

（二）影响卵巢移位术后卵巢功能的因素

1. 年龄　Philippe等报道了一组104例年龄<42岁的早期宫颈癌患者，在进行广泛性手术及卵巢移位术后发现，年龄<35岁的患者与年龄在35~42岁患者的卵巢功能保留情况相似，结果显示年龄并不是移位卵巢功能保留的相关因素，并分析出现这样的结果可能与取35岁为年龄分组的界线相关。Ishii等报道33例绝经前宫颈癌早期患者行卵巢移位术，在1~9年的随访期间发现，在12例年龄>40岁患者中有10例（83.3%）出现卵巢功能丧失，而在21例年龄<40岁的患者中仅有5例（2.4%）出现卵巢功能丧失。多变量回归分析提示年龄（40岁）与移位卵巢功能之间存在显著相关性。Huang等于2007年报道了14例年龄<45岁的患者，选择脐水平线上方3~4cm悬吊卵巢。结果发现，未进行放疗的患者术后卵巢衰竭率也达到50%（7/14）。在7例年龄>40岁的患者中有6例（85.7%）出现卵巢衰竭，而7例年龄<39岁的患者中仅有1例（14.3%）出现卵巢衰竭；出现卵巢衰竭患者的平均年龄为40.9岁，高于未出现卵巢衰竭患者的34.7岁。该研究提示，年龄<40岁患者行卵巢移位术后卵巢功能保留效果较好，年龄>40岁患者的卵巢功能对放射损伤更为敏感。

2. 移动的位置　卵巢的受照剂量与移位术后卵巢的位置有关，卵巢距放射野的距离是卵巢受照剂量的决定因素。移位的卵巢离放射野边缘>5cm更能在放疗后保留卵巢功能。Chambers等的研究表明，移位卵巢与盆腔放射野的距离是保留移位卵巢功能的决定性因素。如果卵巢位于髂嵴之下，0~50%的移位卵巢功能可保留；而当移位卵巢位于髂嵴之上（第4腰椎上缘水平），70%~90%的移位卵巢能保留正常的内分泌功能。Bidzinski等的研究结果提示，当移位卵巢与髂嵴间的距离<3cm时，接受盆腔放疗可能导致卵巢功能的减退或丧失。一项对48例ⅠA和ⅠB期宫颈癌患者进行在广泛性子宫切除术同时行卵巢移位术，并在术后辅助放疗。结果显示，如果移位卵巢与髂嵴间距离<3cm，接受盆腔放疗则可能导致卵巢功能的减退或丧失。计算机模拟试验发现，当盆腔放疗野总剂量达到46Gy时，盆腔最小照射剂量已经超出卵巢去势剂量，而放射安全区域位于照射边缘上方2.5cm，故推荐移位的卵巢应位于盆腔外3.5cm处。在宫颈癌放疗中，使用盆腔盒式四野照射可得到较高的靶区体积，此时卵巢的吸收剂量随着移位高度的增加而显著减少，其中髂嵴上3cm层面处位点的吸收剂量略<3Gy；而髂嵴上4.5cm以上层面位点的吸收剂量则明显<3Gy，并完全避开了高剂量区域。故研究认为，髂嵴上3.0~4.5cm是相对安全区域，可较好地避免移位卵巢发生功能衰竭。由于人体解剖的局限，通常不将卵巢移位至前腹壁部位，在各高度层面上，靠近结肠旁沟侧方的剂量均低于后方，故建议将卵巢移位于结肠旁沟内靠近侧方的区域。

3. 放疗　卵巢对放射线非常敏感。据报道，放射剂量在0.6~0.8Gy时可导致暂时性或永久性卵巢功能障碍，高于 5 Gy 的射线剂量可使卵巢丧失功能。当辐射剂量小时，年轻患者可出现一过性闭经，并可在 6～18 个月恢复。据文献报道，卵巢移位术后放疗患者的卵巢功能保存率为 17%～78%，该比例相差甚远；而大多数研究治疗表明，约 50% 以上的患者可以保留卵巢功能。吴小华等于 2004 年报道了 62 例年龄<45 岁的宫颈癌，行经腹广泛性子宫切除+双侧卵巢结肠旁沟侧方移位术，患者平均年龄为 36.1 岁（25～42 岁）。将其分为未放疗组、术前 A 点 15 Gy 腔内后装治疗组和术后盆腔外照射组。结果显示，3 组患者的卵巢功能衰竭率分别 20%、35% 和 64%，出现卵巢功能衰竭的平均时间分别为 15.7 个月、12.0 个月和 9.2 个月，差异均有统计学意义。术后盆腔外照射组患者中，仅 33% 患者的卵巢功能保留了 2 年，这可能与术前接受腔内后装治疗有关。未放疗组中有 20% 患者的移位卵巢功能丧失。VanEikeren 等的研究发现，94.5% 未接受放疗的卵巢移位患者可保留卵巢功能，而 72% 接受放疗的患者可保留卵巢功能；同时发现，卵巢移位部位接受散射剂量>3 Gy 的患者具有卵巢功能早衰倾向。Husseinzadeh 等报道平均 2.5 Gy 放射剂量，64% 患者的移位卵巢保留卵巢功能。有研究表明，移位卵巢所能承受的照射剂量平均为 1.75 Gy。翟晓波等于 2018 年报道 51 例年龄<40 岁并进行放化疗的中、晚期宫颈癌患者，分为腹腔镜卵巢移位术组（移位术组）和对照组。结果显示，在同步放、化疗后，移位术组和对照组患者的血清 FSH 和 LH 水平均高于治疗前（$P<0.01$），E_2 水平低于治疗前（$P<0.01$），表明经过放、化疗后，两组患者的卵巢功能均有明显降低。在放化疗后 3 个月，两组患者血清中 FSH、LH 和 E_2 水平均无差异（$P>0.05$）。治疗后 6 个月，移位术组患者血清中 FSH 水平低于对照组（$P<0.05$），E_2 水平高于对照组（$P<0.05$），而血清中 LH 水平无差异（$P>0.05$）。治疗后 12 个月，移位术组患者血清中 FSH 和 LH 水平低于对照组（$P<0.01$），而 E_2 水平高于对照组（$P<0.05$）。研究结果表明，移位术组患者接受同步放、化疗后 6 个月和 12 个月时，其卵巢功能优于对照组，移位术后可能会出现短暂的卵巢功能下降，但 6 个月后可恢复。Yamamoto 等提出卵巢移位术后如需辅助放疗，除了注意移位卵巢部位要足够遮盖外，还要重视保护移行血管，以免血管受放射线的直接辐射。

Olejek 等观察了 101 例行宫颈癌根治术+卵巢移位术患者的术后血清 FSH、LH、E_2、孕酮、睾酮等激素水平和细胞学指数，并追踪卵巢长期功能。结果显示，69.8% 的患者在术后 5 年仍有一定的卵巢内分泌功能，但骨质密度降低，可能与雌激素水平偏低有关。因此，移植后卵巢的远期功能如何尚有待进一步研究。

2017 年，贺晶等选择 100 例经腹宫颈癌手术患者，随机分为卵巢移位组和对照组，性生活质量采用问卷调查方式完成，对患者性生活次数、性欲、性交疼痛干涩、阴道狭窄等方面汇总进行评定，分为 0 分、1 分、2 分、3 分四个等级。没有性生活患者为 0 分、症状明显（性欲较低，性交疼痛干涩严重，阴道狭窄明显）为 1 分、症状不明显（性欲尚可，无明显性交疼痛干涩情况，感受轻微）为 2 分、没有症状（性欲明显，无性交疼痛干涩情况）为 3 分。在术后恢复性生活的患者中，行卵巢移位术术后恢复性生活患者 45 例，性生活达到 3 分患者 15 例；未行卵巢移位组术后恢复性生活患者 42 例，性生活达到 3 分患者 10 例。差异有统计学差异。结果显示，行卵巢移位术可改善患者的性生活质量。

化疗药物对卵巢功能有一定损伤，而放、化疗同步进行可能会在一定程度上放大对卵巢功能的损害，造成放、化疗后卵巢功能衰退。

三、卵巢移位术的并发症

卵巢囊肿是卵巢移位术最常见的并发症，其主要表现为移位卵巢部位周期性疼痛及单纯性卵巢囊肿形成，还可发生卵巢血管损伤、输卵管梗死等。

卵巢移位术后卵巢囊肿的发生率约为 20%，有时需要再次手术切除卵巢囊肿，甚至切除移位卵巢。而未行移位术的卵巢在子宫切除术后因卵巢良性肿瘤需要再次手术治疗的患者仅占 1%~4%。

出现症状性卵巢囊肿可通过口服避孕药、镇痛药、注射促性腺激素释放激素激动剂（gonado-tropin-releasing hormone agonist，GnRH-a）等治疗。如果疼痛症状明显或卵巢囊肿巨大，可通过穿刺或手术切除卵巢进行治疗。卵巢移位术后出现需要手术治疗的症状性卵巢囊肿也是目前一些学者对卵巢移位的意义提出疑问的一个重要原因。有学者认为，移位卵巢术后出现这些并发症的危险性已经超过保留卵巢功能的益处，卵巢移位的临床意义需要重新评估。

症状性卵巢囊肿形成的原因不明。Van Ejkeren 等认为其主要原因是卵巢血管蒂牵拉过度、卵巢血运障碍、卵巢血管灌注和引流动力学障碍等。其他可能因素还包括先前盆腔手术史、盆腔子宫内膜异位症、盆腔粘连、盆腔感染性疾病等引起移位卵巢与周围组织粘连，排卵时卵泡液不能进入腹腔，导致囊肿形成。

为了预防手术和术后并发症的发生，卵巢移位术中应注意以下问题：①移位的卵巢必须正常，必要时行冷冻切片检查以排除潜在性肿瘤；②术中操作要轻柔，避免过度牵拉卵巢动、静脉，将卵巢血管蒂置于腹膜后以防引起肠绞窄；③尽量减少卵巢血管蒂的损伤，防止因血管损伤导致卵巢血运障碍，预防卵巢移位后卵巢囊肿的发生；④应使移位卵巢尽量远离盆腔淋巴结区，以防放疗导致其功能丧失；⑤游离血管长度不能太短，以免术后因牵拉引起不适。

四、卵巢转移术的风险

宫颈癌的转移途径主要为直接蔓延和淋巴转移。通常情况下，肿瘤累及子宫体后者易发生卵巢转移，宫颈癌转移至卵巢有经盆腔淋巴管道、经子宫腔和输卵管、血行转移和直接侵犯 4 种可能途径。

文献报道的宫颈癌卵巢转移率极低。Anderson 等于 1993 年报道了 82 例行卵巢移位术患者，其中仅出现 1 例卵巢转移。宫颈癌卵巢转移的发生率与癌症分期有关。文献荟萃显示，ⅠA 期宫颈癌（包括各种类型）患者未发现卵巢转移；ⅠB、ⅡA、ⅡB 和ⅢB 期患者的卵巢转移率逐渐升高，ⅠB~ⅡA 期患者的转移率较低（表 26-1）。

表 26-1　宫颈癌不同分期及组织类型的卵巢转移率

期别	鳞癌/%	腺癌/%	腺鳞癌/%
ⅠB	0~0.5	1.7~3.2	0
ⅡA	0	0~33.3	0
ⅡB	0.6	16.2~21.4	0~11.1
ⅢB	1.3	33.3	40.0
ⅠB~ⅢB	0.4	10.2	4.2

一般认为，宫颈腺癌、腺鳞癌比鳞癌更易发生卵巢转移，且多为双侧卵巢转移。据统计鳞癌的转移率为 0.19%~1.30%，腺癌为 1.40%~8.20%。Tabata 等发现在ⅠB~Ⅲ期宫颈癌患者中，鳞癌没有卵巢转移，而不同期别的腺癌有 12.5%~28.6% 的患者发生卵巢转移。Morice 等报道 95 例行卵巢移位术患者，仅 1 例（1%）ⅠB2 期宫颈鳞癌患者术后 3 年出现卵巢转移。Toki 等回顾了

524 例宫颈鳞癌患者，其中仅有 1 例发生卵巢转移；而在 36 例腺癌患者中有 2 例发生卵巢转移。Yamamoto 等对 631 例宫颈癌患者进行回顾性分析并对 255 例病理切片进行单变量分析。结果提示，不同组织学类宫颈癌发生卵巢转移的风险分别为鳞癌 0.4%（2/485）、腺癌 10.2%（10/98）、腺鳞癌 4.2%（2/48），说明腺癌和腺鳞癌患者的转移率明显高于鳞癌患者。Shimada 对 3471 例宫颈癌患者进行研究分析，结果表明，卵巢转移率仅为 1.5%；但 Ⅱ B 期以上患者的卵巢转移率增加，病理类型为腺癌的患者卵巢转移率增加。Sutton 报道了 Ⅰ B 期宫颈鳞癌的卵巢转移率为 0.5%，腺癌的卵巢转移率为 1.7%。Nakanishi 比较分析了 1064 例宫颈鳞癌患者和 240 例宫颈腺癌患者，亦得出相似结论：宫颈腺癌的卵巢转移率为 6.3%，远高于宫颈鳞癌（1.3%）。因此，很多学者认为宫颈腺癌患者行卵巢移位术应慎重，但宫颈腺癌是否为卵巢转移的高危因素尚有争议。Sutton 等报道了 GOG 的研究中 0.5%（4/770）的宫颈鳞癌患者发生卵巢转移，1.7%（2/121）的宫颈腺癌患者发生卵巢转移。经多因素分析发现，卵巢转移与宫颈癌的病理类型无明显相关性。Feeney 等随访 132 例行卵巢移位术的宫颈癌患者，其中 2 例（1.5%）宫颈腺癌患者出现卵巢转移。

宫颈癌发生卵巢转移的高危因素还有子宫体侵犯、宫旁浸润、脉管浸润和较大的宫颈癌病灶等。腺癌直径>3 cm、鳞癌分期超过 Ⅱ B 期也被认为是卵巢转移的独立危险因素。Londoni 的研究认为，除肿瘤分期和病理类型外，当出现肿瘤体积较大，子宫颈管深肌层、子宫体和宫旁组织受到侵犯，淋巴管或血管浸润，以及盆腔淋巴结转移等高危因素时，卵巢转移概率会增加（表 26-2）。

表 26-2　宫颈癌各高危因素对卵巢转移率的影响

高危因素	性质	卵巢转移率/%
子宫体侵犯	+	17.6~37.0
	−	9.2~16.8
子宫颈深间质浸润	+	20.5
	−	0
血管浸润	+	3.8~32.0
	−	0.5
淋巴管浸润	+	16.7
	−	5.0
盆腔淋巴结转移	+	25.0
	−	6.5

卵巢转移发生可在单侧（占 80%）或双侧（占 20%），以单侧居多；卵巢外观多表现正常或有增大，出现囊肿。Wu 报道了 10 例卵巢转移患者，肉眼观察正常者 7 例，异常者 3 例，3 例异常者均为卵巢囊性肿物，镜下检查多为卵巢间质浸润。因此，术中即使卵巢外观正常亦不能排除卵巢转移可能，特别是存在卵巢转移高危因素的患者。必要时剖视卵巢，切取标本送冷冻切片检查排除卵巢转移。术后应特别注意随诊移位的卵巢情况，在超声和 CT 报告单上要特别注明移位卵巢的金属标记及位置，以便于寻找和评估卵巢情况。

也有学者提出，选择单侧卵巢移位术可在保留卵巢功能的同时降低卵巢转移的风险。

五、卵巢移位术的适应证

文献报道的卵巢移位术的适应证有所不同，包括：①患者年龄<40 岁，月经周期或激素水平正常；②早期患者，非宫颈管浸润型（桶状宫颈）；③没有淋巴结肿大；④肿瘤病灶<3 cm；⑤无子宫体部受累；⑥无淋巴血管间隙浸润；⑦无宫旁浸润；⑧无卵巢癌或乳腺癌家族史（无 *BRCA* 基因突变）；⑨术中卵巢外观正常，剖视或冷冻切片检查无异常；⑩腹腔细胞学检查阴性。

为了提高患者的生活质量，对于即使有部分预后不良因素，但并非完全符合以上所有适应证的患者，在权衡利弊，并充分交代风险、知情同意后，也可考虑行卵巢移位术，术中应仔细评估卵巢情况，必要时剖视和冷冻切片检查。

对于ⅡB 期以上的宫颈癌患者，特别是腺癌，卵巢转移的风险明显增高，应慎重权衡卵巢移位术的利弊。

综上所述，宫颈癌患者在卵巢移位术后接受放、化疗，相当一部分年轻患者可保留卵巢功能，应警惕卵巢转移风险，严格掌握适应证。宫颈癌发生卵巢转移的风险非常低，患者可在不影响预后的前提下得到生活质量的提高。

参考文献

[1] 胡明宗，周本梅，贾钰铭，等. 对宫颈癌移位卵巢位点的初步研究 [J]. 肿瘤预防与治疗，2020，33（1）：28-32.

[2] 吴小华，李子庭，黄啸，等. 放疗对早期子宫颈癌患者移位卵巢功能的影响 [J]. 中华妇产科杂志，2005，40（4）：220-222.

[3] 贺晶，冯艳. 分析卵巢移位对宫颈癌患者性激素和性生活质量的影响 [J]. 中国性科学，2017，26（5）：55-57.

[4] 翟振波，张秀珍，王平，等. 腹腔镜卵巢移位对年轻中晚期宫颈鳞癌患者同步放化疗后卵巢功能的影响 [J]. 现代肿瘤医学，2018，26（4）：587-590.

[5] HUANG K G, LEE C L, TSAI C S, et al. A new approach for laparoscopic ovarian transposition before pelvic irradiation [J]. Gynecol Oncol, 2007, 105（1）：234-237.

[6] WINARTO H, FEBIA E, PURWOTO G, et al. The need for laparoscopic ovarian transposition in young patients with cervical cancer undergoing radiotherapy [J]. Int J Reprod Med, 2013：173568.

[7] ANDERSON B, LA POLLA J, TURNER D, et al. Ovarian transposition in cervical cancer [J]. Gynecologic Oncology, 1993, 49（2）：206 - 214.

[8] YAMAMOTO R, OKAMOTO K, YUKIHARU T, et al. A Study of risk factors for ovarian metastases in stage ⅠB～ⅢB cervical carcinoma and analysis of ovarian function after a transposition [J]. Gynecologic Oncology, 2001, 82（2）：312-316.

[9] 李艳芳，李孟达. 宫颈癌患者卵巢转移与保留问题的探讨 [J]. 中国现代手术学杂志，2004，8（1）：60-63.

[10] WU H S, YEN M S, LAI C R, et al. Ovarian metastasis from cervical carcinoma [J]. Int J Gynaecol Oncol, 1997, 57（2）：173-178.

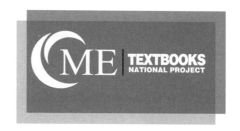

第五篇

生殖内分泌与生育调控

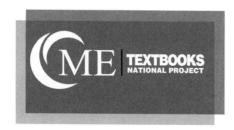

女性全生命周期保健管理

第 27 章

金凤君　郁琦

中国医学科学院　北京协和医学院　北京协和医院

截至 2021 年，全球女性人口数已达 39.22 亿，"促进女性和儿童的健康与福祉"是联合国《2030 年可持续发展议程》提出的 17 个可持续发展目标之一。截至 2022 年的数据显示，我国仍为世界第一人口大国，中国的女性人口数已达 6.9 亿。二十大报告提出"推进健康中国建设""深化医药卫生体制改革，促进医保、医疗、医药协同发展和治理"，并提出"建立生育支持政策体系""实施积极应对人口老龄化国家战略"，也给妇产科医师提出了更高要求。女性完整生命周期阶段包括儿童期、青春期、育龄期、绝经过渡期及绝经后期。生殖内分泌的变化既是女性一生的分期标准，也体现了女性一生的转归，同时涵盖了女性在人生各个阶段易损害健康的多种疾病。儿童及青春期的正常发育过程需要引起关注；各种异常出血相关疾病伴随着女性全生命周期。随着我国女性平均生育年龄的推迟，不孕和复发性流产的发生率逐年上升，这一健康问题同样需要引起重视。伴随人口老龄化的到来，绝经过渡期及绝经后期人群不断扩大，女性衰老问题需要关注，改善老年女性的生活质量也是亟待解决的问题。本文就女性全生命周期的各阶段常见生殖内分泌疾病对健康的影响，以及目前的成熟应对方案进行阐述。

一、儿童期

（一）性早熟

性早熟是儿童期需要关注的生殖内分泌相关疾病。性早熟的定义为女童在 8 岁前、男童在 9 岁前呈现内外生殖器和第二性征发育的一种儿科内分泌疾病。在大多数人群中，青春期发动的平均年龄约为 10.5 岁。女童在 8 岁前出现第二性征发育，即比正常儿童青春期发动的平均年龄早 2.0～2.5 个标准差，即为女童性早熟。女童性早熟的发病率明显高于男童，且不同地区差异较大。一项对中国南方地区 2～7 岁儿童的横断面调查显示，女童乳房早发育的患病率为 4.8%。一项对中国辽宁省大连市某城区 6～12 岁女童性早熟流行病学特征的调查显示，女童性早熟发病率为 1.06%，其中 10 周岁前出现月经初潮者占 0.58%。根据下丘脑-垂体-性腺轴（hypothalamic-pituitary-gonadal axis，HPGA）功能是否提前启动，性早熟可分为中枢性性早熟（central precocious puberty，CPP）（又称真性性早熟）和外周性性早熟（peripheral precocious puberty，PPP）（又称假性性早熟）。

1. 中枢性性早熟　CPP 是因 HGPA 功能提前启动、促性腺激素释放激素（gonadotropin-releasing hormone，GnRH）增加所致。《中枢性性早熟诊断与治疗专家共识（2022）》提出，女童

CPP 的诊断标准为 7.5 岁前出现乳房发育或 10.0 岁前出现月经初潮。CPP 患儿青春期特征与其性别匹配，表现为与年龄不匹配的身高生长加速、骨龄超前、黄体生成素（luteinizing hormone，LH）和促卵泡激素（follicle-stimulating hormone，FSH）达青春期水平。80%~90% 的 CPP 为特发性，可能存在青春期发育提前相关遗传变异，例如，*MKRN3* 和 *DLK*1 基因缺陷，中枢神经系统肿瘤、脑积水、脑创伤等颅内病变也可能导致性早熟。

CPP 患儿由于 HPGA 提前启动导致骨龄超前，骨骺较早闭合而影响成年身高。有多项多中心流行病学调查显示，肥胖与性早熟发病率呈正相关，且患儿过早的第二性征发育可能会带来相应的心理问题或社会行为异常。研究认为，青少年和成年期女性抑郁症状和反社会行为的发生率与初潮年龄早相关。因此，儿童期性早熟的早期诊断和治疗尤为重要。垂体促性腺激素释放激素激动剂（gonadotropin-releasing hormone agonist，GnRH-a）是 CPP 患儿标准治疗药物，其作用机制是与垂体前叶促性腺细胞的 GnRH 受体结合，使 LH、FSH 和性腺激素分泌减少，有效控制 CPP 患儿的性发育进程，延迟骨骼成熟，改善最终成年身高（final adult height，FAH），避免心理行为问题。应用 GnRH-a 治疗过程中，应每 3 个月监测患儿的性发育情况和生长速率等，每 6 个月监测 1次骨龄；此外，治疗过程中需监测促性腺激素和性激素水平，以评估 HPGA 抑制情况。

2. 外周性性早熟　PPP 又称促性腺激素释放激素非依赖性性早熟，主要由于性腺、肾上腺等分泌性激素异常或外源性性激素引起，是不受控于 HGPA 的青春期发动。PPP 患儿性征可能与性别匹配，也可能不匹配，其 FSH 和 LH 水平通常受抑制。PPP 的病因分为遗传性（先天性）或获得性。先天性或遗传性病因包括麦丘恩-奥尔布赖特综合征（McCune-Albright 综合征，MAS）、家族性男性性早熟（familial male-limited precocious puberty，FMPP）、先天性肾上腺皮质增生症（congenital adrenal hyperplasia，CAH）、家族性芳香化酶活性增高、家族性糖皮质激素抵抗综合征及波伊茨-耶格综合征（又称黑斑息肉综合征）等。获得性病因包括激素分泌性肿瘤或囊肿，以及外源性性激素暴露，也可见于严重的未治疗的原发性甲状腺功能减退症患儿。治疗 PPP 的主要目的是抑制第二性征提前发育并改善患儿体内性激素水平，延缓骨骺闭合从而改善其成年身高。目前，临床用药主要包括抗雌/雄激素药物、雌激素受体阻滞剂、芳香化酶抑制剂、P450 酶抑制剂等几大类。因 PPP 的发病率相对较低，且患者遗传基础的变异度较大，临床症状表现程度差异也很大，其临床治疗用药尚无统一的共识或诊疗常规。

3. 其他　除 CPP 和 PPP 外，良性或非进展性青春期变异也可能出现性早熟的表现，包括单纯性乳房早发育、单纯性阴毛早发育/肾上腺功能早现、良性青春期前阴道出血及非进展性性早熟，通常是正常青春期的变异。

关注儿童期生长发育对于儿童的健康成长尤为重要，应从儿童和青少年早期阶段加强性健康和生殖健康教育。

（二）性发育异常

性发育异常（disorders of sex development，DSD）也是儿童期可能出现的与生殖内分泌相关的疾病，是一类以性染色体核型、性腺和外生殖器表型不一致为特征的疾病。我国生殖内分泌奠基人、北京协和医院葛秦生教授提出的"葛氏协和分类法"将性染色体核型、性腺发育，以及性激素合成和功能作为主要分类标准，将 DSD 分为以下 3 类。

1. 性染色体数目和结构异常　包括 47，XXY［克兰费尔特综合征（Klinefelter syndrome）及变异型］、45，X［特纳综合征（Turner syndrome）及变异型］、45，X/46，XY 嵌合 XY 部分性腺发育不全（又称混合型性腺发育不良）、真两性畸形、超雄和生精小管发育不良综合征。特纳综合征患儿在新生儿期即可诊断，其典型表现包括身材矮小和青春期延迟。特纳综合征女童罹患其他疾病的风险增加，如先天性心脏病、桥本甲状腺炎、听力丧失、高血压和糖尿病等，因此，对于其发育过程中的干预至关重要。干预措施主要包括应用生长激素疗法以改善成年身高，雌激素和孕激素治疗促进第二性征的发育并预防骨质减少，改善并维持其基本的生理功能。

2. 性染色体正常，但性腺发育异常　包括 XX 或 XY 单纯性腺发育不全、真两性畸形和睾丸退化。与性腺发育不良相关的基因有 *SRY*、*SOX9*、*CBX2*、*DHH*、*DMRT1*、*DMRT2*、*MAP3K1* 和 *SOX8* 等。睾丸生物合成所必需的蛋白基因突变会导致合成缺陷，相关蛋白基因包括 *SF1*（*NR5A1*）、*LH* 受体、类固醇激素合成急性调节蛋白（*StAR*）、胆固醇脱糖酶（*CYP11A1*）、17α-羟化酶/17, 20-裂解酶（*CYP17A1*）、3β-羟基类固醇脱氢酶 2 型（*HSD3B2*）、17β-羟基类固醇脱氢酶 3 型（*HSD17B3*）等。46, XX 卵巢发育异常则更为复杂，除导致脆性 X 综合征（fragile X，FRX）的 *FMR-1* 基因外，目前已发现近 300 个与卵巢发育相关的基因。

3. 性染色体与性腺均正常，但性激素异常　包括 CAH、雄激素不敏感综合征（androgen insensitivity syndrome，AIS）、雄激素缺乏（17α-羟化酶缺乏症）和雄激素功能异常等。对于雄激素受体功能障碍性疾病患儿，其位于 X 染色体上的雄激素受体基因（*AR/NR3C4*）突变，干扰睾酮正常作用途径，导致 DSD。

大部分 DSD 的性别可以选择，这需要多学科诊疗团队、家长和/或患儿本人共同决定。考虑患儿的疾病诊断、性腺类型、性和生育潜能、心理性别等，性别决定的主要目标是让决定性别与最终自我认同性别一致，减少患儿和家属的心理和身体创伤，提高患儿生活质量。

在 DSD 的治疗方面，通常在患儿 13 或 14 周岁（青春期）时可以开始内分泌激素治疗，包括：①诱导模拟正常青春期，促进第二性征发育；②满足身高要求；③存在肾上腺皮质功能减退的患儿需要进行肾上腺皮质激素替代治疗。对于作为女性生活的患儿，雌激素替代治疗的目的包括模拟正常性发育过程，以及促进乳房发育和女性体征形成；有子宫的 DSD 患儿还需加用孕激素模拟月经周期。对于作为男性生活的患儿，应根据患儿的心理和身高评估进行雄激素替代治疗，以模拟正常青春期。

DSD 患者激素治疗的目的是维护男性或女性性器官发育，改善并维持其基本的生理功能。应关注 DSD 患者的生理健康和生育功能，确保积极且有意义的生活质量。DSD 患者的管理目标应包括社会心理健康、性满意度和生育选择。

二、青春期和育龄期

（一）异常子宫出血

异常子宫出血（abnormal uterine bleeding，AUB）是青春期和育龄期女性临床常见的生殖内分泌疾病，指与正常月经的周期频率、规律性、经期长度、经期出血量中任何一项不符合的源自子宫腔的异常出血。任何女性在其全生命周期中均有可能发生异常出血，并且 AUB 还可能由一些器质性疾病，甚至是恶性疾病引起。国际妇产科联盟（International Federation of Gynecology and Obstetrics，FIGO）将 AUB 的病因分为两大类，9 个类型，按英语首字母缩写为 PALM-COEIN。"PALM" 是指子宫本身的结构性改变，可采用影像学技术或组织病理学方法明确诊断；而 "COEIN" 多无明显的子宫结构性改变，临床主要关注此部分无结构改变相关的 AUB。

与生殖内分泌相关的 AUB 类型主要包括以下几种。

1. 全身凝血相关疾病所致异常子宫出血　全身凝血相关疾病所致异常子宫出血（abnormal uterine bleeding-coagulopathy，AUB-C）包括再生障碍性贫血、各类型白血病、各种凝血因子异常、血小板减少，以及各种疾病原因造成的全身性凝血功能异常。在月经过多的女性中，约13%有全身性凝血功能异常。

AUB-C的治疗方案应与血液科和其他相关科室共同协商制订，原则上应以血液科治疗措施为主，妇科协助控制月经出血。妇科首选药物治疗，主要措施为大剂量高效合成孕激素子宫内膜萎缩法，有时加用丙酸睾酮以减轻盆腔器官充血。

2. 排卵障碍相关异常子宫出血　排卵障碍相关异常子宫出血（abnormal uterine bleeding-ovulatory dysfunction，AUB-O）包括稀发排卵、无排卵及黄体功能不足，主要由下丘脑-垂体-卵巢轴（hypothalamic-pituitary-ovarian axis，HPO）功能异常引起。常见于青春期和绝经过渡期，生育期也可因多囊卵巢综合征（polycystic ovary syndrome，PCOS）、肥胖、高催乳素血症（hyperprolactinemia，HPRL）和甲状腺疾病等引起。

AUB-O的治疗原则是出血期止血并纠正贫血；止血后，调整周期以预防子宫内膜增生和AUB复发；对有生育要求者进行诱导排卵治疗。

3. 子宫内膜局部异常所致异常子宫出血　子宫内膜局部异常所致异常子宫出血（abnormal uterine bleeding-endometrial disorder，AUB-E）可能因调节子宫内膜局部凝血与纤维蛋白溶解（简称"纤溶"）功能的机制异常或子宫内膜修复的分子机制异常所致，主要基于有排卵的月经基础上排除其他明确异常后确定。

4. 医源性异常子宫出血　医源性异常子宫出血（abnormal uterine bleeding-iatrogenic，AUB-I）是指所有与医疗操作、用药相关的AUB。AUB-I以突破性出血较常见，其原因可能与所用性激素的雌、孕激素比例不当有关。

5. 未分类异常子宫出血　未分类异常子宫出血（abnormal uterine bleeding-not otherwise classified，AUB-N）可能与其他罕见因素有关，如动静脉畸形、剖宫产术后子宫瘢痕缺损、子宫肌层肥大等。对于非器质性疾病引起的月经过多，可先进行药物治疗，刮宫术仅用于紧急止血及病理检查。

由于AUB种类繁多且轻重不一，既不能在一开始就将所有患者视为恶性疾病而进行手术，也不能因持续单纯采用药物治疗而贻误病情。故对于AUB患者的诊治流程应采用PDCA（plan-do-check-action）模式。首先详细询问患者月经变化以确认其特异的出血模式，排除妊娠相关出血，确认患者的主要问题，包括：①月经频发、月经过多、经期延长、不规律月经；②经间期出血；③月经稀发；④月经量过少；⑤闭经。根据不同的出血模式进行相应初步检查，在未发现结构性异常的情况下，确定初步诊疗计划（P-Plan）并实施治疗方案（D-do），根据治疗结果不断反馈（C-check），如果疗效欠佳，就应进行进一步检查和治疗措施（A-Act）。

（二）多囊卵巢综合征

PCOS是育龄期女性常见的生殖内分泌代谢性疾病。有研究估计PCOS的患病率为5%~18%。PCOS是女性出现排卵和月经不规律、生育力低下和不孕、临床显著雄激素过多及代谢功能障碍的常见原因，也是早发性2型糖尿病和心理障碍的重要原因。

根据欧洲人类生殖和胚胎学会（European Society for Human Reproduction，ESHRE）/美国生殖医学会（American Society for Reproductive Medicine，ASRM）制定的PCOS鹿特丹诊断标准，PCOS的诊断应满足以下3项中的2项：①排卵稀发或无排卵；②临床高雄激素的表现和/或高雄激素血症；③超声提示多囊卵巢形态（polycystic ovarian morphology，PCOM）。考虑青少年正常生理发育与PCOM的表现重叠，青春期女性初潮8年内不建议诊断PCOM。目前，PCOS的诊断多以超声显示PCOM作为重要指标，但实际上，应将PCOS作为生殖内分泌代谢疾病来看待。对于PCOS，目前仍病因不清、机制不明且不可治愈。面对疑似 PCOS 的患者，医师应遵循"以问题为导向"的基本原则，诊断按照下列三步法进行：①患者同时满足月经不规律和临床高雄激素症状；②患者满足月经不规律，但没有临床高雄激素症状，需要完善血雄激素检测以明确是否存在高雄激素血症；③患者月经不规律和高雄激素血症只满足 1 项，需要进行妇科超声检查明确是否存在 PCOM。

PCOS 与广泛的疾病健康特征相关，包括生殖、内分泌、代谢和心理特征方面的异常，主要临床表现为月经周期不规律、不孕、肥胖、多毛和痤疮。PCOS 严重影响女性整体健康水平，并且无法治愈，需重视准确、及时的诊断和干预治疗。目前，对于 PCOS 的治疗主要以对症治疗为主，更侧重于个体化的长期健康管理。根据不同患者的年龄、症状和需求进行"以问题为导向"的治疗，以下是针对 PCOS 患者不同症状的干预措施。

1. 高雄激素血症　是 PCOS 病理生理学的关键特征。对于多毛、痤疮和脱发等高雄激素的临床表现，一线医疗管理是口服避孕药，通常需要至少 6 个月确定疗效。对于多毛症的治疗还包括脱毛和局部应用二氟甲基鸟氨酸等。

2. 月经不规律、少排卵或无排卵　是 PCOS 患者的主要临床表现，可增加子宫内膜增生和恶性肿瘤的风险。因此，月经周期的管理是 PCOS 对症治疗的重要措施。建议 PCOS 患者口服避孕药以调节月经周期。对于禁忌使用避孕药的患者，可使用周期性孕激素调节月经。

3. 无排卵性不孕　PCOS 也是女性无排卵性不孕的重要原因之一。一项涉及 8612 人的社区队列研究显示，PCOS 患者不孕的风险增加了 15 倍。同时，PCOS 与不良妊娠结局相关，PCOS 患者早期流产率（30%~50%）明显增高；PCOS 患者更容易发生宫颈功能不全，是中期妊娠流产的重要原因；PCOS 患者发生妊娠并发症的风险增加，包括妊娠高血压、子痫前期、妊娠糖尿病等。对于不孕的 PCOS 患者，有效诱导排卵、妊娠和活产的一线药物治疗包括来曲唑和柠檬酸氯米芬。来曲唑可提高 PCOS 患者的活产率和临床妊娠率，缩短妊娠时间，是 PCOS 合并不孕患者的首选一线治疗药物。如前所述，PCOS 患者妊娠并发症的发生率较高，其预防措施包括避免多胎妊娠，优化体重和代谢状态，以及在妊娠前、早期妊娠和妊娠期间筛查血糖异常和高血压。

4. 胰岛素抵抗　PCOS 患者的胰岛素抵抗可导致高胰岛素血症。PCOS 患者 2 型糖尿病的发病率较正常女性群体增加，发病年龄提前。二甲双胍可改善胰岛素抵抗和排卵，调节月经周期和代谢健康。特别是对于超重或肥胖的 PCOS 患者，建议将健康的生活方式和体重管理作为 PCOS 的初始治疗，生活方式干预旨在改善饮食或促进锻炼。对于超过健康体重范围的 PCOS 患者，建议减重 5%~10%。

5. 心理健康问题　PCOS 还与多种心理健康问题有关。研究表明，PCOS 患者罹患抑郁症、焦虑症、双相情感障碍和强迫症的诊断风险增加。在心理健康方面，建议使用特定且简易的筛查方式，能在临床访视期间使用。应积极帮助患者了解更多关于病情和治疗管理的信息，使其充分认识 PCOS 的临床特征和可治疗性，增强患者对疾病管理的自主权可有助于缓解其心理症状。目前，对 PCOS 患者的治疗很少关注或优先考虑患者的心理健康状态，未来有关 PCOS 治疗管理的相关研究需要强调关注心理健康的必要性。

PCOS 是一种常见疾病，在女性整个生命周期中具有重大的健康影响，可对患者造成长期的健康损害，并且目前无法治愈。目前，PCOS 患者的诊断和治疗经验并不理想，其仍是一种被严重忽视的疾病。研究人员、临床医师与受 PCOS 影响的女性之间的关系对于解决目前临床诊断和治疗之间的差距至关重要，包括了解病因、完善诊断特征和不同表型，以及研究更加特定和有效的治疗管理方案。要进行充分的患者教育，增加患者对疾病的认知，了解 PCOS 并不是一种严重疾病，其需要长期管理，引起患者对自身健康的重视，同时避免过重的心理负担。

（三）高催乳素血症

HPRL 是各种原因引起的外周血催乳素（prolactin，PRL）水平持续增高的状态。正常育龄期女性血清 PRL 水平低于 30 ng/ml（1.36 nmol/L）。HPRL 的发生和患病均以女性为主，在 25~34 岁女性中，HPRL 的年发病率为 23.9/10 万。PRL 主要由垂体前叶 PRL 分泌细胞合成和分泌，PRL 细胞占腺垂体的 15%~25%，PRL 细胞在妊娠期增多并使垂体体积增大。PRL 由 198 个氨基酸组成，相对分子质量为 23 000。单体 PRL 约占血 PRL 的 80%，是生物活性和免疫活性最高的分子形式。二聚体及多聚体的生物活性减低，免疫活性不变。

1. PRL 抑制和释放机制　中枢神经系统对 PRL 通过抑制和释放作用实现双向调节。主要通过下丘脑弓状核结节漏斗多巴胺系统合成分泌多巴胺，经垂体门脉系统输送到垂体前叶 PRL 细胞，结合 D_2 受体，是最主要的生理性 PRL 抑制因子（PRL-inhibitory factor，PIF）；雄激素、甲状腺激素、糖皮质激素也可抑制 PRL 的分泌。雌激素、促甲状腺激素释放激素（thyrotropin-releasing hormone，TRH）、GnRH、多巴胺受体拮抗剂等可促进 PRL 的分泌或释放，属于 PRL 释放因子（PRL-releasing factor，PRF）。

正常月经周期中，血 PRL 在黄体期保持较高水平，在妊娠期血 PRL 水平约升高 10 倍，在临产时下降并于分娩前达到低谷，在产后 2 h 内又升至高峰。哺乳期乳头吮吸刺激可促进 PRL 的分泌，血 PRL 水平在产后 6~12 个月恢复正常。PRL 的分泌有脉波冲动，且分泌节律随着睡眠时间改变而发生变化，进餐、应激状态（如情绪紧张、寒冷、手术、低血糖、性生活、运动等）也会促进 PRL 短暂的分泌增加。PRL 的作用是诱导和维持乳房泌乳，在雌激素、孕激素、生长激素、皮质醇、胎盘 PRL 等激素的协同作用下促进乳腺腺泡小叶生长发育、乳汁生成及产后乳汁分泌。

2. HPRL 的病因　HPRL 是一种临床病理生理状态，可由多种生理、病理、药理情况引起。

（1）生理性因素：主要是妊娠期血 PRL 水平升高；此外，哺乳期的乳头刺激、乳房检查、应激等都可引起血 PRL 水平的增加。

（2）病理性因素：主要为下丘脑-垂体疾病（如催乳素瘤），PRL 分泌的多巴胺能抑制减轻和其他下丘脑或垂体疾病。催乳素瘤占所有垂体瘤的 30%~40%，几乎所有催乳素瘤均为良性，女性通常由于月经紊乱而诊断该病。其他下丘脑或垂体疾病包括下丘脑良性肿瘤（如颅咽管瘤）和恶性肿瘤（如乳腺癌转移瘤）、下丘脑浸润性疾病（如结节病）、下丘脑-垂体柄离断（如头部创伤或手术所致）和除催乳素瘤外的垂体瘤等。除了下丘脑或垂体相关疾病以外，原发性甲状腺功能减退症、慢性肾功能不全、肝硬化、肝性脑病、异位 PRL 分泌（如支气管肺癌、卵巢畸胎瘤等）、胸壁疾病（如创伤、带状疱疹、神经炎等）和乳腺刺激等也可能是 HPRL 的病理性原因。此外，6%~20% 的 PCOS 患者中可出现溢乳及轻度 HPRL，可能是由于持续雌激素刺激，PRL 分泌细胞敏感性增高所致。

（3）药理性因素：引起 HPRL 的药物主要为抗精神病药物，包括多巴胺 D_2 受体拮抗剂（如利培酮、吩噻嗪类和氟哌啶醇）。

3. HPRL 的临床特征　包括月经失调及不孕、异常泌乳、肿瘤压迫症状和骨质疏松等。约 90% 的 HPRL 患者有月经失调症状，主要表现为继发性闭经、月经量少、月经稀发或无排卵月经。约 90% 的 HPRL 患者有非妊娠或产后停止哺乳＞6 个月仍有乳汁分泌的异常泌乳症状，27% 的月经正常伴泌乳的女性中患有 HPRL。骨质疏松继发于 HPRL 介导的性激素水平减低，HPRL 女性患者的脊柱骨密度约下降 25%，并且不一定会随着 PRL 水平的正常化而恢复。

4. HPRL 的诊断　若血 PRL＜100 ng/ml（4.55 nmol/L），应先排除诸多生理性或药理性因素、甲状腺及肝肾病变等引起的高 PRL 血症。生理性 HPRL 仅需要消除生理性因素后复查；药理性 HPRL 需要根据患者个体调整，换用同类药物或停药 3 天后复查，一般不需要应用多巴胺激动剂治疗。若患者的血 PRL 水平持续＞100 ng/ml（4.55 nmol/L），有临床症状者应行鞍区 MRI 平扫加增强检查明确有无占位性病变，下丘脑及垂体相关的占位性病变需转相关学科进行处理；若血 PRL

水平在 31~100 ng/ml（1.41~4.55 nmol/L）并伴有临床症状，做各种检查均未找到原因，可归为"特发性高 PRL 血症"。血 PRL 水平中度增高且无症状，可能为"大分子 PRL 血症"。HPRL 的治疗应考虑患者年龄、病情、生育状况等因素，尊重患者意愿做出选择。

药物治疗是 HPRL 的一线治疗方案。常用的药物治疗是多巴胺受体激动剂，包括溴隐亭、甲磺酸 α 二氢麦角隐亭和卡麦角林。对于 HPRL 是由于分泌其他激素的垂体瘤、无功能腺瘤产生的垂体病效应，或患有抗药性垂体催乳素瘤，以及有恶变倾向的患者，可行手术治疗。

（四）不孕

不孕（infertility）是指在未采取避孕措施且拥有正常和规律性生活的前提下，超过 12 个月未成功受孕。既往对不孕的流行病学调查显示，不孕在全球各人种之间的发病率并无明显差异。我国不孕的发病率为 10%~15%，且随着婚育年龄的普遍延后，有明显的上升趋势。有数据显示，我国生育率呈逐年下降趋势，2020 年总生育率为 1.28（图 27-1）。根据国家统计局数据，2022 年人口出生率为 6.77‰，人口自然增长率为 -0.60‰（图 27-2）。为应对人口负增长、人口老龄化等现状，提高生育率、解决不孕问题尤为重要。

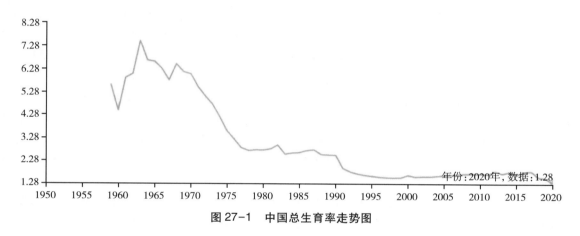

图 27-1　中国总生育率走势图

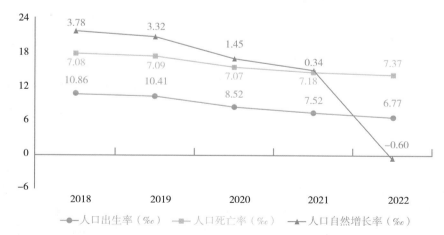

图 27-2　我国近 5 年的人口出生率、死亡率和自然增长率

注：总生育率是指该国家或地区的女性在育龄期间，每个女性平均生育的子女数。

不孕的病因主要包括排卵功能障碍、男性生理障碍、输卵管疾病及不明原因导致的不孕。对于符合不孕诊断的夫妇，需要遵循简单到复杂、无创到有创、低价值到高价值的原则进行检查。

第一步，需要完善男方精液检查和女方基础体温（basal body temperature，BBT）测定。完善男方精液检查是为了明确有无男方因素导致不孕。35%的不孕夫妇的原因是男性生理障碍，如睾酮浓度低或精液质量下降。BBT测定可以明确女方是否存在排卵障碍，该病因约占不孕诊断的25%，约70%的无排卵女性患有PCOS。

第二步，完善输卵管相关检查。输卵管性不孕是由输卵管堵塞或盆腔粘连导致输卵管无法从卵巢中捕获卵母细胞，阻碍卵母细胞和精子通过输卵管的正常运输，该病因占不孕诊断的11%~67%。子宫输卵管造影（hysterosalpingography，HSG）是输卵管性不孕的一线诊断方式，具体操作为将水溶性造影剂或油溶性造影剂通过宫颈注射到子宫腔，然后通过输卵管进行透视检查。据相关研究报道，与使用水溶性造影剂相比，使用油溶性造影剂与HSG后妊娠率显著升高相关。如输卵管检查未发现明确异常，可试孕6个月。

第三步，对于试孕6个月后仍未怀孕者，可进行宫腹腔镜联合检查。回顾性分析2012—2015年间因不明原因不孕而在北京协和医院行宫腹腔镜联合检查的患者发现，89.8%的患者发现盆腔异常情况，分别为子宫内膜异位症合并粘连（72.4%）、盆腔炎合并粘连（12.3%）、子宫肌瘤或卵巢囊肿（3.7%）及子宫内膜息肉（1.3%），术后总自然妊娠率为53.89%，年龄≥35岁患者术后自然妊娠率为29.8%。因此，建议在宫腹腔镜联合检查后给患者充足的时间试孕。如果以上检查仍不能明确病因或仍试孕失败，则考虑进行体外受精（in vitro fertilization，IVF）。IVF是38岁以上不孕患者的一线治疗策略，立即进行IVF也适用于严重的男性因素不孕及女性未经治疗的双侧输卵管因素不孕。应根据植入前基因检测的情况进行选择。一个典型的IVF周期包括诱导排卵、取卵、受精和胚胎移植。通过卵母细胞与精子混合（IVF）或卵胞质内单精子注射（intracytoplasmic sperm injection，ICSI）完成授精；胚胎在最佳条件下培养后，在超声引导下转移到子宫内。

对于不孕患者，应更加关注不孕的病因，关注患者的整体身体健康状况，遵循简单到复杂、无创到有创的诊断原则进行检查，避免进行过度的有创检查，给患者充足的试孕时间，针对病因以有效方式帮助不孕夫妇实现生育目标。

（五）复发性流产

根据我国《复发性流产诊治专家共识（2022）》，复发性流产（recurrent spontaneous abortion，RSA）是指与同一配偶连续发生2次及以上在妊娠28周之前的妊娠丢失，包括生化妊娠。国际上对RSA的定义尚不统一，多结合本国家或本地区的经济情况及社会背景具体制定。近年来，国外部分指南或综述将RSA称为反复妊娠丢失（recurrent pregnancy loss，RPL；或recurrent miscarriage，RM）。

1. RSA的病因 流行病学调查显示，年龄和既往流产次数是RSA的主要危险因素。女性在30岁后妊娠，流产风险显著上升，45岁后流产风险可达50%以上。RSA的病因主要包括染色体或基因异常、解剖结构异常（包括先天性和获得性）、自身免疫性疾病、血栓前状态（prethrombotic state，PTS；包括遗传性和获得性）、内分泌因素、感染因素、男方因素及环境心理因素等。

（1）染色体或基因异常：包括胚胎染色体异常、夫妇染色体异常及基因异常。流产胚胎的染色体异常比例可达50%~60%，是自然流产最常见的原因，主要以染色体数目异常（如非整倍体）为主，少部分为染色体结构异常。母亲的年龄是胚胎非整倍体的主要危险因素，非整倍体胚胎的比例从35岁以下女性的25%~35%上升到40~45岁女性的55%~85%。夫妇染色体异常主要为结构异常（如染色体易位、倒位、微缺失和微重复等），少数为数目异常（如嵌合体和性染色体数目异常等）。夫妇双方的异常染色体可通过减数分裂产生的配子遗传给胚胎，进而导致流产发生。流产相关的基因异常主要与母体的凝血功能、免疫代谢，以及胚胎的着床、生长发育相关。

（2）子宫解剖结构异常和宫颈功能不全：是常见的与 RSA 相关的解剖因素。子宫解剖结构异常包括各种先天性子宫畸形（如纵隔子宫、弓形子宫、双角子宫、单角子宫、双子宫等），也包括各种获得性子宫解剖结构异常（如子宫腔粘连、子宫肌瘤和子宫腺肌病等）。宫颈功能不全是指先天性或获得性因素的作用下，宫颈无法维持其形态和功能至胎儿足月分娩的一种异常状态，主要临床表现为中、晚期妊娠宫颈管无痛性扩张，胎儿过早娩出，导致晚期流产和早产，是解剖因素导致晚期流产的主要表现形式。医源性操作也可能引发宫颈功能不全，如宫颈锥切术、引产术中的机械性损伤等。

对 RSA 患者应常规进行盆腔超声检查以初步评估子宫的解剖结构，宫颈功能不全的评估主要依靠病史、连续超声监测和体格检查综合诊断。推荐对于有 3 次及以上中期妊娠流产或早产病史的单胎孕妇，在妊娠第 12~14 周进行预防性宫颈环扎术。

（3）自身免疫性疾病：常见的妊娠合并自身免疫性疾病包括抗磷脂综合征（antiphospholipid syndrome，APS）、系统性红斑狼疮（systemic lupus erythematosus，SLE）、干燥综合征（Sjogren's syndrome，SS）、类风湿关节炎（rheumatoid arthritis，RA）、系统性硬化（systemic scleredema，SSc）及未分化结缔组织病（undifferentiated connective tissue disease，UCTD）等。APS 是 RSA 最常见的可治疗性病因，15%~20% 的 RSA 女性诊断为 APS。APS 的特征是血管内血栓形成和/或产科并发症，以病理妊娠为主要临床特征的 APS 称为产科 APS（obstetric antiphospholipid syndrome，OAPS），使用肝素和阿司匹林治疗可改善这部分 RSA 患者的预后。APS 导致不良妊娠结局的确切机制仍不清楚，可能是抗磷脂抗体对胎盘和内皮细胞的炎症作用，或补体的过度激活。

（4）内分泌因素：与 RSA 相关的内分泌因素主要包括甲状腺功能异常、HPRL、黄体功能不足、PCOS 等。

（5）男方因素：主要是能够导致胚胎染色体或基因异常的男方精子染色体或基因异常。

（6）凝血功能因素：与凝血功能相关的 RSA 病因主要是易栓症，是指因血液中抗凝或促凝因子的数量、功能改变，使得血液呈高凝状态，从而易于血栓形成的一种病理状态。凝血因子 V 基因 Leiden（factor V Leiden，*FVL*）突变在 RSA 人群中的发生率增高，但多见于西方人群；抗凝蛋白缺乏（包括蛋白 C、蛋白 S、AT）是我国及其他亚洲国家常见的遗传性 PTS 因素。

（7）其他因素：RSA 还与许多其他因素相关，包括环境因素、心理因素及不良生活习惯（如吸烟、酗酒、饮用过量咖啡、滥用药物）等。相当一部分 RSA 患者的具体病因及发病机制不明确，排除以上因素的 RSA 称为原因不明复发性自然流产（unexplained recurrent spontaneous abortion，URSA）。

2. RSA 的评估和治疗　RSA 的评估和治疗应以危险因素为导向，避免进行无法有效治疗的有创检查。2012 年 ASRM 指南建议对所有经临床确认 2 次流产的女性进行全面评估，包括父母双方的染色体核型分析、子宫解剖结构评估、APS 筛查、甲状腺筛查和 PRL 检查。根据我国《复发性流产诊治专家共识（2022）》的建议，对于有 2 次及以上自然流产史的 RSA 患者需要进行系统的病因筛查，尽早干预以降低其再次妊娠流产的风险。RSA 相关的遗传咨询及产前诊断应注重个体化，反复出现胚胎染色体异常的 RSA 患者可考虑进行胚胎植入前非整倍体检测（preimplantation genetic testing for aneuploidy，PGT-A）。

三、绝经过渡期和绝经后期

绝经过渡期定义为月经周期不规律开始到绝经之间的阶段，通常伴有一些更年期症状。绝经是指月经永久性停止，属回顾性临床诊断。40 岁以上的女性停经 12 个月，排除妊娠及其他可能导致闭经的疾病后，即可临床诊断为绝经。绝经的本质是卵巢功能衰竭。单纯子宫切除的女性，虽不再有月经来潮，若卵巢功能未衰竭，则不属于绝经的范畴。随着人类整体寿命的不断延长，绝经人口数日益增长，也带来了严峻的健康问题。

2011 年发表的"生殖衰老研讨会+10"（stages of reproductive aging workshop+10，STRAW+10）分期系统是目前公认的生殖衰老分期"金标准"。STRAW+10 分期系统主要依据月经周期变化，并结合生殖内分泌和超声指标将女性生殖衰老过程分为生育期、绝经过渡期和绝经后期 3 个阶段。

（一）绝经过渡期和绝经后期相关症状

中国女性开始进入围绝经期的平均年龄为 46 岁，绝经的平均年龄为 48~52 岁，90% 的女性在 45~55 岁之间绝经。绝经年龄受多种因素影响，包括饮食、运动水平、是否吸烟、社会经济背景、体重指数（body mass index，BMI）、种族、妇科疾病等。既往研究发现，较高的 BMI 与绝经过渡期开始较晚相关；与高收入国家相比，中、低收入国家的女性绝经过渡期开始年龄较早；吸烟使绝经过渡期年龄提前、持续时间变短；产次≥2 次使绝经年龄略推后。

绝经过渡期是女性一生中非常重要的阶段。根据国家统计局数据，2020 年，我国女性平均预期寿命为 80.88 岁，女性绝经后生命长度可达女性完整生命长度的 1/3 及以上。2019 年，我国 45~59 岁女性人口比例占 24.33%，预计到 2030 年我国绝经女性总数可达 2.8 亿，绝经过渡期人群不断扩大，绝经相关症状、女性衰老问题、绝经过渡期及绝经后女性群体的生存质量需要引起关注。此外，绝经过渡期症状可持续数年。据报道，我国女性人群潮热、盗汗症状的发生率超过 50%，持续时间可达 4.5 年，终生患病率达到 35%。

1. 月经周期不规律　绝经过渡期最典型的特征是月经周期不规律。随着卵母细胞数量下降、卵巢、卵泡活动停止，激素水平发生变化，FSH 升高，下丘脑-垂体轴对雌激素的正负反馈失去敏感性，导致月经周期不规则。大多数女性在这一阶段都会出现更年期症状，但其严重程度和持续时间有很大差异。

2. 血管舒缩症状　潮热、盗汗等血管舒缩症状（vasomotor symptoms，VMS）最为常见，可影响超过 80% 的绝经过渡期女性；其他常见症状还包括睡眠障碍、易激惹、焦虑、肌肉骨骼关节疼痛等。目前，中国女性因绝经相关症状主动就诊的比例仍较低。2020 年，上海的社区调查显示，在有症状的绝经期女性中仅有 25.97% 就诊，众多绝经女性未得到充分的指导和治疗。VMS 最常发生在绝经过渡期早期和绝经后早期。类固醇缺乏可导致中枢神经系统的体温调节发生变化，潮热、盗汗等症状会影响生活质量，进一步加重睡眠障碍、乏力和焦虑情绪等。大多数女性的 VMS 持续 1~6 年，10%~15% 的女性可能持续 15 年或更长时间。潮热的频率和严重程度可能受到生理差异、遗传易感性、高豆制品饮食和社会文化差异的影响，可加重潮热症状的因素包括吸烟、肥胖和缺乏运动。严重并持续的 VMS 与未来心血管疾病的风险增加相关。在各种干预措施中，绝经激素治疗（menopause hormone therapy，MHT）是 VMS 最有效的治疗措施，但治疗不足是 VMS 的普遍现状，超过 50% 的中至重度 VMS 女性仍未进行治疗，并且有相当大比例的女性不适合或选择不使用 MHT。一项对 40~65 岁东亚女性的调查显示，80% 的女性有与更年期相关的 VMS，其中有相当大比例的女性不适合或选择不接受 MHT，而对非激素治疗方案的需求未得到满足。

3. 绝经生殖泌尿综合征　绝经生殖泌尿综合征（genitourinary syndrome of menopause，GSM）在绝经后发生率升高，包括泌尿生殖系统萎缩、膀胱症状和盆腔器官脱垂。雌激素的缺乏导致阴道黏膜变薄，糖原和乳酸菌减少，阴道 pH 值升高，胶原蛋白和弹性蛋白减少，阴道平滑肌改变，进而导致尿路感染机会增加。高达 25% 的使用全身激素替代疗法的女性需要额外补充阴道雌激素来治疗泌尿生殖道萎缩症状。

4. 抑郁和抑郁症状　绝经过渡期与抑郁症状增加之间存在关联。绝经过渡期女性发生抑郁症状和抑郁的危险因素包括存在 VMS、抑郁个人史（尤其是与妊娠或月经周期激素变化相关的抑郁）、手术绝经、不良生活事件，以及对绝经和衰老的负面态度。

我国的绝经女性大多对绝经的各种问题不够重视，并且排斥使用，尤其是长期使用激素的治疗方法；此外，大众担心与 MHT 相关的肿瘤，如乳腺癌、子宫内膜癌等，从而使 MHT 的进展困难。绝经管理应从整体、生理、心理、婚姻、生育、健康等方面全面考虑，继续普及相关知识，同时加强妇产科及其他相关科室医务人员的协作。

（二）绝经女性的健康管理和治疗

绝经女性需要开展全面的健康管理，包括每年进行健康体检、推荐合理饮食、增加社交及脑力活动和健康锻炼。在此基础上经医师指导，针对适宜人群开展 MHT。MHT 能够解决绝经女性雌激素缺乏带来的所有问题，是对绝经相关症状的有效治疗方法，应在有适应证、无禁忌证，且在处于绝经过渡期或绝经后女性有通过 MHT 提高生命质量的主观意愿前提下尽早开始。MHT 优先选择天然或最接近天然的雌孕激素。MHT 需要根据对患者的评估进行个体化调整，常用方案包括：①单孕激素方案，适用于绝经过渡期早期尚未出现低雌激素症状，但因卵巢功能衰退导致的排卵障碍相关异常子宫出血（abnormal uterine bleeding-ovulatory dysfunction，AUB-O），需使用足量、足疗程孕激素调整月经周期并保护子宫内膜；②单雌激素方案，适用于已切除子宫的女性，通常连续用药；③雌、孕激素序贯方案，适用于有完整子宫且仍希望有月经样出血的女性；④对于绝经 1 年以上、有子宫但不希望有月经样出血的女性，可采用雌、孕激素联合方案；⑤替勃龙方案，适用于绝经 1 年以上且服药期间不希望有月经样出血的女性；⑥阴道局部雌激素方案，是 GSM 的首选方案。每一位医师均应懂得利用最好的证据让 MHT 使用者最大化获益，增强实践 MHT 的信心，规范诊疗行为，从而使更多的绝经女性获益。

所有绝经过渡期和绝经后期女性就诊时均应先进行全面的体格检查，并进行健康指导；之后进行 MHT 适应证、禁忌证和慎用情况的评估。如患者有适应证且无禁忌证，在绝经早期有通过 MHT 提高生活质量意愿的前提下，可采用 MHT，并定期随访。个体化方案原则上随年龄增长及绝经时限延长，需要适当调整雌激素剂量及给药途径，以达到最低有效剂量和较低风险。MHT 使用需规范随访以评估利弊，以后每年应至少进行 1 次个体化风险与获益评估，在未出现禁忌证且患者有继续应用 MHT 意愿的前提下，根据评估情况调整给药方案。

四、总　　结

女性一生历经多个阶段，其核心变化是雌激素水平的变化，每个阶段都有可严重影响身心健康的多种疾病。我国诸多相关政策与发展纲要中均体现了女性健康是下一代健康发展的基石。《中国妇女发展纲要（2021—2030 年）》提出，应建立完善女性全生命周期健康管理模式。生殖内分泌疾病复杂，临床诊疗中颇费思虑，而此类疾病多不是致命性急重疾患，故往往被医师和患者所忽视，可造成患者长期生活质量下降。此外，很多生殖内分泌疾病原因不明、机制不清，目前虽无法彻底治愈，但已有成熟的方法，可达到疾病安全可控的治疗目标。因此，作为生殖内分泌科医师，应在做好临床工作的同时，大力进行面向患者和大众的各层级宣教科普工作，以改善患者的生活质量作为终极目标。

参考文献

［1］ZHANG J，XU J，LIU L，et al. The prevalence of premature thelarche in girls and gynecomastia in boys and the associated factors in children in Southern China［J］. BMC pediatrics，2019，19（1）：107.

［2］王亚丽. 大连市某城区性早熟女童流行病学调查研究［D］. 大连医科大学，2022.

［3］NCD Risk Factor Collaboration（NCD-RisC）. Worldwide trends in body-mass index，underweight，overweight，and obesity from 1975 to 2016：a pooled analysis of 2416 population-based measurement studies in 128 · 9 million children，adolescents，and adults［J］. Lancet（London，England），2017，390（10113）：2627-2642.

［4］MENDLE J，RYAN R M，MCKONE K M P. Age at menarche，depression，and antisocial behavior in adulthood［J］. Pediatrics，2018，141（1）：e20171703.

［5］YATSENKO S A，WITCHEL S F. Genetic approach to ambiguous genitalia and disorders of sex development：What clinicians need to know［J］. Semin Perinatol，2017，41（4）：232-243.

［6］MENDONCA B B，GOMES N L，COSTA E M，et al. 46，XY disorder of sex development（DSD）due to 17β-hydroxysteroid dehydrogenase type 3 deficiency［J］. J Steroid Biochem Mol Biol，2017，165（Pt A）：79-85.

［7］WITCHEL S F. Disorders of sex development［J］. Best Pract Res Clin Obstet Gynaecol，2018，48：90-102.

［8］Rotterdam ESHRE/ASRM-Sponsored PCOS consensus workshop group. Revised 2003 consensus on diagnostic criteria and long-term health risks related to polycystic ovary syndrome（PCOS）［J］. Hum Reprod，2004，19（1）：41-47.

［9］JOHAM A E，TEEDE H J，RANASINHA S，et al. Prevalence of infertility and use of fertility treatment in women with polycystic ovary syndrome：data from a large community-based cohort study［J］. J Womens Health（Larchmt），2015，24（4）：299-307.

［10］WANG R，LI W，BORDEWIJK E M，et al. First-line ovulation induction for polycystic ovary syndrome：an individual participant data meta-analysis［J］. Hum Reprod Update，2019，25（6）：717-732.

［11］BRUTOCAO C，ZAIEM F，ALSAWAS M，et al. Psychiatric disorders in women with polycystic ovary syndrome：a systematic review and meta-analysis［J］. Endocrine，2018，62（2）：318-325.

［12］MELMED S，CASANUEVA F F，HOFFMAN A R，et al. Diagnosis and treatment of hyperprolactinemia：an endocrine society clinical practice guideline［J］. J Clin Endocrinol Metab，2011，96（2）：273-288.

［13］SCHLECHTE J，EL-KHOURY G，KATHOL M，et al. Forearm and vertebral bone mineral in treated and untreated hyperprolactinemic amenorrhea［J］. J Clin Endocrinol Metab，1987，64（5）：1021-1026.

［14］刘茜茜，马东骥，曾佳，等. 女性不孕症病因的研究进展［J］. 中国临床实用医学，2022，13（5）：79-80.

［15］CARSON S A，KALLEN A N. Diagnosis and management of infertility：a review［J］. JAMA，2021，326（1）：65-76.

［16］FANG F，BAI Y，ZHANG Y，et al. Oil-based versus water-based contrast for hysterosalpingography in infertile women：a systematic review and meta-analysis of randomized controlled trials［J］. Fertil Steril，2018，110（1）：153-160.

［17］徐晓旭. 宫腹腔镜联合检查在不明原因不孕症中诊断和治疗的临床研究［D］. 北京协和医学院，2019.

［18］中华医学会妇产科学分会产科学组，复发性流产诊治专家共识编写组. 复发性流产诊治专家共识（2022）［J］. 中华妇产科杂志，2022，57（9）：653-667.

［19］MAGNUS M C，WILCOX A J，MORKEN N H，

et al. Role of maternal age and pregnancy history in risk of miscarriage: prospective register based study [J]. BMJ (Clinical research ed), 2019, 364: l869.

[20] CAPALBO A, HOFFMANN E R, CIMADOMO D, et al. Human female meiosis revised: new insights into the mechanisms of chromosome segregation and aneuploidies from advanced genomics and time-lapse imaging [J]. Hum Reprod Update, 2017, 23 (6): 706-722.

[21] GRUHN J R, ZIELINSKA A P, SHUKLA V, et al. Chromosome errors in human eggs shape natural fertility over reproductive life span [J]. Science, 2019, 365 (6460): 1466-1469.

[22] KUTTEH W H. Antiphospholipid antibody syndrome and reproduction [J]. Curr Opin Obstet Gynecol, 2014, 26 (4): 260-265.

[23] WANG M, KARTSONAKI C, GUO Y, et al. Factors related to age at natural menopause in China: results from the China Kadoorie Biobank [J]. Menopause, 2021, 28 (10): 1130-1142.

[24] SCHOENAKER D A, JACKSON C A, ROWLANDS J V, et al. Socioeconomic position, lifestyle factors and age at natural menopause: a systematic review and meta-analyses of studies across six continents [J]. Int J Epidemiol, 2014, 43 (5): 1542-1562.

[25] LI J, LUO M, TANG R, et al. Vasomotor symptoms in aging Chinese women: findings from a prospective cohort study [J]. Climacteric, 2020, 23 (1): 46-52.

[26] AVIS N E, CRAWFORD S L, GREENDALE G, et al. Duration of menopausal vasomotor symptoms over the menopause transition [J]. JAMA Intern Med, 2015, 175 (4): 531-539.

[27] YU Q, CHAE H D, HSIAO S M, et al. Prevalence, severity, and associated factors in women in East Asia with moderate-to-severe vasomotor symptoms associated with menopause [J]. Menopause, 2022, 29 (5): 553-563.

[28] TALAULIKAR V. Menopause transition: physiology and symptoms [J]. Best Pract Res Clin Obstet Gynaecol, 2022, 81: 3-7.

[29] 郁琦, 崔小娟. 绝经激素治疗临床应用争议及展望 [J]. 中国计划生育和妇产科, 2022, 14 (1): 3-6, 28.

[30] 中华医学会妇产科学分会绝经学组. 中国绝经管理与绝经激素治疗指南 2023 版 [J]. 中华妇产科杂志, 2023 (1): 4-21.

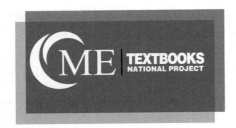

女性患者的生育力保存技术

王含必　邓成艳

第 28 章

中国医学科学院　北京协和医学院　北京协和医院

卵巢储备的提前耗竭不仅对女性生育力产生负面影响，还会导致卵巢内分泌活动过早停止，对女性健康和生活质量产生不良影响。卵巢功能早衰与原始卵泡数量，以及卵泡募集和耗竭的速度相关，性腺毒性治疗［如化学治疗（简称"化疗"）、放射治疗（简称"放疗"）］及性腺相关手术可能会损害卵巢功能，导致医源性早发性卵巢功能不全（premature ovarian insufficiency, POI）。目前，每800名儿童中就有1例被诊断患有恶性肿瘤，约2%的恶性疾病发生在青春期和儿童期。随着医学的发展，恶性肿瘤的治疗成功率已超过90%，患者长期生存率可达70%～80%。因为放疗和化疗等治疗手段常具性腺毒性，对于这些年轻女性来说，治疗后发生不孕和卵巢功能早衰的风险很高，因此，卵巢功能的保护十分重要。

目前已在肿瘤患者中开展生殖物质的冷冻保存，但某些遗传性疾病也可能会引起POI，约占POI患者的10%。遗传性疾病可分为染色体异常和基因异常两大类。特纳综合征（Turner综合征）是最常见的POI相关染色体异常疾病之一。位于X染色体上的脆性X（FMR1）突变是最常见的基因异常。受BRCA1/2基因突变影响的肿瘤患者在后期治疗中具有POI的高风险。同时有研究发现，BRCA1/2基因在保护DNA完整性方面发挥关键作用，此基因突变会损害同源重组DNA修复和端粒长度的维持，可能导致DNA损伤的积累。研究发现，发生BRCA1/2基因突变的女性平均绝经年龄较早。此外，遗传性疾病还包括半乳糖血症、代谢遗传综合征（如先天性肾上腺皮质增生症、Perrault综合征、范科尼贫血）等。

目前，针对女性患者的生育力保存技术主要包括胚胎冷冻保存（简称"冻存"）、未成熟或成熟卵母细胞冻存、卵巢组织冻存（ovarian tissue cryopreservation, OTC）和卵巢组织移位（ovarian transposition）。生育力保存方法的选择取决于患者的年龄和婚育情况。胚胎及成熟卵母细胞冻存已被确定为目前最有效的生育力保存方法，但这些技术不能用于青春期前的女孩，也不推荐用于诊断为需要立即进行性腺毒性治疗的恶性肿瘤患者或激素敏感的恶性肿瘤。卵巢组织冻存可应用于除卵巢癌以外任何保留卵巢功能的女性，而且既不需要进行卵巢刺激也不需要延迟恶性肿瘤治疗，对于上述人群是首选的生育力保存方法。

一、胚胎冷冻保存

胚胎冻存是成熟且有效的方法，适用于已婚女性。首先对女性进行控制性卵巢刺激（controlled ovarian stimulation, COS），注射促性腺激素，促进多卵泡发育后进行穿刺取卵，获得的成熟卵母细胞与精子在实验室完成受精并冻存，以备将来使用。通常冻存囊胚期受精卵。此项技术的缺点在于：①患者需要有稳定的性伴侣；②COS 导致的高雌激素水平可能对激素敏感型恶性肿瘤造成负面影响；③COS 过程花费的时间可能延误恶性肿瘤治疗；④以后可能面临胚胎冻存的伦理问题。

胚胎冻存技术有慢速、超快速和玻璃化冷冻。玻璃化冷冻是目前首选的技术，其主要优势在于避免在细胞内外形成冰晶而损伤细胞，且无须昂贵的仪器，程序简便快捷，冻存胚胎的存活率高。

二、卵母细胞冷冻保存

对于青春期后无性伴侣的女性来说，卵母细胞冻存是生育力保存的首选策略，其可避免胚胎冻存出现的伦理问题。该技术的实施也需要 COS 过程，但区别在于冻存的是卵母细胞而非受精后形成的胚胎。在卵母细胞冻存技术方面，玻璃化冷冻技术优于慢速冷冻技术。卵子冻存比胚胎冻存的难度大且成功率低。该技术主要难点为：由于卵母细胞体积大、所含水分多、膜的渗透性低，冷冻过程中冰晶的形成会对卵子产生损伤，而且纺锤体对温度敏感，可对染色体的重排列产生影响。研究显示，卵母细胞冻融复苏率较低，每达到一个活产的冷冻卵子大概需要 20 个成熟卵子。对临床活产率及累积活产率的数据分析后显示，能否活产的主要决定因素与卵母细胞冻存时的女性年龄密切相关，35 岁以下女性活产的可能性显著升高；另一个决定性因素是获得的卵母细胞数目，这一因素受恶性肿瘤患者需要立即开始放、化疗的时间限制。

三、卵巢组织冷冻保存

OTC 是医源性 POI 高风险的青春期前女孩和不能推迟或已经开始性腺毒性治疗的女性保留生育能力的唯一方法，该方法最近报道的活产率约为 30%。OTC 的冻存方法包括卵巢皮质慢速冷冻或玻璃化冷冻。OTC 的优势在于：①无须经过 COS 过程，对于激素敏感型恶性肿瘤患者风险小；②不会延迟肿瘤的治疗；③无须性伴侣。有效保存年轻女性的生殖功能成为继延长肿瘤患者生命之后，提高患者生活质量的更高层次的需求。卵巢组织的冷冻和复苏移植是一项有发展前景的卵巢功能保护技术，尤其适合青春期前女孩和需要立即接受化疗的肿瘤患者。在肿瘤治疗开始前手术获得卵巢组织（可在月经周期的任何时间进行，无须进行药物刺激以达到多卵泡发育的目的，故不会延误肿瘤治疗），对卵巢组织进行冻存。待肿瘤治疗结束后，复苏卵巢组织并移植回患者体内。近 20 年来，科学家一直在尝试进行卵巢组织的冻存。2004 年，比利时报道了世界第 1 例冷冻自体卵巢组织后复苏移植成功案例，该患者在 1997 年冷冻卵巢组织，2003 年复苏植回患者体内，5 个月后恢复自然排卵，11 个月时自然妊娠，之后获得活产。截至 2020 年，全球通过传统的程序化冷冻法及近期的玻璃化冷冻法进行卵巢皮质组织冻存、复苏并移植后诞生的婴儿已有 200 余例。但移植后的卵巢皮质内近 95% 的卵泡会消失，而且卵巢内分泌功能仅能维持较短时间。

OTC 是一种侵入性技术，需要麻醉及手术切除卵巢组织。手术时切除卵巢外层 1 mm 皮质组织进行冻存。这种组织卵泡含量高，冻存后可经以下方法使用：①卵巢组织原位移植；②卵巢组织异位移植；③从解冻卵巢组织中分离卵泡，进行卵母细胞体外成熟培养（in vitro maturation，IVM）后再受精。

由于卵巢组织尺寸较大，冻存时阻碍冷冻保护剂的均匀、充分扩散，易造成冰晶形式的血管损伤，故这一技术目前仍是一项挑战。OTC 的成功率与患者年龄密切相关，经体外受精（in vitro fertilization，IVF）受孕时往往妊娠率较低，流产率较高。这可能与移植卵巢组织中卵巢储备数量减少且约有 30% 的空卵泡率相关。

与卵母细胞冻存相比，OTC 与卵巢组织移植联合治疗的优势在于其存在自然妊娠的可能，并可以避免使用激素补充治疗。

四、卵巢组织移位

这一方法主要针对将要接受盆腔或下腹腔放疗且无须进行额外化疗的肿瘤患者，旨在防止放疗过程中的卵巢损伤而将卵巢从放射区域移开。目前此方法的成功率报道不一，从 16% 到 90% 不等。

2018 年，针对肿瘤患者的生育力保存，ASCO 制定了临床实践指南。对于因恶性肿瘤而有不孕风险的患者，指南给出如下建议：①有生育需求者，成人或儿童恶性肿瘤患者在治疗前需评估不孕的可能性；②有保留生育能力需求的患者应转诊至生殖医学科就诊；③在治疗前尽早讨论保留生育能力的方法，当患者完成治疗后考虑生育时再次讨论和/或转诊。

五、总　　结

对于年轻的肿瘤患者或有 POI 风险的遗传病患者的生育力保存方法总结如下：①胚胎冻存是一种成熟的生育力保存方法。②卵母细胞冻存适于无性伴侣的患者。③采用卵巢刺激方案可获得成熟卵母细胞，在雌激素敏感的乳腺及妇科恶性肿瘤患者中，这些干预措施（如 COS 中的高雌激素水平）和/或随后的妊娠可能增加恶性肿瘤复发风险；但研究并未表明补充芳香化酶抑制剂的卵巢刺激和随后的妊娠会增加复发风险。④卵巢组织冻存和移植不需要进行卵巢刺激，也不需要性成熟，是儿童患者唯一可用的方法。该方法还可恢复患者卵巢的内分泌功能，但应注意进一步检查确认其对白血病患者是否安全。⑤当治疗恶性肿瘤需要接受盆腔照射时可实施卵巢移位手术。但由于辐射散射，其对卵巢的保护作用有限，应告知患者此项技术失败的可能。此外，由于卵巢复位有风险，该治疗应尽可能在接近放疗开始前实施。

参考文献

[1] KAGAWA N, KUWAYAMA M, NAKATA K, et al. Production of the first offspring from oocytes derived from fresh and cryopreserved preantral follicles of adult mice [J]. Reprod Biomed Online, 2007, 14 (6)：693-699.

[2] ANDERSON R A, MITCHELL R T, KELSEY T W, et al. Cancer treatment and gonadal function：experimental and established strategies for fertility preservation in children and young adults [J]. Lancet Diabetes Endocrinol, 2015, 3：556-567.

[3] LA MARCA A, MASTELLARI E. Fertility preservation for genetic diseases leading to premature ovarian insufficiency (POI) [J]. J Assist Reprod Genet, 2021, 38 (4)：759-777.

[4] AMERICAN COLLEGE OF OBSTETRICIANS AND GYNECOLOGISTS (ACOG). Committee opinion no. 605：primary ovarian insufficiency in adolescents and young women [J]. Obstet Gynecol, 2014, 124：193-197.

[5] LAMBERTINI M, GOLDRAT O, TOSS A, et al. Fertility and pregnancy issues in BRCAmutated breast cancer patients [J]. Cancer Treat Rev, 2017, 59：61-70.

[6] KOMETAS M, CHRISTMAN G M, KRAMER J, et al. Methods of ovarian tissue cryopreservation：is vitrification superior to slow freezing? -ovarian tissue freezing methods [J]. Reprod Sci, 2021, 28 (12)：3291-3302.

[7] MARTINEZ F, INTERNATIONAL SOCIETY FOR FERTILITY PRESERVATION ESHRE ASRM EX-

PERT WORKING GROUP. Update on fertility preservation from the Barcelona International Society for Fertility Preservation-ESHRE-ASRM 2015 expert meeting：Indications，results and future perspectives ［J］. Fertil Steril，2017，108：407-415. e11.

［8］ DOLMANS M M，VON WOLFF M，POIROT C，et al. Transplantation of cryopreserved ovarian tissue in a series of 285 women：a review of five leading European centers ［J］. Fertil Steril，2021，115：1102- 1115.

［9］ SONMEZER M，OKTAY K. Fertility preservation in female patients ［J］. Hum Reprod Update，2004，10：251-266.

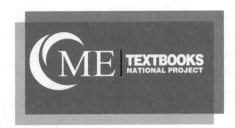

卵巢储备功能减退所致不孕症的诊疗策略

第 29 章

孙爱军

中国医学科学院　北京协和医学院　北京协和医院

一、卵巢储备功能减退概述

（一）定义

1. 卵巢储备（ovarian reserve）　是指卵巢皮质区卵泡生长、发育，进一步形成可受精卵母细胞的能力，取决于基础卵泡池中的卵泡数量和质量，可反映女性的生育潜能和辅助生育结局。

2. 卵巢储备功能减退（diminished ovarian reserve，DOR）　是指卵巢产生卵母细胞的数量减少、质量下降。同时伴有抗米勒管激素（anti-Müllerian hormone，AMH）水平降低、窦卵泡计数（antral follicle count，AFC）减少、卵泡刺激素（follicle stimulating hormone，FSH）水平升高。

3. 卵巢低反应（poor ovarian response，POR）　主要指体外受精-胚胎移植（in vitro fertilization-embryo transfer，IVF-ET）助孕中，卵巢对促性腺激素（gonadotropin，Gn）刺激反应不良的病理状态，主要表现为卵巢刺激周期发育的卵泡少、血雌激素峰值低、Gn 用量多、周期取消率高、获卵数少和临床妊娠率低。2011 年欧洲人类生殖及胚胎学会（European Society of Human Reproduction and Embryology，ESHRE）首次制定了 POR 的诊断标准（博格尼亚标准），其中关于卵巢储备功能试验异常的标准为 AFC<5~7 个或 AMH<0.5~1.1 ng/ml。

4. 早发性卵巢功能不全（premature ovarian insufficiency，POI）　是指女性在 40 岁以前出现卵巢功能减退，主要表现为月经异常（闭经、月经稀发或频发）、促性腺激素水平升高（FSH>25 U/L）及雌激素水平波动性下降。

5. 卵巢功能早衰（premature ovarian failure，POF）　是指女性 40 岁以前出现闭经、促性腺激素水平升高（FSH>40 U/L）和雌激素水平降低，并伴有不同程度的围绝经期症状，是 POI 的终末阶段。

（二）流行病学

DOR 在不孕症人群中的发生率为 10%，其发病率有逐年上升及年轻化的趋势，约占女性卵巢疾病的 20%。美国辅助生殖技术临床结果报告系统中指出 2004—2011 年 DOR 的发生率从 19% 上升至 26%。

（三）病因

大部分 DOR 患者发病原因不明，发病机制不清，可能由以下因素引起。

1. 年龄因素　随着年龄增长，卵泡不断消耗，数目亦开始逐渐减少，卵巢功能逐渐衰退，生殖器官萎缩、衰老，这是卵巢储备功能自然下降的过程。

2. 遗传学因素　目前发现 DOR 的遗传学异常主要有 X 染色体数目异常、常染色体异常及基因突变等。

3. 酶缺陷　半乳糖-1-磷酸尿苷酰转移酶（GALT）缺乏可引起卵原细胞数目减少，进而造成 DOR，甚至导致 POF。

4. 免疫性因素　一些卵巢自身免疫抗体可损坏卵巢，使卵泡数量减少，导致 DOR。

5. 盆腔破坏性因素　如盆腔手术史、卵巢化学治疗（简称"化疗"）及盆腔放射治疗（简称"放疗"）史、盆腔子宫内膜异位症及感染等可损伤卵巢或影响卵巢血液供应，导致 DOR 及 POF 的发生。

6. 其他因素　如环境污染、化学毒物、不良生活方式及生活、工作压力等是 DOR 的危险因素。

（四）临床表现及对生育的影响

1. 月经的改变　DOR 早期临床症状可不明显，大部分患者月经规律，随着病情进展可表现为月经周期紊乱、月经频发或稀发、闭经、经期延长或缩短、经量减少等。

2. 性激素缺乏所导致的相关症状　严重时可出现情绪波动、性欲低下、阴道干燥、潮热、出汗等类更年期症状。

3. 生育力下降　主要表现为不孕、流产、对 Gn 低反应、反复胚胎种植失败、胚胎畸形发生率增高。

二、卵巢储备功能减退诊断

DOR 起病隐匿，如何正确评估卵巢储备功能，做到及早发现、及时治疗、预防和阻断进一步向 POF 发展显得尤为重要。1987 年，Navot 已提出了 DOR 的概念，随着对 DOR 的逐步认识，推荐使用 AMH、AFC 和 FSH 水平进行综合评估。AMH 结合 AFC 是评价卵巢储备功能敏感性和特异性最好的 2 个指标。2022 年 12 月制定的《卵巢储备功能下降中西医结合诊疗指南》对 DOR 的诊断进行了详细描述。

（一）抗米勒管激素

AMH 由卵巢小的窦前卵泡和早期窦状卵泡表达。血清 AMH 水平在月经不同时间段波动较小，任意时间都可检测；AMH 水平与年龄、FSH 和 AFC 密切相关。

推荐 AMH<1.1 ng/ml 作为 DOR 的诊断参考标准（B 级证据，强推荐）。2017 年《早发性卵巢功能不全的临床诊疗中国专家共识》和 2022 年《卵巢储备功能减退临床诊治专家共识建议》均推荐。

（二）窦卵泡计数

AFC 指月经第 2~4 天的双侧卵巢的窦卵泡（直径 2~10 mm）总数，与年龄、基础 FSH 水平呈负相关，检测结果即时。

目前，国内外 DOR 诊断标准推荐 AFC<5~7 个：如果以 7 个为界，则可以更早筛选出 DOR 患者，并进行及早干预；如果以 5 个为界，则意味着窦卵泡进一步减少到更严重的程度才开始干预。

鉴于我国出生率急剧下降的现状，对 DOR 患者早发现有利于及早干预，改善生育现状。综合上述情况，DOR 诊断标准 AFC 界值为 7 个（B 级证据，强推荐）。对全国 65 个地级市的 164 名临床医师进行问卷调查，68.9% 的临床医师推荐 DOR 诊断标准中 AFC 界值为 7 个。

（三）基础促卵泡激素

基础 FSH 水平指自然月经周期第 2~4 天的血清测定结果。不推荐单独使用基础雌二醇（estradiol，E_2）水平作为 DOR 的指标，但推荐基础 E_2 水平帮助解释基础 FSH 水平用于筛查 DOR。基础 E_2 水平>80 pg/ml 者，其妊娠率较低。

推荐连续 2 个月经周期的基础 FSH 水平为 10~25 U/L 作为 DOR 的诊断参考标准（B 级证据，强推荐）。目前国际与我国学者多推荐 FSH>10 U/L 为 DOR 诊断标准，但对上限值多未做规定。对全国 100 多个地级市的 179 名临床医师做问卷调查，55.31% 的临床医师认为 DOR 诊断标准中 FSH 的上限值为 25 U/L。

（四）卵巢储备功能减退的诊断

AMH 水平<1.1 ng/ml、AFC<7 和基础 FSH 水平 10~25 U/L，推荐符合以上 3 项中的 2 项可诊断 DOR（B 级证据，强推荐）。

对全国 100 多个地级市的 179 名临床医师做问卷调查，58.66% 的临床医师认为 DOR 诊断标准中符合 2 项即可诊断为 DOR。

三、卵巢储备功能减退患者的生育指导

建议 DOR 患者尽早生育，避免卵巢功能进一步下降对生育产生影响。DOR 患者，尤其年轻患者仍有排卵、自然妊娠的机会。

对有焦虑、抑郁等有精神心理障碍的患者进行心理咨询指导和治疗及社会功能的康复训练。

对 35 岁以上经积极试孕超过 6 个月仍未成功妊娠的患者，需要积极评估卵巢储备功能，确认是否为 DOR。

四、卵巢储备功能减退所致不孕症的治疗

（一）治疗原则

1. <35 岁的女性患者　可促排卵 3~6 个月，并密切监测排卵。可采用氯米芬（clomiphene citrate，CC）、来曲唑（letrozole，LE）和 Gn 等药物刺激，改善卵子的数量和质量，治疗后所获优势卵泡及妊娠率均显著升高。

（1）氯米芬：月经周期第 2~6 天开始，推荐起始剂量为 50 mg/d，连服 5 天；如卵巢无反应，第二周期逐渐增加剂量（递增剂量 50 mg/d），最大剂量为 150 mg/d；可联合 Gn 进行促排卵。

（2）来曲唑：月经周期第 2~6 天开始，推荐起始剂量为 2.5 mg/d，连服 5 天；如卵巢无反应，第二周期逐渐增加剂量（递增剂量 2.5 mg/d），最大剂量为 7.5 mg/d；可联合 Gn 进行促排卵。

（3）促性腺激素：月经周期第 2~6 天开始，推荐起始剂量不超过 75 U/d，隔日或每日肌内注射；应用 7~14 天卵巢无反应，逐渐增加剂量，如有优势卵泡发育，保持该剂量不变，如应用 7 天

仍无优势卵泡，继续递增剂量，最大为 225 U/d。Gn 可联合 CC 和 LE 使用。

2. ≥35 岁的女性患者　可选择 IVF-ET 助孕。

DOR 患者由于 AFC 减少，在控制性促排卵（controlled ovarian stimulation，COS）过程中经常会出现对药物的反应性差、周期取消率高、获卵数量少、受精率下降、胚胎质量差、妊娠率下降及妊娠结局不良等问题。

目前倾向推荐将温和刺激作为 DOR 人群方案选择的主要原则。温和刺激方案和常规刺激方案的妊娠率相似，但温和刺激成本较低，故推荐温和刺激方案作为 DOR 患者的主要刺激方案。

众多研究者试图通过不同的 COS 方案来提高 DOR 患者的获卵数和胚胎数，因此，除常规方案外（长方案、短方案和超长方案），很多新方案也为临床所尝试，包括促性腺激素释放激素激动剂（gonadotrophin releasing hormone agonist，GnRH-a）方案、高孕激素状态下促排卵方案（progestin primed ovarian stimulation，PPOS）、双刺激方案、微刺激方案和自然周期方案等。

（二）西医治疗

尽管西医和中医对 DOR 合并不孕的治疗已进行了很多研究，但各种治疗方法疗效有限，到目前为止还没有确切有效的方法能恢复 DOR 患者的卵巢功能。2022 年 12 月制定了《卵巢储备功能下降中西医结合诊疗指南》，依据国内外现有的随机对照试验（randomized controlled trial，RCT）针对脱氢表雄酮（dehydroepiandrosterone，DHEA）、生长激素和一些中成药做了明确的证据等级推荐，详见下文。

1. 一般处理　DOR 患者如不积极干预可发展为 POF。对有早绝经家族史的女性，应详细询问家族史，进行遗传咨询。指导患者建立健康的生活方式，戒烟、戒酒，加强身体锻炼，保持心态平衡，保持规律的睡眠习惯，尽量避免接触有毒有害的物质。女性还应自主避免可能导致卵巢功能损害的因素，提高自我保健意识。

2. 心理疏导　缓解患者的心理压力，告知 DOR 患者尤其是年轻患者，仍有排卵、自然妊娠的机会。对有焦虑、抑郁等精神心理障碍的患者进行心理咨询指导和治疗及社会功能的康复训练。

3. 激素补充治疗　激素补充治疗（hormone replacement therapy，HRT）为治疗 DOR 的主要方法，可保持规律的月经，纠正患者低雌激素状态。另外，HRT 中的雌激素可通过负反馈机制抑制 FSH 的释放，从而降低血清 FSH 水平，尽可能恢复卵巢残存少许卵泡对促性腺激素的敏感性，促进卵泡发育及排卵。

4. 脱氢表雄酮　DHEA 是机体外周循环中最常见的甾体激素，主要是由肾上腺皮质网状带和卵巢卵泡膜细胞产生，主要以 DHEA 硫酸酯（DHEA-S）的形式进入血液循环中，具有弱雄激素作用，是卵泡内类固醇激素合成的重要前体激素，在外周组织主要转化为睾酮和 E_2。E_2 对女性生殖系统功能的正常维持发挥重要的调控作用。睾酮可以通过与雄激素受体结合促进正常卵泡发育和非优势卵泡闭锁，调节卵泡颗粒细胞分泌的 FSH 活性，是颗粒细胞分化和卵泡成熟的重要调节剂。研究报道，低剂量雄激素可增加卵泡募集，促进卵泡发育，可能是由于雄激素可促进胰岛素样生长因子-1（insulin-like growth factor，IGF-1）的分泌，通过放大 Gn 的作用而提高卵巢的反应性。动物羊实验显示，DHEA 可增加窦前卵泡和窦卵泡的颗粒细胞增殖标志物 Ki-67 的表达。服用 DHEA 时，患者可出现面部毛发生长、性欲增强、声音变粗及痤疮表现等。

研究表明，补充 DHEA 的有效性依赖于患者的年龄、雄激素转化率及 X 染色体脆性综合征基因型（*FMR1*）的类型。年龄<38 岁的患者（年轻患者获益更明显），DHEA 转化率高、游离雄激素水平高，基因型正常者受益显著。2015 年发表的《辅助生殖促排卵药物治疗专家共识》推荐 DHEA 主要用于卵巢反应不良、DOR 和 POF 患者。

服用方法：DHEA，25 mg，3 次/天，连续服用 3 个月。

（1）DHEA 可改善 DOR 患者 AFC 数量（D 级证据，强推荐）：6 项 RCT 研究（500 例患者）显示，DHEA 干预可以显著增加 AFC（$MD = 0.41$，$95\%CI$ $0.04 \sim 0.78$，$P < 0.000\ 01$）。应用人群除体外受精（in vitro fertilization，IVF）助孕女性外，还包括非 IVF 助孕女性。

（2）DHEA 对 DOR 患者基础 FSH 水平无改善作用（D 级证据，强推荐）：共有 9 项 RCT 研究（847 例患者），其中有 2 项 RCT 全文阅读后鉴于研究质量未能纳入最终的荟萃分析，故最终纳入 7 项 RCT 研究，未能显示 DHEA 对于 DOR 患者血清 FSH 水平的改善作用（$MD = 0.61$，$95\%CI$ $1.04 \sim 0.18$，$P = 0.12$）。进行荟萃分析时纳入的所有研究对象基线 FSH<25 mU/ml，其中 6 项 RCT 研究对象 FSH 均<12 mU/ml。2 项 RCT 研究观察 POI 患者经 DHEA 干预后，血清基础 FSH 水平无显著改善。一项 RCT 研究观察对于卵巢储备功能正常的女性，服用 DHEA 3 个月后血清 FSH 水平无明显改善。

（3）DHEA 可改善 DOR 患者 AMH 水平（D 级证据，强推荐）：3 项 RCT 研究（220 例患者）显示，DHEA 可以升高血清 AMH 水平（$SMD = 0.51$，$95\%CI$ $0.24 \sim 0.78$，$P = 0.000\ 2$，$I^2 = 47\%$）。有关 DHEA 对于 DOR 患者血清 AMH 水平的改善作用，目前仅有 3 项 RCT 研究，其中 1 项 RCT 研究纳入 96 例 DOR 患者，研究组服用 DHEA 2 个月后与对照组比较，血清 AMH 水平无显著改善 [（0.92±0.09）ng/ml vs.（0.90±0.08）ng/ml，$P > 0.05$]；但与自身未用药前比较，AMH 水平显著提高 [（0.92±0.09）ng/ml vs.（0.89±0.11）ng/ml，$P < 0.05$]。其他 2 项 RCT 研究共计 124 例患者，服用 DHEA 3 个月，结果显示，DHEA 可显著升高血清 AMH 水平（$P < 0.05$）。有 2 项 RCT 研究观察 POI 患者经 DHEA 干预后，血清 AMH 水平无显著改善。一项 RCT 研究观察对于卵巢储备功能正常的女性，DHEA 干预对血清 AMH 水平也无作用。

（4）DHEA 可增加 DOR 患者 IVF 助孕获卵数（D 级证据，强推荐）：3 项 RCT 研究（225 例患者）显示，服用 DHEA 可以增加 IVF 助孕获卵数（$MD = 0.81$，$95\%CI$ $0.36 \sim 1.26$，$P = 0.000\ 4$）。有 2 项 RCT 研究显示，DOR 患者口服 DHEA 后，IVF 助孕的周期取消率无显著改善（$P > 0.05$），但在有取卵机会下可增加获卵数。有 2 项 RCT 研究（共计 141 例患者），未显示 DHEA 干预对受精率的改善作用。2022 年发表的一项系统综述和荟萃分析，以 DOR/POR 的 IVF 助孕女性为研究对象，发现与对照组相比，DHEA 干预组可获得更多的卵子数；2017 年的一项荟萃分析也有相同的结论。

（5）DHEA 可改善 DOR 患者的临床妊娠率（D 级证据，强推荐）：4 项 RCT 研究（296 例患者）显示，DHEA 可以提高临床妊娠率（$RR = 1.30$，$95\%CI$ $1.05 \sim 1.61$，$P = 0.01$，$I^2 = 57\%$）。这些研究纳入的女性年龄为 25～42 岁，服用 DHEA 2～3 个月经周期，以 3 个周期居多。结果显示，在 IVF 助孕周期（2 项 RCT）和自然妊娠（2 项 RCT）中，DHEA 均可提高临床妊娠率，且无不良反应。

5. 生长激素　生长激素（growth hormone，GH）是一种多肽类激素，具有调节机体生长发育的作用。GH 可通过调节下丘脑-垂体-卵巢轴，影响卵泡发育和排卵。GH 能与卵巢细胞表面的 GH 受体结合，或作用于胰岛素样生长因子（IGF），改善卵巢血流灌注，影响卵巢功能，提高子宫内膜容受性，从而增强卵巢颗粒细胞对促性腺激素的敏感性。GH 还可抑制卵泡闭锁，促进卵泡发育和卵母细胞成熟，提高卵母细胞质量。

（1）GH 对 DOR 患者 AMH 水平无改善作用（D 级证据，弱推荐）：纳入 3 项 RCT 研究（273 例患者），患者年龄 25～43 岁，多为 IVF 助孕患者。研究组为在促排卵同时使用 GH，其中 1 篇文献使用 GH 2～3 U/d，连用 6～8 周；1 篇使用 GH 4 U/d，连用 2 周；1 篇使用 GH 4 U/d，连用 6 周。对照组均未使用 GH。荟萃分析结果显示，加用 GH 的研究组与未加用 GH 的对照组相比，

DOR 患者血清 AMH 水平无显著性差异（$MD = 0.01$，$95\%CI\ 0.01 \sim 0.03$，$P = 0.41$）。

（2）GH 对 DOR 患者 AFC 数无改善作用（D 级证据，弱推荐）：纳入 3 项 RCT 研究（275 例患者），患者年龄 25~43 岁，多为 IVF-ET 助孕患者。研究组在促排卵同时或促排卵前 1 个月经周期使用 GH，其中 1 篇文献使用 GH 2~3 U/d，连用 6~8 周；2 篇文献使用 GH 4 U/d，连用 2 周。对照组均未使用 GH。荟萃分析结果显示，加用 GH 的研究组与未加用 GH 的对照组相比，DOR 患者 AFC 数量无显著性差异（$MD = 0.01$，$95\%CI\ 0.16 \sim 0.19$，$P = 0.87$）。

（3）GH 对 DOR 患者基础 FSH 水平无改善作用（D 级证据，弱推荐）：纳入 4 项 RCT 研究（427 例患者），患者年龄为 25~43 岁，多为 IVF 助孕患者。研究组为在促排卵同时或促排卵前 1 个月经周期使用 GH，其中 1 篇文献使用 GH 2~3 U/d，连用 6~8 周；2 篇文献使用 GH 4 U/d，连用 2 周；1 篇文献使用 GH 4 U/d，连用 6 周。对照组均未使用 GH。荟萃分析显示，加用 GH 的研究组与未加用 GH 的对照组相比，DOR 患者基础 FSH 水平无显著性差异（$MD = 0.14$，$95\%CI\ 0.27 \sim 0.55$，$P = 0.50$）。

（4）GH 对 DOR 患者 IVF 助孕获卵数无改善作用（B 级证据，弱推荐）：纳入 2 项 RCT 研究（190 例患者），患者年龄 33~43 岁，均为 IVF 助孕患者。研究组为在促排卵同时或促排卵前 1 个月经周期使用 GH，其中 1 篇文献使用 GH 4 U/d，连用 2 周；1 篇文献使用 GH 4 U/d，连用 6 周。对照组均未使用 GH。荟萃分析结果显示，与未加用 GH 的对照组相比，加用 GH 的研究组未能显著提高 DOR 患者 IVF 助孕获卵数（$MD = 0.07$，$95\%CI\ 0.31 \sim 0.46$，$P = 0.72$）。

（5）GH 可改善 DOR 患者的临床妊娠率（D 级证据，弱推荐）：纳入 5 项 RCT 研究（443 例患者），患者年龄为 25~45 岁，多为 IVF 助孕患者。研究组为在促排卵同时或促排卵前 1 个月经周期使用 GH，其中 1 篇文献使用 GH 5 U/d，连用 4 周；2 篇文献使用 GH 4 U/d，连用 2 周；1 篇文献使用 GH 4 U/d，连用 6 周；1 篇文献使用 GH 2~3 U/d，连用 6~8 周。对照组均未使用 GH。荟萃分析结果显示，加用 GH 的研究组与未加用 GH 的对照组相比，能够改善 DOR 患者的临床妊娠率（$RR = 1.76$，$95\%CI\ 1.39 \sim 2.24$，$P < 0.000\ 01$）。

6. 辅酶 Q10　辅酶 Q10 是一种脂溶性的辅酶，作为细胞内主要的抗氧化剂，近年在生殖领域内的应用受到关注，特别是 DOR 患者。生理状态下辅酶 Q10 主要定位于线粒体内膜，可作为线粒体营养剂、抗氧化剂在细胞能量代谢中发挥作用。

7. 抗氧化剂　抗氧化剂对于改善女性卵巢功能和临床结局具有一定的效果。临床常用的抗氧化剂包括维生素 E（>250 mg/d）、维生素 C（<1.0 mg/d）、维生素 D、复合维生素，以及其他一些抗氧化剂，如白藜芦醇、褪黑素、肌醇、L-精氨酸、己酮可可碱、N-乙酰-半胱氨酸、Omega-3 多不饱和脂肪酸等。研究发现，这些制剂具有抗氧化作用，可改善因年龄增加导致的卵母细胞数量减少及质量降低的现象，降低母体年龄增加导致胚胎非整倍体的发生率。

8. 免疫治疗　有自身免疫性疾病和卵巢自身抗体阳性的患者，临床常用免疫抑制剂糖皮质激素如泼尼松或地塞米松。临床研究报道，应用糖皮质激素治疗后患者可恢复排卵和妊娠。

9. 其他治疗方法　体外卵巢激活技术和骨髓干细胞输注等对 DOR 患者具有治疗潜力，可能有助于促进卵巢再生和卵泡发育，但目前循证证据不足。

（1）体外卵巢激活（in vitro activation，IVA）：研究报道了药物 IVA 技术的应用，体现出了 IVA 技术对 DOR 患者的治疗潜力。

（2）骨髓干细胞疗法（bone marrow-derived stem cell，BMDSC）：临床试验结果发现，自体 BMDSC 卵巢移植可使部分 POI 患者成功妊娠；自体干细胞卵巢移植可显著改善 DOR 患者的卵巢功能，但胚胎的整倍体率比较低，需要谨慎使用。

（3）基因治疗：携带 DOR 高危风险基因的人群，如有家族史，应尽早进行基因检测。如发现相关基因缺陷但携带者尚未发病时，推荐尽快生育或冷冻卵母细胞以保护其生育功能。

（4）富血小板血浆（platelet rich plasma，PRP）卵巢注射：PRP 尚未经过严格的临床试验，没有确凿证据表明 PRP 对 DOR 患者的卵巢功能具有明确的疗效。

（5）细胞核移植、卵胞浆线粒体移植：近年来，细胞核移植、卵胞浆线粒体移植作为一项新的生殖工程技术被生殖学家用于 DOR 患者的临床治疗中。细胞核移植是将老龄化卵子的细胞核移植入健康的、已经去除细胞核的卵子中；卵胞浆线粒体移植是将健康卵子的线粒体移植入老龄的卵子中，用健康的线粒体取代老龄卵子中有问题的线粒体。然而，异体线粒体替代或移植终究会带来一系列伦理和法律问题。

（三）中医治疗

中医治疗 DOR 有独特的优势，方法多样化、治疗个体化。具有多系统、多环节的整体调节功能，其作用机制主要有下丘脑-垂体-卵巢轴的调节，单胺类神经递质的释放，卵巢、子宫局部细胞因子的产生，自身免疫抑制等几个方面，在改善卵巢储备功能、提高卵巢对 Gn 的反应性及子宫内膜的容受性等方面具有优势。

1. 中成药　滋肾育胎丸，适用于月经量少、腰膝酸软的患者；麒麟丸，适用于乏力倦怠、腰酸的患者；复方左归胶囊，适用于具有腰膝酸软、头晕耳鸣等症状的患者；定坤丹，适用于具有月经紊乱、面色少华等症状的患者。中成药治疗 DOR 的循证证据见表 29-1。

表 29-1　中成药治疗 DOR 的循证证据总结表

中药	服用方法	服用时长/月	针对不同指标的证据推荐				
			AMH	AFC	FSH	IVF 获卵数	妊娠率
滋肾育胎丸	5 克/次，3 次/天	3	—	D 级证据，弱推荐	C 级证据，弱推荐	—	C 级证据，弱不推荐
麒麟丸	6 克/次，3 次/天	2~3	C 级证据，弱推荐	C 级证据，弱推荐	C 级证据，弱推荐	C 级证据，强推荐	C 级证据，弱不推荐
复方左归胶囊	4 粒/次，3 次/天	—	—	C 级证据，弱推荐	D 级证据，弱推荐	—	—
定坤丹	1 丸/次，2 次/天	3	C 级证据，弱推荐	—	C 级证据，弱推荐	—	—

注：—. 目前无相关 RCT 临床研究数据，未能形成证据推荐；AMH. 抗米勒管激素；AFC. 窦卵泡计数；FSH. 卵泡刺激素；IVF. 体外受精。

2. 补肾方药　对 DOR 患者需辨证施治，采用补肾养血、活血化瘀、疏肝理气等治法，以期改善患者症状，降低促性腺激素水平，提高女性的生育能力，促进卵泡生长发育，提高妊娠率，预防、延缓 POF 的发生。目前，各家辨证论治以辨病和辨证相结合，审因论治，补益疏导同用。绝大多数把病因归为肾气虚亏，故而以补肾为治疗总方向，也可采用中药周期疗法。

3. 针灸治疗　针灸疗法是依据中医经络理论，针对病情，选取经络穴位进行针刺，施以不同手法，激发经络之气，调节脏腑阴阳，治疗疾病的方法。现代研究证实，针灸可通过刺激腧穴，通过激活多巴胺系统来调理下丘脑-垂体-卵巢轴，恢复生殖内分泌系统的动态平衡，从而改善卵巢功能。针灸治疗常取任脉关元、足太阴脾经三阴交、足太阳膀胱经肾俞。

4. 中医其他特色疗法　包括埋线疗法和耳穴刺激等治疗方法。埋线疗法可以给针刺穴位以弱而持久的刺激，将针刺效应、埋线效应及后作用效应等多种效应融于一体，能长久有效地维持针刺作用。

（四）中西医结合

中西医结合治疗取长补短，中医辨证与西医治疗方法相结合，恢复机体状态，可针对性调节激素水平并根据病因恢复卵巢功能，使卵巢储备功能得以上调。

目前，中医已被广泛用于 DOR 不孕患者的 IVF-ET。中医治疗通过对卵母细胞、颗粒细胞、卵子和胚胎质量的调节及子宫内膜血流的改善以提高 IVF-ET 的成功率。在辅助生殖技术中应用补肾治法可改善卵巢储备功能，并在此基础上改善卵巢反应性，提高卵子质量，改善子宫内膜容受性，提高优质胚胎着床率和临床妊娠率，同时降低药物使用量，避免卵巢过度刺激综合征的发生。

五、卵巢储备功能减退的个体化治疗

女性各个年龄阶段均可发生 DOR，加之个体病因复杂多样，因此，对于 DOR 患者应采取个体化治疗。对于有生育要求的 DOR 患者，积极为其提供妊娠相关问题咨询，在用药改善卵巢功能的基础上进行促排卵，监测排卵，指导同房，尽快促进妊娠，必要时选择应用辅助生殖技术实现妊娠。对于无生育要求的 DOR 患者，也应选择适宜的个体化治疗方案，改善相关症状，提高患者生活质量，预防和阻断发生 POF。

六、建立"治未病"的理念

DOR 的病因与多种因素相关，且女性卵巢储备功能存在极大的个体差异，应综合判断影响卵巢储备功能的因素，早期发现并及时干预，恢复患者卵巢功能，提高治疗效果。有效的措施是及早进行预防，并早期适当治疗，延长卵巢的寿命，缓解病情，增加患者妊娠机会。对于 DOR，应建立"治未病"的理念，以"治未病"的思想贯穿于其诊治和管理过程，积极患者改善卵巢功能，延缓病情进展，预防和阻断其进入 POF，这样的意义更重于对 POF 的治疗。

七、总　　结

近年来，DOR 的发病率逐渐升高，而且趋于年轻化，越来越引起人们的重视。学者们已在DOR 的诊断方面取得了一些进展，但 DOR 所致的不孕仍是世界范围内生殖健康领域的重点及难点问题。建议 DOR 患者尽早生育，35 岁以上的女性如果积极试孕超过 6 个月仍未成功妊娠，需要积极评估卵巢储备功能，确认是否为 DOR。建议夫妻双方全面评估生育力，必要时采取 IVF-ET 助孕。DOR 所致的不孕应进行个体化治疗，中医治疗 DOR 有其独特优势，可从多系统、多环节整体调节，方法多样，远期疗效可观。采用中西医结合治疗 DOR 所致的不孕诊也是一种优选策略。

参考文献

［1］孙爱军，唐旭东，张巧利，等. 卵巢储备功能降低不孕症中西医结合治疗的理论与临床试验研究探讨［J］. 中国实验方剂学杂志，2019，25（8）：148-157.

［2］ZHANG Q L，LEI Y L，DENG Y，et al，Treatment progress in diminished ovarian reserve：

western and Chinese medicine ［J］. Chin J Integr Med, 2023, 29 （4）：361-367.

［3］李焱，陈闿. 雌孕激素序贯治疗卵巢功能低下的临床观察 ［J］. 中国医药指南, 2012, 10 （4）：113-114.

［4］陈士岭. 卵巢储备功能的评价 ［J］. 国际生殖健康/计划生育杂志, 2009, 28 （5）：281-286.

［5］DEVINE K, MUMFORD S L, WU M, et al. Diminished ovarian reserve in the United States assisted reproductive technology population：diagnostic trends among 181, 536 cycles from the society for assisted reproductive technology clinic outcomes reporting system ［J］. Fertil Steril, 2015, 104 （3）：612-619. e3.

［6］郑敏，冯云. 卵巢早衰的病因 ［J］. 国外医学 （妇产科学分册）, 2005, 32 （3）：164-167.

［7］陈子江，田秦杰，乔杰，等. 早发性卵巢功能不全的临床诊疗中国专家共识 ［J］. 中华妇产科杂志, 2017, 52 （9）：577-581.

［8］PRACTICE COMMITTEE OF THE AMERICAN SOCIETY FOR REPRODUCTIVE MEDICINE. Testing and interpreting measures of ovarian reserve：a committee opinion ［J］. Fertil Steril, 2015, 103 （3）：e9-e17.

［9］陈文俊，李慧芳，周蓓蓓，等. 卵巢储备功能低下评估及治疗方法研究进展 ［J］. 实用医学杂志, 2016, 32 （1）：19-22.

［10］PRACTICE COMMITTEE OF THE AMERICAN SOCIETY FOR REPRODUCTIVE MEDICINE. Testing and interpreting measures of ovarian reserve：a committee opinion ［J］. Fertil Steril, 2012, 98 （6）：1407-1415.

［11］王超君，吴洁. 卵巢储备功能减退病因及处理 ［J］. 中国实用妇科与产科杂志, 2015, 31 （8）：723-726.

［12］江华峰，孙晓溪. 脱氢表雄酮 （DHEA） 在卵巢储备功能低下妇女中的应用进展 ［J］. 生殖与避孕, 2014, 34 （4）：306-310.

［13］张焕焕，魏兆莲. 脱氢表雄酮治疗卵巢储备功能低下的不孕患者研究进展 ［J］. 中华全科医学, 2016, 14 （1）：122-124.

［14］乔杰，马彩虹，刘嘉茵，等. 辅助生殖促排卵药物治疗专家共识 ［J］. 生殖与避孕, 2015, 35 （4）：211-223.

［15］EFTEKHAR M, AFLATOONIAN A, MOHAMMADIAN F, et al. Adjuvant growth hormone therapy in antagonist protocol in poor responders undergoing assisted reproductive technology ［J］. Arch Gynecol Obstet, 2013, 287 （5）：1017-1021.

［16］TAMURA H, TAKASAKI A, TAKETANI T, et al. The role of melatonin as an antioxidant in the follicle ［J］. J Ovarian Res, 2012, 5：5.

［17］CERUTTI R, PIRINEN E, LAMPERTI C, et al. NAD （+） -dependent activation of Sirt1 corrects the phenotype in a mouse model of mitochondrial disease ［J］. Cell Metab, 2014, 19 （6）：1042-1049.

［18］DEVINE K, MUMFORD S L, WU M, et al. Diminished ovarian reserve in the United States assisted reproductive technology population：diagnostic trends among 181, 536 cycles from the Society for Assisted Reproductive Technology Clinic Outcomes Reporting System ［J］. Fertil Steril, 2015, 104 （3）：612-19. e3.

［19］TAL R, SEIFER D B. Ovarian reserve testing：a user's guide ［J］. Am J Obstet Gynecol, 2017, 217 （2）：129-140.

［20］武学清，孔蕊，田莉，等. 卵巢低反应专家共识 ［J］. 生殖与避孕, 2015, 35 （2）：71-79.

［21］夏天，赵丽颖，王宝娟，等. 补肾调冲方与脱氢表雄酮治疗卵巢储备功能降低所致不孕症临床疗效观察 ［J］. 天津中医药大学学报, 2014, 33 （2）：71-74.

［22］卵巢储备功能减退临床诊治专家共识专家组，中华预防医学会生育力保护分会生殖内分泌生育保护学组. 卵巢储备功能减退临床诊治专家共识 ［J］. 生殖医学杂志, 2022, 31 （4）：425-434.

［23］刘阿慧，张学红. 卵巢储备功能降低女性的生育策略研究新进展 ［J］. 中国计划生育和妇产科, 2022, 14 （6）：10-13.

［24］李晓嘉，黄佳，李予. 卵巢储备功能降低的辅助治疗 ［J］. 中国计划生育和妇产科, 2022, 14 （6）：3-6.

［25］樊梓怡，李蓉. 卵巢储备功能降低的评估新建议 ［J］. 中国计划生育和妇产科, 2022, 14 （6）：23-25.

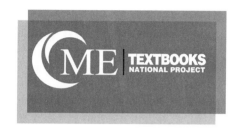

多囊卵巢综合征相关不孕的治疗

田秦杰
中国医学科学院　北京协和医学院　北京协和医院

第 30 章

多囊卵巢综合征（polycystic ovary syndrome，PCOS）是以雄激素增多、持续性无排卵和多囊性卵巢形态为基本特征的综合征，但个体之间存在较大差异。PCOS 可合并月经紊乱、不孕、胰岛素抵抗（insulin resistance，IR）和代谢紊乱性疾病，患者的心理和生活质量也容易受到影响。

2011 年，中华医学会妇产科学分会内分泌学组制定了中国 PCOS 诊断标准，该标准强调月经稀发或闭经或不规则子宫出血是诊断 PCOS 的必需条件，另外符合下列 2 项中的 1 项，即可诊断为"疑似的"PCOS：①临床和/或生化高雄激素表现；②超声为卵巢多囊样改变（polycystic ovarian morphology，PCOM）。具备上述疑似 PCOS 的诊断条件后，需排除其他可能引起高雄激素、排卵异常或 PCOM 的疾病才是"确定的"PCOS，其目的在于避免过度诊断和治疗。目前国内仍推荐此诊断标准。

从 PCOS 的定义和诊断标准可以看出，PCOS 的核心内容是月经紊乱、稀发排卵或不排卵、高雄激素（包括症状与血雄激素水平升高）和 IR，它们均会对患者的生育功能产生不良影响。在所有不孕患者中，卵巢功能障碍者占 20%~30%，而其中 PCOS 占 90%。

一、多囊卵巢综合征对生育的不良影响

（一）不排卵或稀发排卵

1. 排卵障碍性异常子宫出血　PCOS 患者的月经常表现为周期不规律、稀发、量少或闭经，也可有经量过多或不可预测的经间期出血，可影响正常性生活，减少妊娠机会。少数情况下，PCOS 患者可有规律月经周期，但因卵泡发育、成熟障碍而导致黄体功能异常，导致不易受孕或自然流产风险增加。

2. 不孕　PCOS 是不孕症中不排卵的最常见原因。若无排卵，则妊娠机会为零；若稀发排卵，则妊娠机会减少。

3. 子宫内膜增生、非典型增生及子宫内膜癌　PCOS 患者由于长期无排卵或稀发排卵，子宫内膜受单一雌激素刺激而无孕激素拮抗，子宫内膜长期处于增生状态，子宫内膜病变的风险增加，甚至有诱发癌变的风险。PCOS 是导致子宫内膜病变的最常见原因，PCOS 患者罹患子宫内膜癌的风险较非 PCOS 患者增加 2~6 倍。此外，子宫内膜异常也影响胚胎着床。

（二）肥胖对生育的影响

在肥胖人群中，20%~30% 被诊断为 PCOS；在 PCOS 患者中，肥胖的发生率为 50%~80%。

PCOS患者超重、肥胖及中心性肥胖的发生风险是正常人群的2~3倍。肥胖，尤其是腹型或内脏型肥胖与PCOS患者的IR、糖耐量异常、脂代谢异常、代谢综合征及2型糖尿病等代谢异常密切相关。

1. 妊娠前肥胖　肥胖对妊娠前女性的影响主要表现在以下几方面。

（1）PCOS肥胖患者存在IR和高胰岛素血症，通过影响下丘脑-垂体-卵巢轴（hypothalamic-pituitary-ovarian axis，HPO）的功能，干扰促性腺激素（gonadotropins，Gn）　　［黄体生成素（luteinizing hormone，LH）、卵泡刺激素（follicle-stimulating hormone，FSH）］的分泌，并刺激卵巢和肾上腺产生雄激素，使肝合成分泌性激素结合球蛋白（sex hormone binding globulin，SHBG）减少、血游离睾酮水平升高，影响卵泡发育及成熟障碍，导致无排卵性不孕的发生。

（2）肥胖会加重PCOS患者的高雄激素水平，PCOS患者的高雄激素环境导致卵泡液中胰岛素样生长因子（insulin-like growth factor，IGF）-2水平降低，使其不能放大FSH诱导的雌二醇（E_2）生成及颗粒细胞的增殖作用，进而影响优势卵泡形成，且会导致生长中的窦状卵泡发育停滞而影响排卵。高雄激素刺激卵巢白膜胶原纤维增生，使白膜异常增厚，卵泡不易破裂，形成未破卵泡黄素化综合征（luteinized unruptured follicle syndrome，LUFS），增加不孕的概率。

（3）PCOS肥胖患者存在瘦素抵抗和高瘦素血症。瘦素可直接作用于垂体，抑制LH和FSH的分泌，从而影响卵泡内激素合成，导致卵泡募集障碍、卵子质量下降；瘦素会使卵泡发育至一定程度后停滞，从而抑制卵泡发育和排卵，导致患者生育力下降；瘦素还可促进脂肪合成，抑制脂肪分解，加重IR。

2. 妊娠期肥胖　包括妊娠前肥胖及妊娠期间孕妇体重增加过多所引起的肥胖。我国的推荐值为：妊娠期增重>15 kg或妊娠期体重指数（body mass index，BMI）增幅≥6 kg/m² 为妊娠期肥胖。

PCOS肥胖患者妊娠期流产率增加、活产率下降、妊娠合并症明显增加且已发生不良的分娩结局，但其引起自然流产的原因和机制尚不明确。

（1）PCOS肥胖患者在妊娠期间存在妊娠合并症的高危因素，妊娠期糖代谢异常和妊娠期高血压疾病（如妊娠毒血症和妊娠高血压）发生率明显增加。肥胖型PCOS患者脂肪堆积，导致内分泌、代谢紊乱；且中、晚期妊娠女性体内抗胰岛素样物质增加，如人胎盘催乳素、雌激素、孕激素、胎盘胰岛素酶及皮质醇等均具有拮抗胰岛素的作用，可使胰岛素敏感性下降、糖耐量降低，加重IR，最终导致胰岛β细胞失代偿，增加妊娠糖尿病的发病风险。超重/肥胖PCOS患者的胆固醇水平较高，胆固醇沉积在血管壁而造成血管内皮损伤，进而导致动脉粥样硬化，引起血压升高，发生妊娠期高血压疾病。妊娠期高血压疾病会导致胎盘早剥、子宫收缩乏力、胎儿生长受限、胎儿窘迫的发病率上升，也发生早产的重要因素。

（2）妊娠期血栓性疾病公认的发病机制是血液高凝、血流淤滞及血管壁损伤。PCOS肥胖可致患者血液黏稠度增高，在妊娠期和产后发生血栓性疾病的风险增加1.4~5.3倍，值得重视。

（3）妊娠前肥胖或妊娠期肥胖的孕妇盆腔脂肪堆积、腹壁脂肪增厚，导致腹壁肌、肛提肌收缩力量减弱，分娩时宫缩乏力，容易出现产程延长、胎头下降延缓及阻滞，胎儿娩出困难、胎儿宫内窘迫，导致阴道助产的失败率增加。

3. 对子代的影响　PCOS肥胖患者对子代的影响是多方面的。

（1）近期影响

1）超重/肥胖孕妇的妊娠期合并症易造成胎儿宫内缺氧，引发新生儿窒息、死胎、死产等，可直接影响新生儿的生命健康。

2）超重/肥胖孕妇的剖宫产率较体重正常孕妇相对升高；此外，肥胖孕妇剖宫产的新生儿窒息风险较阴道分娩也有所增加。

3）妊娠期肥胖是娩出巨大儿的重要影响因素，且随着巨大儿发生率的增加，新生儿的低血糖发生率也相应增加。

4）患有 PCOS 的孕妇如妊娠前超重/肥胖，可导致新生儿先天出生缺陷的风险明显增加，包括胎儿神经管畸形、脊柱裂、脑积水、心血管畸形、唇腭裂、肛门闭锁、残肢畸形等。

（2）远期影响

1）超重/肥胖孕妇的子代发生超重/肥胖，以及代谢综合征的风险显著增加。

2）超重/肥胖孕妇的子代成年期发生心血管疾病、冠心病及 2 型糖尿病的风险均增加。

3）可能造成子代远期发生行为、认知及情感障碍的风险增加。与妊娠前 BMI 正常孕妇的子代相比，超重/肥胖孕妇的子代发生情感问题、社交问题、心理障碍、注意涣散或注意缺陷多动障碍（即多动症）、孤独症或发育迟缓的风险显著上升。

4）1996 年，Norman 等的研究发现，在 PCOS 女性患者的家庭中，其小于 35 岁的男性后代也存在 PCOS 的部分性激素特点［脱氢表雄酮（dehydroepiandrosterone，DHEA）、（抗米勒管激素 anti-Müllerian hormone，AMH）及 LH 增加，LH/FSH 比值升高，游离睾酮升高］和代谢特征（IR、高胰岛素血症、SHBG 水平降低、高血糖），也有超重/肥胖、雄激素过多的临床表现（男性秃头发生早），进而提出存在男性 PCOS 疾病，且可能对健康和生殖产生不良影响。因此，应在 PCOS 女性患者的一级亲属中进行相应评估，以预防以后发生 2 型糖尿病和心血管疾病的风险。然而，这些尚需要更多的研究加以证实，并需要研究此类男性 PCOS 疾病对睾丸功能的影响。

（三）胰岛素抵抗对生育的影响

IR 是指各种原因导致的胰岛素不能有效促进周围组织摄取葡萄糖及抑制肝葡萄糖输出。正常人群中 IR 的发生率为 $10\% \sim 25\%$，而在 PCOS 患者中 IR 的发生率高达 $50\% \sim 80\%$。IR 可使患者糖耐量降低，2 型糖尿病和心血管疾病的发生风险增高。

IR 对生育的影响主要体现在对卵泡发育存在不利影响，其次是对胚胎着床的影响，从而降低女性生育力。高胰岛素血症可抑制肝合成 SHBG，刺激卵巢及肾上腺分泌雄激素，使循环中游离雄激素增多，导致卵泡发育和成熟障碍，形成小卵泡及卵泡闭锁，导致患者无排卵或稀发排卵。另一方面，增高的雄激素可在外周组织中转变为雌酮，SHBG 的降低也可使游离 E_2 水平相对增高，加之卵巢中的小卵泡分泌一定量的雌激素，进而形成高雌激素血症。高雌激素对下丘脑-垂体产生异常负反馈调节，导致 LH 持续增高但不形成月经中期 LH 峰，促进卵泡闭锁，导致不排卵。此外，由于缺乏排卵后的孕激素对抗，子宫内膜长期受雌激素影响，可表现为不同程度的增生性改变，如单纯性增生、复杂性增生，甚至是不典型增生，患者发生子宫内膜癌的风险增加，这种内膜异常也会降低女性生育力。

IR 对卵泡发育影响的一个重要方面就是导致诱导排卵效果降低。对于 PCOS 患者，采用枸橼酸氯米芬（clomifene citrate，CC）诱导排卵是一线治疗方案，但合并 IR 的 PCOS 患者采用 CC 诱导排卵的有效性和成功率明显降低，容易出现 CC 抵抗。

IR 不仅影响卵泡发育，还对孕早期胎盘滋养层细胞有直接毒性作用。高胰岛素血症可增加滋养层细胞的 DNA 损伤，降低增殖活性，促进凋亡。因此，IR 对早期胚胎的发育也存在不利影响，可导致流产风险增加。

（四）不良心理对生育的影响

PCOS 患者往往有一些精神心理方面的问题，其中以抑郁、焦虑为主。PCOS 患者出现抑郁症状和罹患抑郁症的概率较高（与肥胖无关）。与正常人群相比，PCOS 患者中、重度抑郁症状增加

（$OR=4.18$，$95\%CI\ 2.68\sim6.52$）；出现焦虑症状和罹患焦虑症的概率也增加，但机制尚未完全阐明。虽然痤疮、多毛症、不孕症和 BMI 升高与 PCOS 患者的不良情绪和痛苦增加有关，但证据不一致。PCOS 患者发生抑郁和焦虑的其他潜在因素包括 PCOS 的慢性、复杂性，以及令人沮丧的治疗效果。

多毛严重影响 PCOS 患者的美观，使其常感到自卑，影响患者的性欲和生活质量，严重者甚至减少社交活动，继而导致心理疾病的发生。除多毛外，痤疮会影响女性容貌，加重其精神压力；痤疮的严重程度与焦虑、抑郁及压力评分均呈正相关，同时，痤疮带来的面部皮损会加重患者的焦虑、抑郁情况，形成恶性循环。

PCOS 可引起女性患者发生排卵障碍性不孕，进而影响女性心理健康。在重视种族繁衍的文化里，不孕容易导致家庭和婚姻关系的紧张，引起婚姻关系不稳定。长期的抑郁、焦虑状态同样会加重患者的神经内分泌功能紊乱，降低其受孕的概率。虽然大多数 PCOS 引起的不孕可通过诱导排卵进行治疗，且妊娠结果很好，但患者的不良心理可加重病情并影响诱导排卵和辅助生殖技术治疗的效果。

PCOS 具有慢性疾病的特点。慢性疾病患者长期的不良心理情绪可加重其内分泌应激异常，病理生理及病理心理因素相互作用，加重患者的精神症状和躯体症状，使病情纵深发展。焦虑和抑郁障碍共病患者与非共病患者相比，病情更重，复发和自杀风险均增加。PCOS 患者的下丘脑-垂体-肾上腺轴（hypothalamic-pituitary-adrenal axis，HPA）可能处于高敏状态，对精神压力引起的皮质醇分泌更敏感；而循环皮质醇的增高与 IR 密切相关，IR 又是 2 型糖尿病发生的重要原因。

PCOS 患者可合并心理性性功能障碍，患病率为 $13.3\%\sim62.5\%$，其性觉醒、润滑、满意度和性高潮均受损。多毛、肥胖、月经不调和不孕等 PCOS 症状可能会导致患者感到身份丧失和缺乏吸引力，这可能会影响性行为，导致 PCOS 患者性生活满意度降低，性自我价值降低；同时，性功能障碍会对 PCOS 患者的性关系产生更大影响。

（五）复发性流产风险增加

复发性流产（recurrentspontaneous abortion，RSA）患者中 PCOS 的患病比例为 $5\%\sim81\%$；PCOS 患者同时发生 RSA 的概率明显升高，远高于非 PCOS 患者。因此，PCOS 被认为是导致 RSA 的内分泌因素之一。

PCOS 患者存在性激素紊乱、代谢失调等病理变化，包括高黄体生成素血症、高雄激素血症、高胰岛素血症/IR 和肥胖，催乳素也可轻度升高，导致黄体功能不足和绒毛间隙血栓形成倾向等。以上被认为是引起 PCOS 患者流产率增高的高危因素，这些因素可独立或共同作用导致患者自然流产的发生。

1. 高雄激素血症　其引起流产的作用机制是：①可通过干扰卵泡的发育及成熟，影响优质胚胎形成；②降低子宫内膜容受性，增加反复流产的风险；③增加妊娠并发症的发生风险，如妊娠糖尿病、妊娠期高血压疾病等；④与高 LH、IR、肥胖等因素，共同在生育的各个环节产生影响。

2. 高胰岛素血症/IR　其引起流产的作用机制可能与胰岛素引起血浆纤溶酶原激活物抑制物 1（plasminogen activator inhibitor-1，PAI-1）、同型半胱氨酸（homocysteine，Hcy）升高相关，而高 PAI-1 水平被认为与 RSA 密切相关。此外，高胰岛素环境对卵细胞和胚胎也有着直接损害。

3. 肥胖　肥胖引起流产的作用机制可能为肥胖加重 IR，影响卵细胞和胚胎质量，从而导致正常受精率、临床妊娠率和活产率均显著降低。

4. 黄体功能不足　PCOS 患者因内分泌失调而影响 HPO 的功能，排卵后黄体不能正常发育而发生黄体缺陷，导致妊娠后黄体功能不足，继而引发流产。

5. 血栓形成倾向　研究发现，患有 RSA 的 PCOS 患者易栓症（thrombophilia）的发生率高达 70.7%。PCOS 患者普遍有血栓形成倾向，可导致妊娠丢失，尤其是孕早期妊娠丢失。PCOS 患者的妊娠丢失率明显高于正常女性。

二、多囊卵巢综合征影响生育的治疗

PCOS 的评估和管理流程见图 30-1。

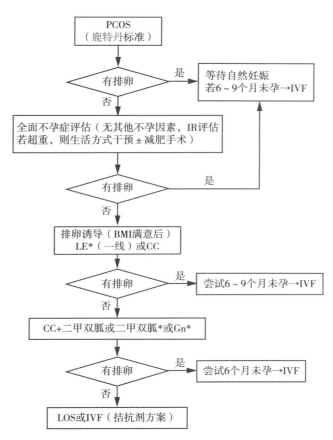

图 30-1　多囊卵巢综合征的评估和管理流程图

注：*因药物公司并未获得其用于治疗 PCOS 的准许，LE、二甲双胍和 Gn 用于 PCOS 属于超适应证治疗。但循证医学证据显示了这些药物在治疗 PCOS 方面的有效性和安全性，并在多个国家获得许可，故在许可的情况下，临床医师应告诉患者相关研究证据及可能的不良反应。

PCOS. 多囊卵巢综合征；IR. 胰岛素抵抗；LE. 来曲唑；CC. 枸橼酸氯米芬；Gn. 促性腺激素；IVF. 体外受精；LOS. 腹腔镜下卵巢手术，2018 年 PCOS 国际循证指南中的 PCOS 二线治疗方法。

（一）改善生活方式

生活方式干预在治疗 PCOS 中的重要性已成为普遍共识。近年来，国内外已将生活方式干预列为 PCOS 的一线治疗。

1. 超重/肥胖型 PCOS　以减重为目标的饮食、运动生活方式干预应先于或伴随药物治疗，强调从认知行为上改变 PCOS 患者的思维模式是长期体重管理的关键。超重/肥胖型 PCOS 患者若体重减轻5%~10%将有利于生殖、代谢指标的改善和心理健康。"饮食+运动+认知行为"生活方式干预使PCOS患者的体重降低，IR和高雄激素血症得到改善，从而使排卵功能恢复。

每周至少达到250 min的中等强度锻炼，或者150 min高强度锻炼，或者同等运动量的复合强度锻炼。每周在非连续日至少进行2次包括主要肌群的肌肉强化训练。每天10 000步的运动量较为理想，可由日常活动和30 min或3000步左右的结构式锻炼组成。每周循序渐进地增加5%的运动量，达到每天锻炼30 min的目标。对于超重/肥胖型PCOS患者，可考虑简单易行的运动方案，例如，早晚2次，每次30 min，形式不限，要求心率次数达到（140-年龄）/分。

在坚持减重期间，定期使用孕激素或复方口服避孕药调控月经周期，保护内膜，不仅可为下一步妊娠做好准备，也有助于增强患者康复的信心。

2. 非肥胖型PCOS 非肥胖型PCOS患者的生活方式干预目标是防止体重增加，在以增肌为主要目标的高蛋白饮食和肌力锻炼使患者骨骼肌含量增加后，患者IR可得到改善，并伴随排卵功能的恢复。

建议由经过适当培训的医师、护士、营养师、运动教练组成多学科团队为PCOS患者制订有效的生活干预方案。

（二）诱导排卵治疗

1. 口服药物 对于代谢紊乱改善后仍未恢复排卵的患者，可给予药物进行诱导排卵治疗。治疗前需排除配偶不育因素，并且用药前必须排除妊娠。

（1）枸橼酸氯米芬：CC作为传统的一线诱导排卵药物，适用于有生育要求但持续无排卵或稀发排卵的PCOS患者。其价格便宜，使用较广泛。CC通过与雌激素受体结合，解除雌激素对下丘脑-垂体的反馈作用，使垂体Gn分泌增加，促使卵泡生长发育。60%~85%的患者在用药后有排卵，妊娠率约为25%，活产率约为18%。

1）CC诱导排卵治疗的具体方案：从自然月经或撤退性出血的第2~5天开始用药，50 mg/d，共5天；若无排卵，则下一周期递增50 mg/d，直至用量达到150 mg/d；若50mg/d的剂量对卵巢刺激过大导致多个卵泡发育，可减量至25 mg/d。

PCOS患者使用CC后需采用基础体温、LH试纸或B超监测排卵。妊娠多发生于诱导排卵治疗的最初3~6个月。在监测卵泡发育过程中，如发现3枚及以上优势卵泡（卵泡直径≥14 mm），建议取消该周期治疗。由于CC的拮抗雌激素作用可抑制子宫内膜增生及宫颈黏液的分泌，导致其可能对妊娠产生不利影响。如CC成功诱导排卵3~4个周期患者仍未妊娠，建议进一步检查；CC诱导排卵治疗建议不超过6个月，若治疗6个月仍无效，应换用其他药物或及时转诊。

2）CC诱导排卵治疗的常见不良反应：轻度卵巢过度刺激综合征（ovarian hyperstimulation syndrome，OHSS）、多胎妊娠、潮热、视觉干扰、腹部不适、乳房疼痛等。如患者有原因不明的不规则阴道出血、影像学检查提示子宫或卵巢占位但性质不明确、肝功能损害、精神抑郁、血栓性静脉炎等情况发生，则禁用此药。

（2）来曲唑（letrozole，LE）：LE是第三代高选择性芳香化酶抑制剂，可抑制芳香化酶的活性，阻断雄激素向雌激素转化，从而解除雌激素对下丘脑-垂体的负反馈，使内源性Gn增加，刺激卵泡生长发育。

LE目前已作为一线诱导排卵药物用于无排卵或稀发排卵的PCOS患者。相较于CC，LE的半衰期短，仅为45 h，停药后雌激素水平可迅速恢复，对子宫内膜无明显抑制，故更常用于CC抵抗或治疗失败的PCOS患者。近年的研究发现，LE诱导排卵的妊娠率和活产率均高于CC，两者在多胎妊娠率和出生缺陷发生率方面无明显差异。LE的美国食品药品监督管理局（food and drug administration，FDA）妊娠安全性分级为 D 级，孕妇禁用，使用前必须排除妊娠。

1）LE 诱导排卵治疗的具体方案：从自然月经或撤退性出血的第 2~5 天开始用药，2.5 mg/d，共 5 天；若无排卵，则下一周期递增 2.5 mg/d，直至用量达到 7.5 mg/d。使用 LE 诱导排卵后仍需密切监测卵泡发育情况，监测方法与 CC 相同。LE 诱导排卵治疗的疗程大多推荐 3~6 个月，如患者仍未妊娠，则需进一步检查。

2）LE 诱导排卵治疗的常见不良反应：潮红、恶心、疲劳等，主要是由服药之后体内雌激素水平降低导致。此外，严重肝肾功能损伤的患者需慎用此药。

（3）中医药诱导排卵：PCOS 排卵障碍的中医病机主要是肾-天癸-冲任-胞宫生殖轴失常。有肾虚、肝经郁热、脾虚痰湿等证候。中医药在调经、诱导排卵方面强调"辨证论治"，即根据中医证候来确定治法方药。这是中医药的个体化治疗特色。

2. 促性腺激素　Gn 补充是 PCOS 不孕患者的二线治疗方法之一，包括 FSH、LH 及尿促性素（human menopausal gonadotropin，hMG）。目前，Gn 的制剂多样，如 hMG、尿源性 FSH、基因重组 FSH 和基因重组 LH。应用外源性 Gn 诱导排卵治疗应在有条件进行卵泡监测时使用，避免多胎妊娠和 OHSS 的发生。PCOS 患者应用 Gn 易发生卵巢高反应，多推荐采用小剂量递增方案。虽然小剂量递增方案诱发排卵的时间较长，但 OHSS 的发生率和多胎妊娠率显著降低。

（1）适应证：①CC、LE 抵抗；②既往 CC、LE 诱导排卵方案下内膜发育不良（扳机日内膜厚度≤6 mm）；③CC、LE 连续促排 3 个周期未妊娠且无其他不孕因素者。

（2）禁忌证：①卵巢肿瘤；②甲状腺功能亢进症或肾上腺功能异常；③垂体肿瘤。

（3）小剂量递增方案常规方法：从自然月经或撤退性出血的第 3~5 天开始应用。Gn 起始剂量为 37.5~75.0 U/d；B 超监测卵泡发育情况，如卵泡增长明显，以每天 1~2 mm 的速度增加，则维持原量；若卵泡生长缓慢，则每 3 天递增 37.5 U 或每 5 天递增 75 U，直到 B 超下可见到不多于 3 个优势卵泡出现，最大剂量为 225 U/d。至优势卵泡形成后，注射人绒毛膜促性腺激素（human chorionic gonadotrophin，hCG）10 000 U；如卵泡多，有 OHSS 倾向，则注射 hCG 5000 U 或促性腺激素释放激素激动剂（gonadotropin-releasing hormone agonist，GnRHa）0.2 mg，予以扳机；排卵后加用孕酮进行黄体支持。

为避免 OHSS 的发生，如果形成≥3 个 17 mm 以上的卵泡时，应停用 Gn，禁用 hCG 诱发排卵。可取消该周期或改行其他助孕方式。

当雄激素和 LH 水平升高时，应用 Gn 治疗的 PCOS 患者多表现为卵巢高反应（通常指>3 个卵泡发育），OHSS 及多胎妊娠的发生率也较高。在诱导排卵前应用 GnRH-a 进行垂体降调节可增加治疗成功率，降低 OHSS 和多胎妊娠的发生率，降低流产率。

3. 腹腔镜卵巢打孔术　一般不推荐为打孔而进行手术，通常需有其他的腹腔镜手术适应证。

（1）适应证：主要适用于 CC 抵抗、LE 治疗无效、顽固性 LH 分泌过多、因其他疾病需进行腹腔镜检查盆腔，以及因随诊条件差而不能进行 Gn 治疗监测者。建议选择 BMI≤34 kg/m²、LH>10 U/L、游离睾酮升高的患者作为腹腔镜卵巢打孔术（laparoscopic ovarian drilling，LOD）治疗对象。

（2）禁忌证：有腹腔镜手术禁忌者、疑有卵巢储备功能下降者、盆腔粘连严重者不宜行 LOD。

（三）辅助生育技术

当应用一线、二线治疗失败或存在其他辅助生殖技术适应证（如输卵管因素或男性因素等）时，应积极考虑助孕措施。

1. 宫腔内人工授精　宫腔内人工授精（intrauterine insemination，IUI）包括夫精人工授精（artificial insemination by husband，AIH）和供精人工授精（artificial insemination by donor，AID）（我国不可行），IUI 必须在腹腔镜或子宫输卵管造影证实至少一侧输卵管通畅的情况下使用。IUI 对于不明原因不孕或轻度少、弱精子症患者的治疗作用已被广泛接受，但其对于排卵功能障碍性不孕患者的治疗效果尚不明确。目前，尚缺乏在 PCOS 患者中比较单独诱导排卵和诱导排卵联合 IUI 后临床结局的随机对照试验（randomized controlled trial，RCT）。因此，PCOS 患者在药物诱导排卵时应根据 IUI 适应证考虑是否需要联合使用 IUI，主要包括男性因素、子宫颈因素、不明原因不孕、性功能障碍等。

2. 体外受精-胚胎移植　参照《2018 年国际循证指南：多囊卵巢综合征的评估和管理》和 2016 年世界卫生组织（WHO）指南小组对于 PCOS 患者无排卵性不孕症管理的推荐意见，推荐流程见图 30-1。在推荐不同的治疗方法时需要考虑其可获得性、治疗费用和治疗风险。

PCOS 与非 PCOS 女性进行体外受精-胚胎移植（in vitro fertilization-embryo transfer，IVF-ET）助孕的临床妊娠率和活产率相似，但 PCOS 患者进行 IVF-ET 时存在 OHSS、卵泡发育与子宫内膜成熟不同步、多胎妊娠、流产率增高、妊娠并发症增高等风险。可通过改变诱导排卵和扳机方案、全胚胎冷冻和单胚胎移植来控制 OHSS 和多胎妊娠风险。

对于 PCOS 患者，需权衡各种诱导排卵方案的有效性和安全性，进行个体化的控制性超排卵治疗。研究显示，与激动剂长方案相比，拮抗剂方案的总 Gn 用量更少、用药时间更短、OHSS 风险更低，推荐 PCOS 患者采用 GnRH 拮抗剂方案进行控制性超排卵治疗。其他方案的选择及具体用药（如长方案、温和刺激方案）方法请参考中华医学会妇产科学分会内分泌学组及指南专家组制定的《多囊卵巢综合征中国诊疗指南》。不同类型 Gn 的治疗效果和安全性的差异很小，故没有证据推荐特定的 Gn 类药物，临床应用时应综合考虑药物的可获得性、使用方便性和治疗费用。此外，目前尚无证据表明外源性 LH 补充会影响 PCOS 患者的 IVF/卵胞质内单精子注射（intracyto-plasmic sperm injection，ICSI）结局，故不推荐 PCOS 患者在控制性超排卵治疗过程中常规补充 LH。

关于 PCOS 患者的扳机，应采用最低剂量 hCG 来避免 OHSS 风险，必要时应考虑进行选择性全胚胎冷冻。对于采用拮抗剂方案且为了预防 OHSS 而进行全胚胎冷冻的 PCOS 患者，可考虑采用 GnRH 激动剂扳机。但由于 GnRH 激动剂扳机后造成的黄体功能不足可降低新鲜胚胎移植周期的持续妊娠率和活产率，增加流产率，故不推荐用于新鲜胚胎移植的扳机。

二甲双胍被认为可帮助 PCOS 患者恢复排卵，提高妊娠率，还可降低血清雄激素水平，抑制 VEGF 生成，减少 OHSS 的发生。因此，2018 年 PCOS 国际循证指南推荐该药作为 PCOS 一线治疗用药之一。目前，相关的 RCT 研究大多是在激动剂方案中进行，药物剂量从 500 mg（2 次/天）到 850 mg（3 次/天）不等，使用时间通常到 hCG 扳机日。结果显示，加用二甲双胍后，患者发生 OHSS 的风险、临床妊娠率、活产率和周期取消率均有所改善，Gn 用量、获卵数、流产率、多胎率方面则无明显差异。

未成熟卵体外成熟培养（in vitro maturation，IVM）的定义和效果均存在一定争议。IVM 在 PCOS 患者辅助生育治疗中的适应证是对诱导排卵药物不敏感和既往应用常规低剂量 Gn 发生中、重度 OHSS 的患者，但 IVM 新鲜胚胎移植周期存在临床妊娠率低、流产率高、胚胎停育发生率高等问题。

（四）多囊卵巢综合征相关反复自然流产的预防与治疗

1. RSA 的预防

（1）孕前评估和预治疗：PCOS 患者在备孕前需要进行健康和疾病评估，测定孕前的身高、体重、性激素水平，并进行胰岛素释放试验、糖耐量试验、肝肾功能检查、妇科检查、B 超检查等，对雄激素和 LH 水平、糖代谢、肝肾功能等进行评估。尤其对于有 RSA 史的 PCOS 患者，孕前 BMI 及 IR 的评估十分重要，应把 IR 和肥胖作为 RSA 的重要风险因素进行筛查。存在肥胖、IR 或糖耐量异常的患者，需要进行孕前预治疗，将导致流产的风险因素控制到正常或接近正常后再妊娠，可降低流产的风险。

调整生活方式是 PCOS 患者备孕前预治疗的首选方式。对于肥胖和 IR 患者，孕前减重和应用二甲双胍治疗可以减轻体重，降低雄激素和胰岛素水平，恢复排卵，降低流产率。同时，定期应用孕激素调整周期，推荐使用地屈孕酮，因其不影响基础体温，故用药过程中可通过基础体温监测患者的排卵恢复情况。有 RSA 史的 PCOS 患者易栓症发生率较高，因此，建议在孕前检查易栓症相关分子指标。

（2）黄体支持：自然妊娠或诱导排卵治疗后妊娠的 PCOS 患者，均需要进行黄体支持。建议黄体支持的时间从排卵后 1~3 天开始，直到排卵后 35 天左右，出现胚芽胎心搏动后可逐渐停用孕激素。目前，用于黄体支持的药物首选口服孕激素，如地屈孕酮（20~40 mg/d）、黄体酮胶囊（200~300 mg/d），也可选择阴道用孕酮或注射用孕酮。

（3）妊娠期体重控制：妊娠期体重增加过快可导致妊娠糖尿病等妊娠并发症的发生风险增加。因此，PCOS 患者在妊娠期间应注意控制体重，不能增加过快。

2. RSA 的治疗　PCOS 患者妊娠期出现出血、下腹疼痛等流产先兆时，需要根据 B 超结果和 hCG 值排除宫外孕可能，并与先兆流产或难免流产相鉴别。如确诊先兆流产，建议通过补充孕激素进行保胎治疗。孕激素制剂包括口服、阴道用药和肌内注射 3 种，首选口服制剂，如地屈孕酮或黄体酮胶囊（地屈孕酮的首次剂量为 40 mg，之后 3 次/天，10 毫克/次），用药过程中定期检测 hCG 值，进行 B 超检查。当症状控制 2 周后可以停药，有 RSA 史的患者应用药至上次流产妊娠期后的 2 周，或用药至妊娠第 12~20 周。在排除遗传因素、内分泌因素、解剖因素、感染因素后，考虑为免疫因素和易栓症时，建议检查二聚体、抗磷脂抗体等相关指标，如确诊为易栓症，根据情况应用阿司匹林、低分子量肝素等进行 RSA 的预防和治疗。

（五）心理治疗

对 PCOS 患者的心理治疗包括科普宣教、心理疏导、行为疗法和家属情感支持，严重者需要到专科进行药物治疗。对 PCOS 患者施行心理问题干预者必须是经过专业培训的妇产科医师或精神科医师。

1. 科普宣教　需要对所有 PCOS 患者进行疾病的科普宣教，让患者充分知晓 PCOS 的疾病特点、危害及并发症的防治措施；消除其对疾病的恐惧、担忧和误解。通过对病情的了解，树立正向心理认知。患者认知误区的纠正和自信心的建立更有利于疾病长期治疗和随访的依从性。

2. 心理疏导　对 PCOS 患者加强心理疏导。对患者的性格和情绪等主观因素进行细致观察，结合个体易感性对患者实施正向暗示，对可能在 PCOS 治疗过程中产生的问题和相应的对策进行详细介绍，以增加患者的配合度。

3. 行为疗法　帮助 PCOS 患者建立健康饮食和规律运动等健康生活方式，例如，制订减重方案和目标、记录饮食日记等。

4. 家属情感支持　在心理医师的指导下进行 PCOS 患者及家属的团体心理辅导是一种较好的心理治疗方式，可以让 PCOS 患者及家属放下"心理包袱"。结合量表评分，能够让心理专家进一步进行信息收集与评估，从而发现存在的问题。然后通过支持性心理治疗、认知疗法、音乐放松等方式，加深 PCOS 患者与家属之间的情感链接，缓解患者的不良情绪，以正向的心理状态适应环境和疾病。

家属的情感支持对于舒缓 PCOS 患者的心理问题尤为重要。通过对 PCOS 患者家属同步的疾病宣教及患患之间的互动交流，创造理解和共情气氛，帮助 PCOS 患者获取家属最大的帮助，并起到监督治疗的作用。

5. 专科治疗　对于抑郁、焦虑等症状轻微的 PCOS 患者，除了上述干预以外，可予定期随访量表测评。对于焦虑、抑郁症状严重的患者，转诊至精神科专科医师，在确诊患者心境障碍后，给予抗精神病药物治疗。

参考文献

[1] LEGRO RS, ARSLANIAN SA, EHRMANN DA, et al. Diagnosis and treatment of polycystic ovary syndrome: an Endocrine Society clinical practice guideline [J]. J Clin Endocrinol Metab, 2013, 98 (12): 4565-4592.

[2] 多囊卵巢综合征诊断中华人民共和国卫生行业标准 [J]. 中华妇产科杂志, 2012, 47 (1): 74-75.

[3] 多囊卵巢综合征相关不育治疗及生育保护共识专家组, 中华预防医学会生育力保护分会生殖内分泌生育保护学组. 多囊卵巢综合征相关不育治疗及生育保护共识 [J]. 生殖医学杂志, 2020, 29 (7): 841-849

[4] MORGAN ES, WILSON E, WATKINS T, et al. Maternal obesity and venous thromboembolism [J]. Int J Obstet Anesth, 2012, 21 (3): 253-263.

[5] VENKATESAN AM, DUNAIF A, CORBOULD A. Insulin resistance in polycystic ovary syndrome: progress and paradoxes [J]. Recent Prog Horm Res, 2001, 56: 295-308.

[6] EFTEKHAR T, SOHRABVAND F, ZABANDAN N, et al. Sexual dysfunction in patients with polycystic ovary syndrome and its affected domains [J]. Iran J Reprod Med, 2014, 12: 539-546.

[7] 中华医学会妇产科学分会内分泌学组及指南专家组. 多囊卵巢综合征中国诊疗指南 [J]. 中华妇产科杂志, 2018, 53 (1): 2-6.

[8] BALEN AH, MORLEY LC, MISSO M, et al. The management of anovulatory infertility in women with polycystic ovary syndrome: an analysis of the evidence to support the development of global WHO guidance [J]. Hum Reprod Update, 2016, 22 (6): 687-708.

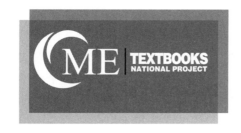

卵巢功能调节与早发性卵巢功能不全的研究进展

谢卓霖　陈　蓉
中国医学科学院　北京协和医学院　北京协和医院

第 31 章

卵巢作为女性的性腺，在女性的生殖系统中占据至关重要的地位。卵巢衰老意味着女性特征和生育能力的衰退。随着近现代科学的发展，人们对卵巢的形态、功能及调节的认识逐渐提高。下丘脑-垂体-卵巢轴（hypothalamic-pituitary-axis，HPO）是卵巢功能调节的关键部分，但仍存在一些关键问题不能解释，例如，促性腺激素释放激素（gonadotropin releasing hormone，GnRH）神经元上并无雌激素受体，那么如何接收雌激素的反馈？近年来，研究者们在 HPO 的基础上发现了其上游的 KNDy 神经元，这一发现让人们对卵巢调节和生殖衰老有了更深、更新的认识。在卵巢功能衰退的研究方面，近年早发性卵巢功能不全（premature ovarian insufficiency，POI）逐渐受到重视。POI 患者中不仅存在正常年龄绝经带来的相关不良影响，而且由于提前出现卵巢功能衰退、生育功能提前丧失、提前衰老等问题，患者容易出现生理、心理及社会方面的负面影响，甚至可能影响患者预期寿命。POI 的发病率目前呈上升趋势，故值得重视。本文将就卵巢功能调节和 POI 的研究进展进行阐述。

一、卵巢功能调节

卵巢是卵母细胞发育成熟并进行排卵的部位，并同时承担分泌女性性激素的作用，其功能主要为生殖功能和内分泌功能两部分。女性从青春期开始到绝经前，卵巢在形态和功能上发生着周期性的变化，这被称作卵巢周期。这种周期性体现在卵泡"发育—募集—选择—排卵—黄体形成及退化"的改变上，也体现在卵巢所合成的雌激素、孕激素的周期性改变上。卵巢的周期性变化会使女性生殖器，包括子宫内膜、阴道黏膜、乳房、输卵管等发生一系列周期性变化，其中以子宫内膜的变化最为显著。在周期性雌激素和孕激素的刺激下，子宫内膜组织学变化的临床表现便是每个月的月经来潮，通过这种变化也可将月经周期划分为增殖期、分泌期和月经期。月经是卵巢功能的重要体现。

卵巢功能调节是一个非常复杂的过程，长期以来公认的调节机制是由下丘脑、垂体和卵巢共同形成的一个完整协调的神经内分泌系统，即 HPO 轴。下丘脑分泌 GnRH，从而刺激垂体分泌促性腺激素 [黄体生成素（luteinizing hormone，LH）、卵泡刺激素（follicle-stimulating hormone，FSH）]，进一步调节卵巢分泌雌激素和孕激素；而垂体分泌的促性腺激素和卵巢分泌的性激素又分别对上游激素有正/负反馈作用。除 HPO 外，卵巢功能同时也受抑制素-激活素-卵泡抑制素系统及其他内分泌腺的调节。

尽管 HPO 在月经周期和卵巢功能调节中发挥重要作用，但随着进一步的研究，研究者发现

GnRH 神经元上并没有雌激素受体 α，这意味着性激素对上游激素的正/负反馈还需要其他中间信号通路来传导。GnRH 神经元的上游——KNDy 神经元逐渐引起人们的重视。

　　KNDy 神经元的命名源于吻素（kisspeptin）、神经激肽 B（neurokinin B，NKB）和强啡肽（dynorphin，Dyn）3 个词的词头缩写，通常读音同糖果（candy）。KNDy 神经元主要的功能是分泌吻素、NKB、Dyn 等神经肽，同时由于其上有大量雌激素和孕激素受体，故可接受性激素的负反馈，从而降低 NKB 和吻素 mRNA 的表达。同时，KNDy 神经元所分泌的 3 种神经肽还对 GnRH 神经元有调节作用，其中吻素可启动 GnRH 脉冲分泌，并正向调控 LH 的分泌；NKB 同样对 HPO 起到正向调控作用；Dyn 则通过 KNDy 神经元来负向调控吻素及 NKB 的分泌，从而减少 GnRH 的分泌。此外，KNDy 神经元与其附近 GnRH 神经元的 GnRH 释放部位之间所形成的"自动突触反馈"，进而产生的吻素的"振荡输出"，也是 GnRH 脉冲分泌的"起搏器"。KNDy 神经元同时被认为与更年期潮热有密切关系。更年期潮热与 LH 及 GnRH 的脉冲式分泌有关。如前所述，KNDy 神经元可启动 GnRH 的脉冲式分泌。KNDy 神经元的 NKB 信号可通过投射到正中视前区中表达 NK3R 的神经元来影响散热效应器，因此，可通过阻断 KNDy 神经元的后续通路来治疗潮热。目前，其相关的 NKB/NK3R 通路是研究潮热的非激素药物干预的热点。

二、早发性卵巢功能不全

　　卵巢功能与生育力息息相关。POI 是指女性在 40 岁之前出现的卵巢功能衰退，主要表现为月经异常（闭经或月经稀发）、FSH>25 U/L 及雌激素水平波动性下降。POI 是严重威胁年轻女性生育力的疾病。根据患者是否曾有自发月经，POI 分为原发性 POI 和继发性 POI。POI 在全球的发病率可达 1%~4%，患病率为 3.7%，且呈上升趋势。

（一）病因

　　POI 的病因尚不明确，可能与包括遗传性、免疫性、感染性、毒性、代谢性、医源性（手术或放射治疗、化学治疗）等多种发病因素有关。而半数以上的 POI 患者病因尚不明确，为特发性 POI。近年来，随着新型冠状病毒感染的流行，也出现了一些感染后引起的卵巢功能下降或出现新发 POI 的个案病例，值得研究者们进一步探究。

（二）临床表现

　　POI 患者将面临生育力的降低甚至不孕。即使在疾病早期尚存在偶发排卵，仍有 5%~10% 的自然妊娠机会，但此时患者流产和胎儿染色体异常的风险也明显增加。同时，低雌激素水平将引起患者出现月经异常。原发性 POI 表现为原发性闭经；继发性 POI 则随着病情进展出现卵巢功能逐渐衰退，并出现月经周期不规律，甚至逐渐闭经。少数患者也可出现无征兆的月经突然终止。低雌激素水平还将导致潮热、出汗、阴道干涩灼热、性欲减退等类似更年期的症状，影响患者的生活质量。长期低雌激素状态还会导致其他系统的远期并发症，如患心血管疾病、骨质疏松症、泌尿生殖系统感染、阿尔茨海默病等其他系统疾病的风险增加，可能降低患者的原有预期寿命。总而言之，POI 患者往往面临着额外的社会、家庭方面的压力和困扰，生活质量受到极大影响。

（三）治疗

1. 常见治疗方法

（1）激素补充治疗（hormone replacement therapy，HRT）：是 POI 的主要治疗方法。HRT 可缓

解低雌激素相关的潮热、出汗、泌尿生殖道不适等临床症状，减轻长期低雌激素水平对 POI 患者身心的不良影响，降低心血管疾病和骨质疏松症等远期并发症的风险。由于 POI 患者通常在早期便失去了雌激素的保护，且患者年轻、并发症较少、应用风险较低，故建议在排除激素治疗禁忌证后尽早开始 HRT，并持续治疗至少至平均自然绝经年龄，在绝经年龄之后再按照绝经后激素治疗方案进行。对于有完整子宫的患者，建议使用能够引起周期性月经样出血的雌、孕激素序贯法治疗，尤其是有生育要求的患者。单纯雌激素治疗仅适用于已切除子宫的 POI 患者。对于局部的尿生殖道萎缩症状，可考虑阴道局部应用雌激素。POI 患者的雌激素使用剂量推荐为标准或稍大剂量，不强调小剂量应用；孕激素使用剂量需要与雌激素剂量相匹配。治疗期间要注重定期随访和评估。

尽管 HRT 能显著改善 POI 患者的生活质量并降低远期并发症，但其并不能逆转卵巢功能，也无法恢复卵巢激素分泌、排卵等生理活动，同时长期进行 HRT 的安全性也存在争议。

（2）其他常见治疗方法：主要包括心理支持治疗、中医治疗和饮食运动调节等。但这些现有治疗手段均不能修复受损的卵巢组织结构，无法从根本上改善卵巢功能衰退或满足患者的生育需求。目前，大多数 POI 患者实现生育唯一可行的治疗方法仍是依靠赠卵进行体外受精胚胎移植术（in vitro fertilization and embryo transfer，IVF-ET）。

2. 新方法的探索　近年来，研究者也一直在探索新的治疗方法以改善患者卵巢储备功能，从而改善患者生活质量和生育结局。

对于因某些疾病或医源性损伤卵巢功能导致 POI 的高风险人群，可考虑进行生育力保存，如某些恶性肿瘤、部分嵌合型 Turner 综合征、重度卵巢子宫内膜异位症患者等。目前最常用的方式为胚胎冻存，其他生育力保存方法还包括卵母细胞冻存和卵巢组织冻存等。对于因恶性肿瘤而进行化学治疗的患者，治疗期间采用 GnRH 激动剂也许可以保护卵巢功能。

此外，一些新型的卵巢功能恢复方式也在逐渐探索中。对于卵巢储备功能衰退的患者，富血小板血浆卵巢内注射被发现可能有助于恢复其功能，目前被考虑用于 POI 患者的辅助治疗。

干细胞治疗也是目前的研究热点。动物实验发现，间充质干细胞移植可恢复 POI 模型小鼠的卵巢功能。卵巢干细胞的研究则推翻了人们既往认为女性卵母细胞数恒定这一观点。卵巢干细胞有最终分化为成熟卵母细胞的潜能，因此，移植卵巢干细胞有可能重建 POI 患者的卵巢功能。

体外卵巢激活是一种刺激原始卵泡生长并诱导其发育成卵母细胞的新技术。约 75% 的 POI 患者虽存在卵巢功能衰退，但其卵巢中仍可能携带剩余休眠原始卵泡，因此，通过该技术有可能恢复患者的卵巢功能和生育功能。

对于一些与自身免疫病相关的 POI 患者，采用肾上腺皮质激素治疗也可取得一定疗效。

这些新技术的发展为 POI 的治疗提供了新的思路，有希望从根源上恢复卵巢功能，但其安全性、有效性及具体治疗方法等还需要更多的研究来验证，距离实际应用于临床还需进一步探索。

参考文献

［1］谢幸，孔北华，段涛. 妇产科学［M］. 9 版. 北京：人民卫生出版社，2018.

［2］杨亦青，刘延，陈晨. KNDy 神经元的作用及其释放的神经肽在多囊卵巢综合征中的研究进展［J］. 诊断学理论与实践，2021，20（3）：298-301.

［3］DEPYPERE H，LADEMACHER C，SIDDIQUI E，et al. Fezolinetant in the treatment of vasomotor symptoms associated with menopause［J］. Expert Opin Investig Drugs，2021，30（7）：681-694.

［4］PANAY N，ANDERSON R A，NAPPI R E，et al. Premature ovarian insufficiency：an International Menopause Society White Paper［J］. Climacteric，2020，23（5）：426-446.

［5］COULAM C B，ADAMSON S C，ANNEGERS J

F. Incidence of premature ovarian failure [J]. Obstet Gynecol, 1986, 67 (4): 604-606.

[6] GOLEZAR S, RAMEZANI TEHRANI F, KHAZAEI S, et al. The global prevalence of primary ovarian insufficiency and early menopause: a meta-analysis [J]. Climacteric, 2019, 22 (4): 403-411.

[7] 中华医学会妇产科学分会绝经学组. 早发性卵巢功能不全的激素补充治疗专家共识 [J]. 中华妇产科杂志, 2016, 51 (12): 881-886.

[8] BECHMANN N, MACCIO U, KOTB R, et al. COVID-19 infections in gonads: consequences on fertility? [J]. Horm Metab Res, 2022, 54 (8): 549-555.

[9] SULLIVAN S D, SARREL P M, NELSON L M. Hormone replacement therapy in young women with primary ovarian insufficiency and early menopause [J]. Fertil Steril, 2016, 106 (7): 1588-1599.

[10] The 2022 hormone therapy position statement of The North American Menopause Society [J]. Menopause, 2022, 29 (7): 767-794.

[11] BLUMENFELD Z. Fertility preservation by endocrine suppression of ovarian function using gonadotropin-releasing hormone agonists: the end of the controversy? [J]. J Clin Oncol, 2018, 36 (19): 1895-1897.

[12] SECKIN S, RAMADAN H, MOUANNESS M, et al. Ovarian response to intraovarian platelet-rich plasma (PRP) administration: hypotheses and potential mechanisms of action [J]. J Assist Reprod Genet, 2022, 39 (1): 37-61.

[13] SHAREGHI-OSKOUE O, AGHEBATI-MALEKI L, YOUSEFI M. Transplantation of human umbilical cord mesenchymal stem cells to treat premature ovarian failure [J]. Stem Cell Res Ther, 2021, 12 (1): 454.

[14] SILVESTRIS E, MINOIA C, GUARINI A, et al. Ovarian stem cells (OSCs) from the cryopreserved ovarian cortex: a potential for neo-oogenesis in women with cancer-treatment related infertility: a case report and a review of literature [J]. Curr Issues Mol Biol, 2022, 44 (5): 2309-2320.

[15] FÀBREGUES F, FERRERI J, MÉNDEZ M, et al. In vitro follicular activation and stem cell therapy as a novel treatment strategies in diminished ovarian reserve and primary ovarian insufficiency [J]. Front Endocrinol (Lausanne), 2020, 11: 617704.

[16] CORENBLUM B, ROWE T, TAYLOR P J. High-dose, short-term glucocorticoids for the treatment of infertility resulting from premature ovarian failure [J]. Fertil Steril, 1993, 59 (5): 988-991.